EL SISTEMA
PALM BEACH
PARA EL
ALIVIO
DEL
DOLOR

Información clínicamente comprobada,
para sanar padecimientos crónicos,
artritis y lesiones

EL SISTEMA
PALM BEACH
PARA EL
ALIVIO
DEL
DOLOR

Información clínicamente comprobada,
para sanar padecimientos crónicos,
artritis y lesiones

Dr. Daniel I. Nuchovich

Grupo Editorial Tomo, S. A. de C. V.
Nicolás San Juan 1043
03100, México, D. F.

1a. edición, octubre 2014.

© *The Palm Beach Pain Relief System*
Copyright © 2013 por Daniel Nuchovich, M. D.
Publicación original en inglés por Essential Publishing, Inc.

© 2014, Grupo Editorial Tomo, S. A. de C. V.
Nicolás San Juan 1043, Col. Del Valle
03100 México, D. F.
Tels. 5575-6615, 5575-8701 y 5575-0186
Fax. 5575-6695
www.grupotomo.com.mx
ISBN-13: 978-607-415-680-5
Miembro de la Cámara Nacional
de la Industria Editorial No. 2961

Traducción: Alma A. García
Diseño de portada: Karla Silva
Formación tipográfica: Armando Hernández R.
Supervisor de producción: Leonardo Figueroa

Contenido

Para Ana

Nota del autor

El autor no aboga por el uso de ninguna forma particular de cuidado médico, sino que cree que la información presentada en este libro y en su sitio web asociado debe estar disponible para el público. Sin embargo, la información médica no tiene como propósito sustituir la consulta con un médico.

Debes consultar a un médico si consideras que puedes tener una enfermedad o un problema médico, y no deberías intentar autodiagnosticarte ni emprender un tratamiento de ningún tipo sin una supervisión médica calificada. Nada de lo que aparece en esta publicación o en el sitio web representa una promesa o una garantía de que el dolor, la artritis, una lesión, o cualquier otra condición desaparecerá o mejorará. Nada garantiza la seguridad o eficacia de cualquier tratamiento específico.

Esta publicación y el sitio web asociado se presentan como herramientas educativas para ayudar en la comprensión, evaluación y selección de tratamientos para atender problemas de salud. Animo al lector a que consulte a su médico antes de iniciar cualquier tratamiento. Las mujeres embarazadas y las personas debilitadas no deben iniciar ningún tratamiento mencionado en este libro sin la aprobación de su médico.

Reconocimientos

Me gustaría reconocer a las siguientes personas cuya enseñanza, guía y apoyo fueron fundamentales para este trabajo. Sin sus contribuciones e influencia este libro no hubiera podido existir. Al doctor David Eisenberg, director del Instituto Ocher de la División de Medicina Complementaria y Alternativa de la Escuela de Medicina de Harvard por su visión, inspiración y liderazgo; al doctor Joseph F. Audette, Director Médico del Centro Integrativo de Terapias Alternativas de la Escuela de Medicina de Harvard por su amabilidad y generosidad al proporcionarme una "mirada al interior" del centro de rehabilitación y cuidados convencionales y alternativos; al doctor Brian M. Berman, Director del Centro de Medicina Integrativa de la Escuela de Medicina de la Universidad de Maryland por sus reflexiones y guía relacionadas con el establecimiento de un centro de cuidados integrativos; a Aviad Haramati, Ph.D., profesor de educación en la Escuela de Medicina de Georgetown, quien me guio para saber qué libros leer sobre cuidados alternativos para la salud. También me gustaría agradecer a Laszlo Dosa, escritor y periodista médico, quien me ayudó a organizar y completar el primer manuscrito. Estoy infinitamente agradecido con mi familia, cuya paciencia y apoyo me sostuvieron durante las muchas horas que duró la redacción de este manuscrito. Estoy extraordinariamente agradecido por el amor y la cercanía que compartimos. Me gustaría agradecer a mi esposa, Ana. Sin ella, y sin su compromiso entregado y permanente a nuestra familia, este libro no hubiera podido existir. Me siento honrado por su incansable dedicación a este proyecto y al éxito del Instituto Júpiter de las Artes Curativas. A pesar de que fui un cascarrabias durante la creación de este libro, ella siguió siendo una colaboradora objetiva, pragmática y centrada.

Prólogo

¡El sistema Palm Beach para el alivio del dolor es inspiración pura! Aunque se trata de un programa fácil de entender y una guía experta para prevenir y revertir la inflamación y el dolor, este libro es la emocionante historia de un doctor que se recuperó triunfalmente de una lesión deportiva en la espalda y dejó de depender de los analgésicos que ingería para manejar el dolor severo y constante. La transición renuente pero exitosa del doctor Nuchovich desde la perspectiva estrecha que lo mantuvo atrapado en un curso doloroso y fallido de tratamientos (alópatas) convencionales hasta el sendero integral de sanación de las curas naturales es una llamada de atención para toda persona alineada con el falso concepto de que la medicina moderna tiene la respuesta para el dolor.

Lo que resulta tan atractivo del doctor Nuchovich y este libro es su franqueza sobre la necesidad de que existan cambios integrales en el sistema médico norteamericano, particularmente en lo referente a la manera en la que abordamos el dolor, la artritis y otras condiciones inflamatorias. Este médico extremadamente culto y entrenado a la manera tradicional no solo ofrece una visión fresca de cómo *necesitamos* vivir para evitar la enfermedad, sino que su acto de crear una *medicina integrativa* (que incluye un quiropráctico, un acupunturista y un fisioterapeuta) es verdaderamente ejemplar e indica, en parte, una comprensión profunda de lo que una medicina *efectiva* requiere.

El dolor y la artritis afectan a un sinnúmero de personas en los Estados Unidos en la actualidad. Según informo en mi libro *Reverse Arthritis and Pain Naturally: The Proven Approach to an Anti-inflammatory,*

Pain-free Life, [Revierta la artritis y el dolor de forma natural: la estrategia probada para una vida sin inflamación y sin dolor] casi 50 millones de personas actualmente sufren de artritis. Otros 116 millones sufren de dolores y esto da un gasto anual de 635 mil millones de dólares, ¡apenas por debajo de los 711 mil millones que se ocupan en gastos militares!

Si estas estadísticas por sí solas no te motivan a leer y a utilizar la información extremadamente útil que se encuentra en este libro, entonces considera leerlo para aprender sobre un distinguido doctor que está practicando la medicina de la manera en la que estaba destinada a practicarse (*en primer lugar, sin hacer daño*) para celebrar el espíritu humano.

La caracterización abierta que el doctor Nuchovich hace de sí mismo como un defensor acérrimo, terco e inequívoco de la medicina que le fue enseñada (y en la que creía con gran vehemencia), su franca postura en relación con los numerosos intentos fallidos de tratar el dolor con terapias convencionales, y su genuina expresión de miedo y desesperación cuando se enfrentó con la posibilidad real de perder su matrimonio debido a él, son tan reales y verdaderas, que despiertan nuestra compasión y nos invitan a llevar a cabo una introspección. Es este nivel de honestidad lo que nos impulsa a escuchar la certeza de su mensaje, que es: *El dolor y la inflamación no pueden sanarse solo con la medicina convencional; solo pueden abordarse de manera exitosa con un plan integrativo multifacético donde las terapias naturales sean el centro.*

Más que esto, la narración auténtica que hace el doctor Nuchovich del evento —una singular visita al consultorio de un quiropráctico local— que cambió el curso de su vida y de su carrera profesional, debería ser suficiente para transformar el escepticismo a lo largo de Estados Unidos con respecto al valor de las terapias naturales.

No solo resulta claro que el doctor Nuchovich conoce y comprende este tema de pies a cabeza, sino que su presentación sobre el proceso de la inflamación es una de las mejores y más fáciles de comprender que he leído. Como autor de más de 50 libros sobre salud natural y como anfitrión del programa de radio *Salud Natural* que se ha transmitido de costa a costa cinco días a la semana durante los últimos 35 años, reconozco un material valioso cuando lo veo. Es muy detallado en su exposición sobre los beneficios de las terapias naturales —en particular, la acupuntura, los cuidados quiroprácticos y la terapia física— para el manejo del dolor y sobre las intervenciones alimenticias necesarias. De hecho, el doctor Nuchovich demuestra una comprensión avanzada —muy rara en los médicos que han recibido un entrenamiento convencional— de la naturaleza de nuestro organismo cuando dice: "La mayoría de los médicos tradicionales se olvidan de que las articulaciones son tejidos vivos con células que requieren una nutrición apropiada, igual que cualquier otra célula de nuestro cuerpo." Es una discusión que me honra defender junto a él como colega y camarada.

Como internista bilingüe con dos grados en medicina —uno por parte de la Escuela de Medicina de Montevideo de la Universidad de Uruguay, y otro por parte de la Escuela Universitaria de Medicina del Sur de Illinois, en Springfield— y como participante de cursos de capacitación continuos en terapias médicas alternativas y complementarias en el Centro de Medicina Interactiva de la Escuela de Medicina de Harvard, el doctor Nuchovich debe ser elogiado por la tenacidad con la que aborda el aprendizaje y por la pasión que infunde en sus pacientes del sur de Florida y del extranjero.

Sé que el doctor Nuchovich tiene un corazón y un espíritu generosos, y que ofrece asistencia médica complementaria a trabajadores migrantes en el sur de Florida, los cuales, en su mayor parte, carecen de seguro médico y no pueden pagar atención médica a través del sistema norteamericano. El que haya creado un programa exitoso e interactivo para el alivio del dolor que ha mejorado la salud y la vida de más del 90 % de sus pacientes, y que se tome tiempo para educarlos y alentarlos —independientemente de los medios con los que cuenten— hace que este hombre amable y solícito se salga del concepto que muchos tenemos de lo que es un "doctor".

El *sistema Palm Beach para el alivio del dolor* es un programa efectivo que combate la inflamación. Con un estilo amable, pero directo, el doctor Nuchovich no solo te dirá *por qué* debes hacer esto (si quieres estar bien), sino que te proporcionará la guía y la confianza que necesitas para avanzar. Este volumen excepcionalmente claro y conciso es tan agradable de leer como de implementar, y las recetas por sí solas hacen de él un manual valioso para *cualquier* persona que busque una mejor salud y bienestar para su vida. Para aquellos de ustedes que sufren de dolor, artritis y otras enfermedades inflamatorias (cáncer, enfermedades del corazón, etc.), este libro resulta imprescindible. No solo brinda las razones por las que debes asumir la responsabilidad de tu salud y de tu vida, sino que proporciona prácticas valiosas y comprobadas que te ayudarán a liberarte de los grilletes del dolor... ¡para siempre!

Bravo, doctor Nuchovich, por esta magnífica contribución a los anales de la salud.

Gary Null, Ph. D.
Autor *bestseller* del *New York Times*
y galardonado defensor de la salud

Introducción

El dolor me abrió los ojos (o cómo descubrí el Instituto Júpiter de las Artes Curativas)

 Algunas veces es necesario que un duro choque con la realidad nos sacuda y nos haga darnos cuenta de lo estrecha y rígida que es nuestra visión de la vida y de nuestro potencial para experimentarla. Mi sacudida vino, literalmente, durante un partido de fútbol cuando alguien se impactó contra mí en la cancha. Caí y me rompí el cuello. Ocurrió en un instante y, al principio, pensé que se trataba de una lesión menor y seguí jugando. A la mañana siguiente, desperté con un poco de dolor de hombros y rigidez en el cuello. Siendo médico y habiendo recibido entrenamiento como internista, hice lo que la mayoría de los doctores convencionales tienden a hacer cuando se enfrentan con el dolor en su propio cuerpo o en sus pacientes: prescribí medicamentos.

A medida que pasaron las semanas, el dolor en la parte posterior del cuello empeoró en lugar de mejorar. Después de probar sin éxito distintas combinaciones de medicamentos antinflamatorios, acudí con un ortopedista. Me tomó placas de rayos X y sugirió terapia física. Mientras tanto, seguí tomando medicamentos para el dolor. Esto me brindó un alivio temporal, pero a costa de efectos secundarios indeseados. Por las noches tenía que tomar pastillas para dormir. A pesar de eso, y después de probar cada sillón y cama de mi casa, incluso el piso, no lograba tener una noche decente de sueño o alivio de la molestia crónica.

Pasaron dos meses, y no es exagerado decir que durante ese periodo la palabra miseria definió toda mi existencia. Todo lo que hacía —o no hacía— se relacionaba con mi dolor; me convertí en esclavo del dolor. Lo primero que hacía en la mañana era tomar un analgésico de modo que pudiera bañarme y vestirme. Luego tomaba relajantes musculares, antinflamatorios y más analgésicos a medida que el día iba avanzando. Ya no hacía ejercicio ni me sentaba a disfrutar una película con mi esposa. Ahí estaba yo, un médico de 44 años entrenado para sanar a otros, sin poder encontrar alivio y mucho menos curación para mí mismo. Cada vez me desesperaba más.

Aun así, seguí buscando respuestas. Finalmente, un neurólogo ordenó una resonancia magnética de mi cuello. El estudio mostró un disco inflamado en mi columna cervical, mismo que se identificó como la causa de mi agonía. La solución propuesta era la cirugía. Sin embargo, esa posibilidad me atemorizaba, pues sabía la clase de complicaciones que podían resultar de este tipo de operación. Me sentía abrumado por el horror de lo que estaba frente a mí, y mi mente seguía dándole vueltas al mismo pensamiento: ¡Tiene que haber un mejor camino, alguna otra opción, algo que aún no he probado!

Cuando mi esposa, Ana, me sugirió que me tratara con un quiropráctico, mi reacción fue inmediata y de indignación: —Son unos charlatanes —le dije enojado. —En la escuela de medicina se nos enseña lo poco profesionales que son los quiroprácticos. Lo que ellos hacen son tonterías; es vudú.

Ana pensaba diferente porque había trabajado como gerente para un quiropráctico. —Sus pacientes entraban con dolor —me dijo—, pero se iban sin él. Lo vi ocurrir todos los días.

Aun así, traté de argumentar con ella. —El tipo estaba engañándolos dándoles medicinas o alguna otra cosa. Si experimentaron alivio, bien pudo haber sido por el efecto placebo.

Ana seguía siendo paciente, pero insistente. —No, te digo que realmente los ayudaba; además, ¿qué puedes perder? ¿A que le tienes miedo?

Escuché, pero simplemente no podía ir más allá de mi incredulidad. Me encontraba en un estado de negación profunda como resultado del entrenamiento que había recibido en la escuela de medicina. Había sido adoctrinado con prejuicios en contra de los quiroprácticos.

Finalmente, Ana hizo algo que me impactó. Ahora me doy cuenta que era la única manera en la que podían sacarme de mi actitud mental intolerante y paralizante. Me dio un ultimátum: o iba a ver al quiropráctico, o me dejaría.

No recuerdo haber tenido tanto miedo en toda mi vida. Temía que el tratamiento charlatán del quiropráctico terminara dejándome físicamente paralizado, y seguía pensando que era mejor el dolor que quedar inmovilizado de por vida. Incluso tuve el loco pensamiento de que sería mejor divorciarme de mi esposa y permanecer casado con el dolor. Sin embargo, el amor y el sentido común prevalecieron y programé una visita al consultorio del quiropráctico.

Cuando crucé las puertas de la clínica quiropráctica me sentí avergonzado y esperé que nadie me hubiera visto entrar. Ese sentimiento de temor se reforzó cuando el quiropráctico entró y me recibió portando un blazer cruzado y esbozando una gran sonrisa. Me dio un apretón de manos. Mi primera impresión fue que había conocido a mi verdugo.

Cuando frotó su puño en mis costillas, pensé: "Oh Dios, tenía yo razón. No tiene idea de lo que está haciendo." Yo había dado clases de anatomía. Sabía anatomía y me parecía que lo que él estaba haciendo iba a lastimarme aún más.

Percibió mi tensión; sin embargo, lo que estaba haciendo era bastante inteligente: mientras distraía mi mente me colocó en la posición en la que él quería que yo estuviera. De repente, con un movimiento rápido, jaló mi cuello. Escuché un ruido verdaderamente espantoso procedente de mi cuello e inmediatamente sentí pánico. Antes de que pudiera saltar de la mesa de diagnóstico, dio la vuelta y tronó mi cuello desde otra posición. Luego, diciendo adiós con la mano, salió alegremente de la habitación y me dejó ahí pensando que iba a morir.

Salí lentamente de su consultorio y me dirigí a mi auto, temiendo, a cada paso, que mi cuello fuera a caerse de lado. Aunque no sentía ningún tipo de dolor, pensé que se debía a que me había roto el cuello y había perdido toda sensación. Estaba en *shock* por la sorpresa de lo que me había hecho.

Mientras iba manejando de camino a casa, me di cuenta que mi cuello no estaba roto, y, de hecho, no sentía ningún tipo de dolor. Lo primero que pensé fue: "Demonios, este tipo me inyectó algo." No obstante, me di cuenta que eso no podía ser cierto. ¿Qué me había hecho? ¿Qué fue esa hábil maniobra que llevó a cabo? ¿Cómo es que, en cuatro minutos, logró lo que cuatro meses de medicina terapéutica convencional no habían podido lograr?

Esa noche tuve mi primer sueño ininterrumpido en cuatro meses; sin dolor, sin pastillas para dormir y sin analgésicos. Cuando a la mañana siguiente desperté sin dolor me convertí en creyente. No necesitaba que me convenciera ningún artículo ni ningún libro sobre medicina quiropráctica. Tampoco necesitaba buscar aprobación o confirmación por parte de la Asociación Médica Estadunidense. Yo era una prueba viva de que mi esposa Ana tenía razón. Los quiroprácticos, utilizando una técnica increíblemente sencilla, podían ser sanadores eficaces a pesar de lo que me habían enseñado en la escuela de medicina. Esa experiencia de cuatro minutos en la oficina de un quiropráctico cambió por completo mi forma de pensar, mi carrera y mi vida.

Una puerta para ayudar a los demás

En la época en que ocurrió mi experiencia de curación yo trabajaba como especialista en medicina preventiva y enfermedades tropicales para el Departamento de Salud del condado de Palm Beach. Sin embargo, pronto me di cuenta que quería independizarme para trabajar con las personas que estuvieran luchando con algunos de los mismos problemas de dolor que me habían afligido a mí. Abrí mi consultorio privado en 1993. Comencé a referir a algunos de mis pacientes con quiroprácticos del área de una manera informal para evitar problemas con la Junta de Medicina de Florida. La mayoría de estos pacientes mejoraron, como ocurrió conmigo. Mi fe y mi confianza en la exploración de formas "alternativas" de curación siguieron aumentando.

Mi atención se volcó hacia dos condiciones médicas que la medicina convencional por lo regular no puede tratar con éxito: una era la condición de dolor, y la otra era la obesidad. Así pues, comencé a investigar sobre estos temas y a hablar con otros doctores que estaban utilizando tratamientos no convencionales. Como resultado, decidí probar la acupuntura, que en aquel tiempo aún seguía siendo motivo de burla por parte de la medicina occidental como una especie de técnica mágica sin ningún valor comprobado.

Cada cierto tiempo mi dolor de cuello regresaba brevemente, y por lo regular acudía a un ajuste quiropráctico. Esta vez, decidí visitar a un acupunturista chino en el condado de Palm Beach. Quería aprender de primera mano sobre este antiguo tratamiento. Él colocó nueve agujas en mi oído y otras más en mi cuero cabelludo, y al menos una docena en mi brazo y mi espalda. Luego me dijo que estuviera quieto y que no me moviera. Sentí cómo me inundó una relajación inmediata que se profundizaba a medida que pasaban los minutos. Media hora después su voz me despertó. Mi dolor había desaparecido y mis sentidos se encontraban alerta. Había entrado a su oficina con la vista y el oído empañados, y ahora mi mente estaba despejada. Mi percepción del entorno era completamente diferente.

Después de esta experiencia, continué investigando sobre la acupuntura. Al poco tiempo comencé a recomendarla a algunos de mis pacientes. En el año 2003 asistí a una conferencia en la Escuela de Medicina de Harvard sobre la integración de la medicina convencional y la medicina alternativa. Se trataba de una conferencia pionera. Mostraba que estaban abriéndose puertas en la medicina tradicional hacia la curación alternativa, y que otros médicos, igual que yo, estaban cruzando esas puertas. Durante la conferencia de cinco días aprendí más acerca de la medicina quiropráctica, la acupuntura y la importancia de la nutrición y los ácidos grasos esenciales omega-3 para la salud y la curación. La mayoría de los médicos tradicionales olvidan que las articulaciones son tejidos vivos con células que requieren una nutrición apropiada, igual que cualquier otra célula de nuestro cuerpo.

Los expertos que hablaron en la conferencia dieron recomendaciones sobre cuándo utilizar o combinar estos distintos enfoques para un mayor beneficio de los pacientes. Aprendí muchas cosas valiosas en esa conferencia. Y, lo más importante, descubrí que no estaba solo, y que otros médicos entrenados a la manera tradicional también habían trascendido su condicionamiento y habían abierto su mente. Por primera vez, comencé a comprender verdaderamente el potencial de integrar la medicina convencional y la medicina alternativa. Me sentía emocionado por la idea de que los médicos pudieran jugar un papel importante —más allá del de prescribir píldoras— con los pacientes.

Cuando dejé Boston estaba convencido de que me encontraba avanzando en la dirección correcta para mi carrera profesional. Poco tiempo después descubrí el *Instituto Júpiter de las Artes Curativas*, un centro médico que integraba los tratamientos complementarios y los tratamientos alópatas. Comencé invitando a un acupunturista a que viniera a mi clínica dos veces por semana. Luego, empecé a buscar a un quiropráctico para que trabajara fuera de la clínica. Esta vez, tenía plena confianza en hacerlo públicamente. Alentado por la aprobación por parte de la Escuela de Medicina de Harvard, sentía que podía manejar cualquier desafío que pudiera presentar la Junta Estatal de Medicina.

Entrevisté a 18 quiroprácticos con el fin de elegir al mejor para mi clínica. Acudí a sus consultorios para recibir tratamiento, disfrazando la razón de mi visita así como mis credenciales. No sentí confianza con la mayoría de ellos, y, por tanto, no solicité el tratamiento. En el caso de la otra mitad, fui a que me ajustaran el cuello. Finalmente, encontré al quiropráctico que era el apropiado para mi clínica.

Al principio se rio, pues pensaba que mi ofrecimiento era algún tipo de trampa legal. Sin embargo, lo convencí de que hablaba en serio y luego procedí a acondicionar una habitación para él en la clínica. A continuación, traje a un fisioterapeuta. Finalmente, conformé el equipo y comenzamos a coordinar el cuidado de nuestros pacientes. Mientras tanto, seguía estudiando nutrición y dietas antiinflamatorias, centrándome en la manera en la que los omega-6 y los radicales libres dañan los tejidos del cuerpo e inhiben el proceso de curación.

Desde que nuestra clínica abrió en 2003 hemos tratado con éxito a cientos de personas que no han encontrado un alivio para el dolor en la medicina convencional, o no han podido liberarse de los fármacos que estaban tratando los síntomas pero no la causa de su dolor. No puedo afirmar que tuvimos éxito en el 100 % de nuestros pacientes, pero puedo decir con honestidad que el 90 % de ellos tuvieron una mejoría significativa al seguir nuestro programa para el alivio del dolor.

Lo que estamos haciendo no debe considerarse algo extraordinario o fuera de la norma. Se espera que los doctores hagan experimentación. Necesitan tener disposición y una mente suficientemente abierta para utilizar cualquier técnica que funcione: técnicas que permitan que sus pacientes se curen y se sientan mejor. Simplemente hemos encontrado una combinación de estrategias de tratamiento naturales no invasivas que ofrecen la máxima mejoría en cuanto al alivio del dolor. La ventaja es que cuestan menos, tienen muy pocos efectos secundarios y ayudan a nuestros pacientes en un tiempo mucho más corto.

Un programa de alivio del dolor diseñado para ti

Ahora, con este libro *El sistema Palm Beach para el alivio del dolor*, tienes acceso a nuestro programa para el alivio del dolor sin tener que hacer tus maletas y viajar a nuestra clínica en Florida.

Si estás sufriendo de artritis, bursitis, tendinitis, inflamación o lesiones dolorosas de cualquier tipo, la información que se encuentra en estas páginas te ayudará a evitar la ingesta de medicamentos innecesarios y a tomar el control de tu curación. Yo te guiaré paso a paso a lo largo de nuestro programa de alivio del dolor. Por ejemplo, la nutrición es un componente del proceso de curación que a menudo se pasa por alto. En este libro aprenderás sobre la importancia de la dieta en la prevención y el alivio del dolor; específicamente aprenderás qué alimentos y vitaminas pueden aliviar la inflamación y cuáles pueden estimular la inflamación y debilitar la salud.

Este libro y su programa están fundamentados en posibilidades y teorías, pero también en los excelentes resultados que hemos visto en nuestra clínica. No utilizamos descargos de responsabilidad con nuestros pacientes, diciendo "esto puede ayudar". Tenemos la confianza de decir que nuestros tratamientos funcionan, y tenemos un historial de resultados como prueba. De hecho, existen otros tratamientos que logran resultados similares. Mi colega Gary Null, Ph. D., defensor de la salud de fama internacional y pionero en el campo de la nutrición y el bienestar óptimo, recientemente completó un programa en el cual 50 individuos que en ese momento se encontraban bajo el cuidado de un médico por problemas de artritis participaron en un programa de cuatro semanas para combatir la artritis y la inflamación similar al presentado en este libro. Más del 80 % de los participantes mostraron mejoría en cuanto al dolor y a los síntomas de la artritis.

Lo que también hace que este libro y este programa sean únicos es mi experiencia personal con las lesiones y el dolor. Es la base de gran parte de los consejos que te ofrezco. No solo sufrí y luego me recuperé de un disco abultado, tal y como lo he descrito, sino que también tuve lesiones en la rodilla y el tobillo (ambas relacionadas con el fútbol), problemas con la cadera y con el tendón de la corva (debido a trabajos intensos de jardinería) y problemas con el hombro y el brazo (por jugar basquetbol). También he experimentado tendinitis y bursitis en el codo y en el brazo (levantamiento de pesas inapropiado), y un esguince de antebrazo y muñeca (¡resultado de un encuentro con un tiburón!). He tenido más lesiones de las que podrían corresponderme y he experimentado con todo tipo de terapias. En consecuencia, puedo decir con toda autoridad que sé lo que funciona. También comprendo y empatizo con el dolor y el sufrimiento que podrías estar experimentando.

El mensaje es que no tienes que vivir con dolor. Tampoco tienes que seguir dependiendo de un ciclo continuo de toma de medicamentos ni sufrir sus efectos secundarios. Si ya has visto a tres o cuatro doctores y te han prescrito media docena o más de medicamentos sin que te cures, probablemente estás experimentando una serie de efectos secundarios que pueden incluir insomnio, indigestión, constipación y muchas otras condiciones que suelen ser tan debilitantes como el dolor mismo. Yo te mostraré cómo romper ese ciclo mortífero.

Al tratar la causa —y no los síntomas— del dolor en tus articulaciones, músculos, tendones y ligamentos puedes revertir el daño. También puedes experimentar una mejoría general de tu salud, tanto ahora como a largo plazo.

Sin embargo, hay un truco, y probablemente sabes cuál es. ¡Debes querer hacerlo! En lugar de tomar pasivamente las pastillas que tu doctor te da, necesitas tener una actitud activa y asumir la responsabilidad de labrar tu propio camino hacia el bienestar.

Entre los muchos objetivos de escribir este libro se encuentra mi deseo de que las experiencias de curación de otras personas te inspiren a dar un paso más allá de tu propio sistema de creencias, tal y como yo lo hice al abandonar la actitud rígida de la medicina occidental convencional. Tú tienes el potencial inherente de sanarte a ti mismo de los padecimientos que provocan tu dolor. Este libro y el programa para el alivio del dolor descrito en él te proporcionan las herramientas para mejorar tu calidad de vida. ¡Ha llegado el momento de comenzar ese viaje!

Capítulo 1

Un panorama general de nuestro programa de curación del dolor

 En muchos sentidos, Amelia es una típica paciente que acude a nosotros después de no poder encontrar un alivio a su dolor utilizando tratamientos y fármacos convencionales. Ella trabajaba como mesera y a la edad de 45 años, después de una década de estar constantemente de pie, había desarrollado un dolor progresivo y debilitante en su cadera derecha que amenazaba su movilidad y su subsistencia.

Había consultado a un ortopedista, y las placas de rayos X de su cadera mostraban una enfermedad degenerativa en la articulación. Tomó antiinflamatorios, le pusieron inyecciones de cortisona, y tomaba dos tipos de analgésicos. El dolor continuó y se intensificó a tal grado que tuvo que reducir el número de horas de trabajo en el restaurante. La disminución en su ingreso debilitó su capacidad de seguir pagando el seguro de salud que financiaba su tratamiento.

Cuando Amelia llegó a nuestra clínica, estaba sumamente preocupada por su futuro. Los ocho meses de dolor ininterrumpido en su cadera habían disparado una serie de contratiempos en su vida que, si no se controlaban, darían como resultado que terminaría dependiendo de la beneficencia pública y de la generosidad de otras personas. No solo estaba en peligro su salud, sino también su independencia, su libertad y su autoestima.

Durante la consulta que tuve con ella, expresó escepticismo sobre nuestro plan de tratamiento porque le era totalmente desconocido. "¿Está seguro que esto va a funcionar?", preguntó.

"Nosotros tratamos la causa de los problemas en lugar de solo cubrirlos con analgésicos", le expliqué. "Muchos médicos simplemente tratan los síntomas. Lo sé porque yo fui entrenado de esa forma." Cuando le conté sobre mis propias experiencias con el dolor y con la curación, eso pareció aliviar sus preocupaciones, y me confesó que se encontraba tan desesperada que estaba dispuesta a probar cualquier cosa.

Cuando examiné a Amelia, descubrí que padecía una enfermedad degenerativa avanzada de disco entre las vértebras y el sacro (coxis). Adicionalmente, tenía un nervio pellizcado en las vértebras que ponían los músculos de su cadera derecha bajo tensión, creando la aflicción que la había llevado a la artritis y bursitis. Como régimen de tratamiento prescribí dos sesiones con nuestro quiropráctico seguidas por una sesión con el acupunturista, la cual debía repetirse después de varios días. Mientras tanto, comencé a darle complejo B, que es una combinación de suplementos de vitaminas B1, B2, B6 y B12 que facilita la nutrición y sanación de los nervios.

Al cabo de tres semanas, la severidad del dolor de Amelia había disminuido a la mitad. Para finales del mes, sus síntomas se habían reducido de manera tan significativa que pudo laborar largas horas nuevamente en su trabajo como mesera. Continuó el tratamiento con nuestro quiropráctico y acupunturista, asistiendo con ellos solo una vez al mes, y pudo abandonar sus medicamentos. La calidad de su sueño y su salud general mejoró significativamente, y sentía que ahora tenía un nuevo aliciente de vida.

El caso de Amelia ilustra la meta del programa del *Instituto Júpiter de las Artes Curativas* para el tratamiento del dolor, la artritis y las lesiones: proporcionar el alivio más rápido posible con la menor cantidad posible de tratamientos. Cada paciente que vemos es evaluado con base en siete enfoques que hemos integrado en un plan de tratamiento amplio.

Algunas de las modalidades de nuestros tratamientos caen dentro de la medicina convencional: por ejemplo, cuidados médicos generales, asesoría en nutrición y dieta, terapia física y el uso de medicamentos. Combinamos todo esto con terapias de medicina alternativa que se brindan en el consultorio: acupuntura, cuidados quiroprácticos, y vitaminas y suplementos nutricionales. Medicina alternativa es un término que abarca todas las terapias no convencionales y hace referencia a las prácticas médicas o remedios fuera de la medicina convencional tradicional. Los términos "medicina complementaria" y "medicina integrativa", por otra parte, se utilizan para describir los programas de tratamiento que combinan la medicina convencional y la medicina alternativa.

El objetivo consiste en proporcionar lo mejor de cada ámbito, utilizando cualquier tratamiento que sea el más apropiado para la persona. Esta es la medicina del nuevo siglo, y la practican los médicos de mentalidad abierta que admiten las limitaciones de su propia práctica y aceptan el conocimiento de los practicantes de la medicina alternativa. Esta es la medicina que practicamos en nuestro *Instituto Júpiter de las Artes Curativas* (www.jupiterinstitute.com). Combinamos la medicina occidental convencional con terapias alternativas, y esa combinación ha probado ser exitosa en el tratamiento del dolor, las lesiones y la artritis. También alentamos el ejercicio como parte del programa de tratamiento. Seguimos los lineamientos de la Escuela de Medicina de Harvard, de los Institutos Nacionales de Salud y de los principales libros de texto de medicina.

Las siete modalidades de tratamiento

1. **Cuidados médicos**

   El cuidado médico es proporcionado por un doctor que mantiene un diálogo con el paciente e indaga sobre su problema. Después de un examen físico viene la evaluación con rayos X. Entonces se toma una decisión con respecto a si llevar a cabo pruebas de sangre o no, y la revisión de registros antiguos. En ocasiones, se requiere una resonancia magnética o una consulta con un neurólogo o un ortopedista. Una vez que se diagnostica apropiadamente la condición del paciente, se discute un plan de tratamiento. Como parte de este enfoque médico convencional, pueden prescribirse fármacos tales como medicamentos antinflamatorios no esteroideos (AINEs) y pueden recetarse analgésicos como prueba por un lapso corto. En el capítulo 6 explico la variedad, uso e indicaciones de estos medicamentos. Los AINEs y los analgésicos son buenos, efectivos y confiables solo en tanto se den por lapsos cortos y en tanto no constituyan el tratamiento en su totalidad, sino que formen parte de él. Como ocurre con todos los fármacos —ya sean prescritos o de venta libre— existen riesgos, incluyendo a los AINEs. Los principales riesgos en este caso son daño a los riñones y problemas estomacales que incluyen úlceras y sangrado interno. De hecho, cerca de 15 000 personas al año mueren por AINEs, así que si has estado ingiriendo estos medicamentos durante un tiempo, por salud se te aconseja que busques otras alternativas.

El médico es también un miembro del equipo de profesionales que describo aquí. En nuestra clínica, el médico es el líder del equipo, pero nuestro quiropráctico —y otras personas que conozco— podrían ser excelentes líderes de equipo, también. Como parte de sus funciones, el médico interactúa con el quiropráctico, el acupunturista y el fisioterapeuta, coordinando el manejo médico, no sobre el papel, sino en persona.

Con gran frecuencia en nuestro instituto, yo, como el médico, me reúno con el paciente, el fisioterapeuta y el quiropráctico o el acupunturista para explicar la condición del paciente, revisar las placas de rayos X en conjunto, y coordinar el plan integrado de cuidados. Estas reuniones son cortas y van directamente al grano. Algunas son de seguimiento para verificar cómo le está yendo al paciente, ajustar el tratamiento, retirar medicamentos, evaluar la necesidad de tomar otras placas de rayos X y realizar otros reportes, o simplemente para mantener el diálogo con el paciente. En ocasiones, los pacientes llevan a sus familiares a las reuniones, y podemos discutir otros puntos como el ejercicio, la nutrición y los suplementos para complementar nuestro tratamiento.

2. **Terapia física**

Utilizando su conocimiento y experiencia con los diversos enfoques de tratamiento, nuestro fisioterapeuta diseña un plan de tratamiento individual para cada paciente. La fisioterapia ayuda a la curación de articulaciones inflamadas, esguinces, tendinitis, artritis, lesiones, áreas con dolor, músculos inflamados, y dolor de cuello y espalda. El efecto de la terapia física para mejorar la funcionalidad, disminuir el dolor y la hinchazón, y estimular la curación es sencillamente enorme. (Se describen los diversos tratamientos posibles con mayor detalle en el capítulo 8.)

Yo creo en la terapia física, no solo porque la he estudiado sino porque me he beneficiado de ella. Como mencioné en la introducción, he practicado una amplia variedad de deportes y tenido diversas lesiones a lo largo de mi vida. En el transcurso de todos estos años, he aplicado terapia física a cada articulación de mis cuatro extremidades, así que sé muy bien lo efectiva que es. No hay sustituto para la terapia física: es una parte esencial de cualquier programa de manejo del dolor, artritis y lesiones. Nuestro fisioterapeuta tiene tres atributos esenciales para cualquier programa como el nuestro: es un excelente profesional, trabaja en equipo y es una persona muy amable.

3. **Ejercicio**

Se ha escrito mucho acerca de los beneficios del ejercicio. Basta decir que el ejercicio es una parte fundamental del proceso de curación y de una vida saludable. Abordaremos el tema del ejercicio con mayor detalle en el capítulo 10. Aunque un paciente que no tenga una queja específica puede elegir sus ejercicios, quienes sufren de artritis y lesiones no pueden hacerlo. Están limitados al tipo, frecuencia e intensidad de ejercicio que pueden llevar a cabo. Un ejercicio no apropiado puede aumentar el daño en el área problemática. Incluso el ejercicio del tipo correcto llevado a cabo con demasiada frecuencia o con demasiada intensidad puede ser dañino.

Una caminata diaria de cinco millas para una persona con problemas de rodilla, o el levantamiento de pesas para alguien con tendinitis en el brazo, o un partido de tenis para alguien que ya tiene luxación bilateral de codo y distensión de muñeca, o una actividad deportiva para alguien que tiene esguince de tobillo o una enfermedad de los ligamentos en los pies, todas ellas son actividades imprudentes. Por lo tanto, la instrucción con respecto al ejercicio forma parte de nuestro programa. Es impartida por los miembros de nuestro equipo, principalmente a través de reuniones breves entre el paciente, el quiropráctico y el fisioterapeuta.

4. **Cuidados quiroprácticos**

El tratamiento quiropráctico es sumamente efectivo. Elimina el dolor y restablece la función normal al corregir desequilibrios de la columna, las articulaciones y los músculos. Para comprender lo que hace un quiropráctico, lee primero los capítulos 2 y 4. Estos capítulos explican cómo algunas condiciones artríticas, desórdenes de las articulaciones, lesiones y condiciones nerviosas son provocados por una mecánica anormal de las vértebras y los discos: las alteraciones en la posición y la estructura biomecánica de estas vértebras y ligamentos de la columna pueden pellizcar los nervios, irritar los músculos y las articulaciones y provocar daños en otras partes del cuerpo. Luego lee la sección sobre cuidado quiropráctico en el capítulo 8 para comprender cómo trabaja un quiropráctico. Después de leer estas secciones entenderás lo que hacen los quiroprácticos por las personas y que ninguna otra profesión puede hacer.

Nuestro quiropráctico no solo es extremadamente efectivo, sino que también trabaja en equipo. Él coordina los cuidados conmigo y con el fisioterapeuta, discute los temas de nutrición y ejercicio conmigo y con el paciente, y analiza los rayos X, las resonancias magnéticas, los reportes y los registros médicos. Habla con nuestro acupunturista para coordinar el tratamiento y es un prestador de servicios esenciales en nuestro Programa para el Alivio del Dolor de Instituto Júpiter.

5. **Acupuntura**

   Este maravilloso sistema de curación modula el flujo de la energía en el cuerpo, fortaleciendo su capacidad de sanarse a sí mismo. Este tratamiento complejo pero muy efectivo se describe a detalle en el capítulo 8. Como todos nosotros en el instituto, nuestro acupunturista también trabaja en equipo, coordinando los tratamientos de los pacientes y su manejo, conmigo y con los otros terapeutas.

6. **Guía de nutrición**

   Para comprender nuestro enfoque nutricional, primero debes aprender sobre el proceso de la inflamación en la artritis (capítulo 2) y en la inflamación (capítulo 3) en general. Ya sea que se presente en las articulaciones, en los tendones o en los músculos espinales, la inflamación es compleja. Existen diversos factores, interacciones y sustancias que crean la inflamación. Los ácidos grasos omega-3 y omega-6, los radicales libres, los antioxidantes y los eicosanoides juegan un papel importante en el proceso de la inflamación. Puedes alterar estos factores ajustando tu nutrición. Tu dieta puede hacer que tu artritis, tu lesión o tus dolores en las articulaciones mejoren o empeoren. La Dieta Omega del Instituto Júpiter, la cual consideramos una dieta de curación, se explica en el capítulo 7. Esta dieta proporciona grandes cantidades de ácidos grasos omega-3 y múltiples antioxidantes, reduce la ingesta de omega-6 malo y radicales libres, y promueve la curación del tejido dañado.

   Nuestros pacientes reciben asesoría nutricional junto con las demás terapias.

7. **Suplementos: Vitaminas, antioxidantes y minerales**

   Se recomiendan los suplementos nutricionales de alta calidad para estimular el nivel de antioxidantes y ácidos grasos omega-3 en el cuerpo. Estos y otros suplementos, tales como la glucosamina, trabajan sobre las áreas dañadas de articulaciones, ligamentos, tendones y músculos para promover la curación. Una vez más, los capítulos sobre la artritis y la inflamación te ayudarán a comprender por qué tomar suplementos hará que la balanza se incline a tu favor. Puedes encontrar información detallada sobre vitaminas y suplementos en el capítulo 9.

Aquellos que deseen aprender más sobre la acupuntura, el cuidado quiropráctico, la nutrición y las vitaminas, pueden consultar nuestra lista actualizada de libros de referencia recomendados en nuestro sitio de Internet (www.jupiterinstitute.com). Puedes conseguir los libros recomendados en nuestro sitio web en tu biblioteca o librería preferida. Sin embargo, si estás buscando un libro en particular y no puedes encontrarlo, envíame por fax tu petición al (561) 744-5349 o mándame por correo electrónico tu pregunta a Igal50@aol.com.

No tenemos un programa terapéutico prestablecido donde cada paciente recibe el mismo tratamiento. Cada aspecto del tratamiento se decide de acuerdo con las necesidades del paciente en lo individual. En algunos pacientes, la prioridad es el ajuste nutricional y la acupuntura, mientras que, en otros casos, el primer paso lo constituyen la terapia física y los medicamentos. Algunos pacientes son candidatos para el tratamiento quiropráctico y otros, no. El hecho de que se prescriban AINEs y durante cuánto tiempo, o si se da glucosamina, cápsulas de omega-3, vitaminas u otros suplementos, o si se pone énfasis en ajustes dietéticos o nutricionales, todo ello se decide de acuerdo con la condición del paciente. Tomamos en cuenta que no toda terapia es apropiada para cada persona.

La marca de vitaminas y suplementos es otro factor que influye en el éxito. La mayoría de las marcas de glucosamina, omega-3, vitaminas y suplementos no son confiables. Las cápsulas no contienen lo que está escrito en la etiqueta y, de hecho, pueden hacer que el tratamiento fracase. Algunas marcas de origen dudoso pueden incluso contener impurezas. Solo unas cuantas marcas de vitaminas y suplementos contienen ingredientes de alta calidad. Consulta a un médico o quiropráctico, nuestro sitio web (www.jupiterinstitute.com) o al gerente de tu tienda local de alimentos naturales para que te recomiende algunas marcas.

Cuandoquiera que lo consideramos necesario, aconsejamos a los pacientes otros tratamientos convencionales y alternativos, incluyendo inyecciones, consultas con ortopedistas o neurólogos, y medicina herbal.

Una advertencia: Me gustaría hacer énfasis en que esta misma combinación de terapia y profesionales puede no funcionar en cada caso. No todo acupunturista es útil; no todos los quiroprácticos tienen una técnica apropiada, y algunos médicos y fisioterapeutas no son los correctos para realizar el trabajo. Por otra parte, los profesionales pueden estar calificados pero no ser buenos para trabajar en equipo. Por tal motivo, esta integración puede no funcionar en otros centros.

Permíteme darte unos cuantos ejemplos: Dos cocineras no necesariamente hacen una buena comida; cinco buenos jugadores de baloncesto no siempre conforman un gran equipo, y un grupo de enfermeras y doctores no necesariamente hacen una buena clínica. Algunas salas de urgencias son un desastre, mientras que otras son maravillosas. ¿Por qué? ¿Se debe a algún doctor o enfermera en particular, o a que los doctores, enfermeras y personal de apoyo hacen un buen equipo? Sí, el trabajo en equipo es la respuesta. Y es mucho más que trabajar juntos. El trabajo en equipo consiste más en "gustar, respetar, ayudar" a los demás.

Esta combinación de medicina convencional con lo mejor de la medicina alternativa recibe el nombre de *medicina integrativa*, ¡y funciona! Este enfoque, ahora alentado por las mejores escuelas de medicina y por los Institutos Nacionales de Salud, se enfoca en atacar la causa raíz del problema de un paciente y no en enmascararlo con píldoras. En los centros multidisciplinarios de medicina integrativa, como el Instituto Júpiter de las Artes Curativas, un equipo de doctores, quiroprácticos, acupunturista, fisioterapeutas y nutriólogos trabajan juntos y ofrecen a los pacientes una variedad de elecciones de tratamiento. Esta integración disminuye o elimina los medicamentos prescritos, evitando largos periodos de espera para obtener una cita con especialistas, y da al paciente la libertad de coordinar sus propios cuidados.

Capítulo 2

Comprender y tratar las condiciones artríticas

 Conforme vayamos envejeciendo la mayoría de nosotros experimentaremos, en algún grado, un dolor artrítico manejable en alguna parte de nuestro cuerpo. Sin embargo, hay personas —como mi colega Gary Null, Ph.D.— que creen y promueven que incluso esto es cuestión de elección, y que gran parte de la artritis puede evitarse con medidas apropiadas, como las descritas en este libro. No obstante, cuando la artritis se convierte en una condición degenerativa, tratar solo los síntomas y no las causas puede alterar completamente la calidad de vida de una persona.

Sonia, una viuda y abuela de 75 años de edad, acudió a nosotros en silla de ruedas. Tenía una enfermedad degenerativa de disco que afectaba su capacidad de caminar. Estaba tomando muchos medicamentos, incluyendo analgésicos y medicinas para la diabetes y la presión arterial elevada. Había consultado a un neurólogo, un endocrinólogo y un ortopedista. Sin embargo, ninguno parecía ayudar a mejorar su condición. Lo primero que observé en sus pruebas de sangre fue que tenía una grave deficiencia de vitamina B12 y B6. De inmediato le prescribimos suplementos vitamínicos y cambiamos su dieta radicalmente, de una alimentación rica en grasas y carnes que típicamente ingería, a un régimen tipo mediterráneo rico en nutrientes. También comenzó con tratamientos quiroprácticos una vez por semana, seguidos por sesiones de acupuntura y ejercicios de terapia física que pudiera llevar a cabo en casa.

Poco a poco, la condición de Sonia mejoró. Después de un mes ya no necesitaba usar silla de ruedas; tan solo un bastón para apoyarse al caminar. Comenzó a dormir mejor, su dolor disminuyó significativamente y su coordinación y movilidad siguieron mejorando. Después de dos meses, ya caminaba sin ayuda del bastón y había prescindido de los fármacos, tomando solo Tylenol para los brotes ocasionales de dolor. Para el tercer mes de tratamiento, su vitalidad había regresado y ya estaba realizando viajes al extranjero.

El tratamiento convencional y sus limitaciones

Millones de personas sufren de dolor, artritis, discos inflamados, lesiones, o de todo lo anterior. El tratamiento médico estándar ha sido simplemente prescribir medicamentos para reducir los síntomas, como antinflamatorios (Advil, Aleve, Ibuprofeno, Naproxeno, Celebrex, Vioxx, Bextra, Indocin, etc.), relajantes musculares (Soma, Skelaxin, Parafon, Valium, etc.). Estas pastillas simplemente proporcionan una "máscara de alivio". Como no se trata la fuente del problema —daño en las células y degeneración de los tejidos—, el daño empeora.

A medida que la articulación o parte del cuerpo se deteriora, se requieren más medicamentos y nuevas prescripciones. "Aumente la ingesta de la píldora blanca de dos a cuatro veces al día; en el caso de las tabletas rojas, de dos veces al día a tres", etc. Con mucha frecuencia, el doctor despide al paciente con una palmadita en la espalda y una o dos prescripciones, diciéndole: "Lo veo en un mes". Muy pronto el paciente está tomando tres o cuatro medicamentos diferentes. A medida que el paciente sigue quejándose, más profesionales se involucran en su cuidado, incluyendo quizás un traumatólogo, un cirujano ortopedista, un neurólogo, un especialista en manejo del dolor y, algunas veces, hasta un psiquiatra. Tarde o temprano llegan las inyecciones y los esteroides. El sueño o el sistema digestivo se ven afectados, así que el siguiente paso bien puede ser una cita en la clínica del sueño o con el gastroenterólogo. También se mandan hacer pruebas de laboratorio y placas de rayos X. Como la condición deja de mejorar y el dolor persiste, los pacientes se sienten abrumados con tantas citas al médico y pastillas. Pierden su independencia, se vuelven esclavos de su condición y quedan atrapados en el laberinto del sistema de salud.

Por supuesto, el alivio del dolor es importante. Sin embargo, el hecho de no tratar la causa significa que la condición dolorosa progresará. Al final, aparece en el escenario la cirugía como la única solución posible. Sin embargo, aun si la cirugía resultara exitosa, el deterioro de los tejidos pudo haber progresado tanto que el dolor y la discapacidad persisten y la libertad que el paciente busca sigue fuera de su alcance.

Si pudieras mirar hacia atrás y ver la evolución de tu articulación dolorosa o de la articulación de tu cónyuge, padres o parientes, observarías algo así como una película en cámara lenta de degeneración progresiva. Este lento deterioro habrá requerido años para formarse, y los tejidos de las articulaciones habrán sido afectados lenta pero firmemente por el proceso que describimos en este capítulo.

Mientras lees esto, pregúntate: "¿Por qué el doctor ha seguido dándome pastillas y analgésicos y durante todos estos años ha hecho muy poco por lograr que mi articulación mejore?" También: "¿Por qué se consultó a un ortopedista tantas veces y solamente se la pasó cambiando de pastillas y administrando todas esas inyecciones de cortisona en vano?" o "¿Por qué ninguno de estos especialistas altamente entrenados me dijo que probara algo no convencional o que siguiera un camino alternativo para impedir que las articulaciones se desgastaran de esta forma?"

He aquí otras dos preguntas todavía más interesantes: "¿Qué pudo haberse hecho tres o cuatro años atrás, antes de que la articulación se deteriorara tanto, para detener su desgaste degenerativo?" Quiero que recuerdes esta pregunta, y la segunda: "¿Qué puede hacerse hoy de modo que en uno o dos años la articulación problemática deje de ser un problema?"

Te diré lo que puede hacerse: En primer lugar, comprender el proceso de la artritis, las lesiones y el dolor. Busca la respuesta en este libro y, quizás, en uno o dos libros adicionales que encontrarás en la bibliografía incluida al final de este volumen o que se menciona en nuestro sitio de Internet. Luego acepta que la medicina convencional por sí sola no es suficiente para hacerse cargo de estos problemas. Sé receptivo a las opciones de la medicina alternativa. Luego, desarrolla una actitud activa y asume la responsabilidad de cuidar tus articulaciones.

Como punto de partida, vamos a explicar el proceso de la artritis.

¿Qué es la artritis?

La artritis, propiamente llamada osteoartritis, es una enfermedad degenerativa de las articulaciones marcada por el desgaste del cartílago de las mismas. Este desgaste del cartílago lleva a la inflamación, la rigidez y el dolor. Por lo regular afecta los tejidos que rodean a la articulación, involucrando músculos, tendones y ligamentos. A medida que la enfermedad progresa, el cartílago se adelgaza y se ulcera (formando pequeñas rasgaduras u hoyos). Ocurren calcificaciones anormales, crecen espolones y la función de la articulación disminuye. Conforme el movimiento de la articulación se restringe más y más, empeoran la rigidez, el dolor y la inflamación. Finalmente, la articulación se paraliza y queda inhabilitada.

El término "artritis" se utiliza generalmente para hacer referencia a la inflamación dolorosa de una articulación sin indicar ninguna causa en particular. De hecho, el término cubre un enorme grupo de condiciones de distintos tipos, las cuales incluyen dolor de espalda, dolor de cadera, dolor de cuello, artritis reumatoide, bursitis, lesiones en las articulaciones, lesiones en los ligamentos, enfermedades metabólicas de las articulaciones y muchas otras condiciones de las articulaciones.

Dejemos en claro esto: Si te duele el codo y lo llamas artritis, entonces, sí, puede ser osteoartritis, pero también puede ser tendinitis, bursitis, un esguince de ligamento, artritis reumatoide o la manifestación
inflamatoria de una enfermedad general. La osteoartritis es tan solo una
de las muchas condiciones dolorosas que pueden afectar al codo.

De forma similar, un dolor de rodilla puede, o no, deberse a osteoartritis. Numerosas condiciones tales como lesiones de ligamentos o tendones, e incluso infecciones pueden provocar que la articulación de la
rodilla se inflame y duela, pero no se trata de osteoartritis. Utilizamos el
término artritis como una forma general para referirnos a que una articulación en particular está enferma. Sin embargo, si queremos establecer una clasificación que ayude a su manejo y tratamiento, tenemos que
determinar el tipo de condición con el que estamos enfrentándonos.

Clasificación

Para dar un tratamiento apropiado debemos dividir la artritis en dos
grupos principales: el Grupo A, que son las condiciones artríticas provocadas por una lesión local, y el Grupo B, que es la condición artrítica
provocada por una enfermedad generalizada (de todo el cuerpo). Ya que
esta división determina el tipo de tratamiento, resulta extremadamente
importante comprenderla.

En el **Grupo A**, las causas locales como lesiones, uso, postura, esguinces, traumas, etc., provocan el dolor localizado, el calor y la hinchazón, lo cual, a su vez, provoca inflamación del ligamento, los tendones,
los músculos y las articulaciones, así como la degeneración en rodillas,
cuello, dedos, muñecas, hombros, caderas y columna vertebral. **Estas condiciones son el tema central de este libro** y deben separarse de las
pertenecientes al Grupo B.

El **Grupo B** incluye las condiciones en las articulaciones provocadas
por el efecto de una enfermedad general, tal como artritis reumatoide,
lupus, vasculitis, psoriasis y enfermedades inmunológicas o metabólicas. En estos desórdenes, el dolor de la articulación es simplemente una
de las manifestaciones generales del cuerpo con respecto a una enfermedad que afecta al cuerpo entero.

Por tanto, cuando nos enfrentemos a una articulación dolorosa, a menos que la causa del dolor resulte muy clara, el primer paso en el manejo consiste en decidir si la condición se encuentra en el Grupo A o en el Grupo B: es decir, si la causa es local o general. Esta decisión puede tomarse solo a través de la evaluación y de un examen por parte de un médico, el cual puede también ordenar placas de rayos X y pruebas de laboratorio. A muchas personas no les gusta ir al doctor —o no confían en ellos (y, aunque soy doctor, lo entiendo)— pero no existe ninguna otra forma de llegar a un diagnóstico apropiado.

La mayoría de las enfermedades generales muestran resultados de laboratorio anormales que ayudan a su identificación. Muchas también muestran hallazgos radiológicos específicos que ayudarán al diagnóstico. Si la evaluación médica muestra que un problema en una articulación se relaciona con una enfermedad general (Grupo B), como se ha descrito más arriba, el paciente necesita ser atendido por un especialista médico sin dilación alguna. Las enfermedades generales como el lupus, la artritis reumatoide, las enfermedades metabólicas y la enfermedad infecciosa de las articulaciones requieren un tratamiento médico complejo. Sin embargo, los efectos de estas enfermedades pueden reducirse de manera significativa —e incluso, pueden eliminarse potencialmente— mediante la implementación de muchas sugerencias de estilo de vida que se encuentran en este libro; así que, por favor, sigue leyendo.

En este capítulo abordaremos las condiciones artríticas debidas a causas locales —Grupo A— que son, por mucho, las más frecuentes. No obstante, esta clasificación inicial en Grupo A o B es fundamental. Una articulación dolorosa siempre debe ser evaluada por un médico calificado. Una vez que se da este paso, y se ha descartado la artritis de Grupo B, puede iniciarse un tratamiento adecuado para lidiar con la articulación enferma.

Grupo A: Causas locales de la artritis

- Bursitis
- Lesión o inflamación de cartílago o meniscos
- Enfermedad articular degenerativa (osteoartritis)

- Artritis infecciosa (bacterias, hongos, virus)
- Tendinitis
- Tenosinovitis
- Traumatismo

Grupo B: Enfermedades sistémicas que provocan la artritis

- Cáncer
- Enfermedades de tejidos conectivos
- Enfermedades endocrinas (diabetes, hiperparatiroidismo, enfermedad de tiroides)
- Artritis juvenil
- Lupus eritematoso
- Enfermedad de Lyme
- Enfermedad metabólica (gota, pseudogota, etc.)
- Neuropatías
- Polimiositis
- Psoriasis
- Artritis reumatoide
- Vasculitis

Como podrás ver, la "artritis" en un dedo, un tobillo, un codo o en la cadera puede ser resultado de múltiples condiciones. Si tu vecino se queja de artritis, la pregunta que habría que hacerle es "¿de qué tipo?" Debe hacerse referencia a las condiciones artríticas en plural porque abarcan más de 100 enfermedades diferentes. La artritis adopta muchas formas y la osteoartritis es apenas una de ellas.

El dolor en una articulación, cómo se mencionó previamente, puede ser provocado por una lesión en alguna de las estructuras de la articulación: cartílago, ligamentos, tendones o bursa. Una muñeca puede presentar dolor debido a una irritación en el tendón que pasa por ella (tendinitis), o puede haber un dolor en un dedo debido a un esguince en el ligamento. El dolor de hombro puede deberse a la inflamación de una de las bursas (bursitis), un esguince en el tendón o un desgarro muscular. Una rodilla puede presentar inflamación y dolor debido tanto a un ligamento lastimado como a tendinitis. ¿Entiendes la idea? Todas estas condiciones pueden disparar el dolor en una articulación, pero no se trata de verdadera osteoartritis. Está adolorida, inflamada y caliente, sí, pero no se trata de osteoartritis porque son condiciones *externas a la articulación.*

La verdadera osteoartritis o enfermedad degenerativa de las articulaciones afecta la parte interna de la articulación, involucrando al cartílago y los huesos de la articulación, y las estructuras del espacio articular. Este es el tipo más frecuente de artritis; de hecho, es una verdadera artritis y uno de los temas más importantes de este capítulo.

Así pues, hagamos un repaso. Un dolor en la articulación (hombro, rodilla, muñeca, etc.) puede deberse a:

- una condición artrítica provocada por una enfermedad general.
- una condición artrítica provocada por un esguince del ligamento (tendinitis, espolón o bursitis).
- osteoartritis de la articulación.
- una lesión traumática de la articulación provocada por un accidente, por el deporte o por el trabajo.
- dolor e hinchazón provocada por una infección o por crecimiento.

Cada una de estas condiciones da como resultado una articulación con dolor (muñeca, rodillas, etc.). Las personas pueden referirse a ellas como artritis, un término general que es fácil de recordar, pero cada una es distinta y requiere una forma diferente de tratamiento. Es a través de la evaluación médica que puede determinarse el tipo apropiado de terapia.

La artritis: una enfermedad histórica

La artritis ha estado afectando a las personas durante mucho tiempo. Los antiguos griegos la conocían. De hecho, ellos nos dieron la palabra para describir la condición: proviene de *arthros*, que significa articulación, e *itis*, que significa inflamación. Los romanos también estaban familiarizados con la artritis. Un historiador calculó que más del 70% de los romanos mayores de 30 años sufrían de alguna forma de artritis. Una de las funciones de los famosos baños romanos era ayudar a aliviar el dolor de articulaciones.

Los libros que tratan sobre el tema comenzaron a escribirse hacia el siglo XVI, y para mediados del siglo XVII muchos libros sobre condiciones artríticas estaban disponibles. A lo largo de los siglos, un sinnúmero de personas han sufrido de artritis. Una de las más famosas fue el impresionista francés Pierre-Auguste Renoir, el hombre que pintó el hermoso *Almuerzo de remeros* en 1881 y el *Baile en Bougival* en 1883. Renoir nació en 1841 y vivió hasta 1919, pero sus mejores pinturas datan del siglo XIX porque los últimos 20 años de su vida sus manos estuvieron severamente inmovilizadas debido a la artritis.

Los últimos 50 años han traído avances importantes en la clasificación, manejo y tratamiento de la artritis. La artritis puede ser entendida y tratada de una mejor manera, brindando alivio y mejora en la calidad de vida.

Las investigaciones continúan en muchos y variados campos de la artritis, incluyendo la inmunología, la genética y la microbiología, en un esfuerzo por encontrar los mecanismos de la inflamación y deterioro de las articulaciones. Una mayor comprensión llevará a un tratamiento nuevo y mejor.

Factores de riesgo y causas probables de la artritis

Ahora comenzamos la parte interesante. Comprender las causas de la artritis te ayudará a ver que muchos de estos factores pueden modificarse. Sí, puedes cambiar (y algunas veces incluso eliminar) algunas de las causas de tu artritis.

La causa exacta de la artritis no es muy clara. Sabemos que ocurre, pero no sabemos por qué. Los médicos saben que las lesiones físicas como un esguince de tobillo o un traumatismo en un ligamento pueden preparar el camino para la artritis; estas lesiones afectan el desgaste por uso de las articulaciones. Los traumatismos repetidos también se consideran entre las causas.

Sin embargo, muchas publicaciones muestran que la enfermedad degenerativa de las articulaciones no es solo una ulceración pasiva del cartílago sino, más bien, un proceso bioquímico activo que altera de manera adversa la estructura y el mecanismo de reparación del cartílago y de los tejidos de las articulaciones. Esto es similar a lo que ocurre cuando te rascas el piquete de un insecto: en lugar de simplemente estar quitando el tejido de la piel, estas disparando un complejo mecanismo de defensa, inflamación y reparación.

El proceso artrítico comienza cuando las enzimas dañan las fibras de colágeno que mantienen la estructura del cartílago. Este daño a las fibras y al cartílago, y la irritación provocada por las enzimas, disparan el proceso inflamatorio.

Factores de riesgo que no puedas o quizás no tengas la capacidad de cambiar

Los científicos han señalado diversos factores de predisposición que aumentan el riesgo de desarrollar artritis:

1. **Predisposición genética**. Algunas personas tienen una predisposición genética a desarrollar artritis. Esto significa que tienen un gen, o un marcador genético, que las hace susceptibles a esta condición. Por ejemplo, si los padres de una persona tienen osteoartritis existe una gran posibilidad de que él o ella desarrolle osteoartritis también. Algunas familias son afectadas por el mismo tipo de artritis casi en cada generación, lo cual muestra claramente que la osteoartritis tiene un componente hereditario elevado.

    Los investigadores han descubierto que un gran número de genes distintos contribuyen al desarrollo de la osteoartritis. Los defectos en el gen que provoca la artritis pueden llevar al desarrollo de proteínas anormales en el cartílago, al crecimiento de fibras anormales de colágeno, o a anormalidades en una o dos estructuras de la articulación. Los genes afectan más comúnmente la fuerza o la capacidad de reparación del cartílago, acentuando el efecto dañino del deterioro diario.

No obstante, existe un número cada vez mayor de científicos y de otros profesionales con investigaciones de soporte que los respaldan, que creen que la expresión génica puede ser alterada a través de elecciones saludables en el estilo de vida.

2. **Etnicidad.** Que una persona desarrolle artritis, o no, puede depender también de sus antecedentes étnicos. Ciertos grupos étnicos han mostrado una mayor incidencia de osteoartritis. Existen algunas evidencias de que los asiáticos, especialmente, los chinos, tienen tasas menores de osteoartritis en la cadera pero mayores en la rodilla. Los afroamericanos de ambos sexos tienden a tener una tasa más elevada de osteoartritis que otras razas.

3. **Edad.** Es un hecho de vida que el riesgo de desarrollar artritis aumenta con la edad. Entre más grande es la persona mayor deterioro han sufrido las articulaciones y mayor es la posibilidad de desarrollar artritis. El riesgo de desarrollar osteoartritis se incrementa aún más después de los 45 años. Sin embargo, como mencioné anteriormente, puedes *disminuir* grandemente las oportunidades de desarrollar artritis mediante hábitos saludables (como una dieta apropiada, ejercicio regular y adecuado, reducción del estrés, etc.) a edad más temprana, y manteniendo estos hábitos a lo largo de toda tu vida.

Factores de riesgo y causas probables sobre las que sí puedes hacer algo

Aunque hay poco que podamos hacer con respecto a los tres factores de riesgo mencionados arriba, sí podemos hacer algo sobre los demás:

4. **Abuso de articulaciones**. Las actividades repetitivas llevadas a cabo de manera constante a lo largo de muchos años pueden hacer que una persona sea propensa a desarrollar artritis en una articulación tensa. Ya sea que se relacionen con los deportes o con el trabajo, las actividades repetitivas provocan microlesiones repetitivas a la estructura de la articulación, provocando desgarros en el cartílago y una reparación defectuosa. Esto, a su vez, lleva a una degeneración

de las articulaciones y a la osteoartritis. Las articulaciones afectadas en estos casos serán las que sufran más actividades repetidas, como la rodilla de un jugador de fútbol, el codo de un jugador de tenis, la muñeca y los dedos de una mecanógrafa, o la cadera y la espalda de un trabajador de la construcción.

La osteoartritis resultado de las lesiones deportivas se encuentran a la alza ya que cada vez más personas están haciendo ejercicio y haciendo deporte en su tiempo libre. Las actividades deportivas que comienzan en la adolescencia y continúan hasta la edad mediana conllevan un gran riesgo de provocar osteoartritis.

5. **Peso.** Si una persona tiene exceso de peso, que ahora es muy común en Estados Unidos, los huesos y las articulaciones deben trabajar con mayor intensidad para cargar esos kilos de más. Esto ocurre especialmente en las articulaciones de las caderas, las rodillas y los tobillos. Con el paso del tiempo, el peso extra martilla la articulación, provocando un daño que el cuerpo no puede reparar. El proceso degenerativo comienza y progresa. A medida que el proceso avanza, las actividades diarias menores como ir de compras o caminar hacia el auto pueden disparar una inflamación aguda de la articulación. Una persona obesa puede practicar un programa de ejercicios y comenzar a caminar 1 km o más al día. Esto no serán buenas noticias para sus articulaciones: el martilleo de decenas de kilos puede provocar daño irreversible a las caderas, las rodillas o los tobillos. Los estudios muestran que las mujeres con sobrepeso tienen nueve veces mayor probabilidad de desarrollar osteoartritis que las mujeres con peso normal. Los hombres con sobrepeso tienen cuatro veces más probabilidades de desarrollar osteoartritis que un hombre con peso normal. La asociación entre peso corporal y osteoartritis se vuelve más fuerte a medida que las personas se vuelven más pesadas.

6. **Causas nutricionales.** Ahora se sabe que el cartílago no es solo una capa de goma sin vida sino más bien un tejido vivo que se renueva continuamente. Un proceso continuo de ruptura y reparación por parte del cuerpo lo mantiene fresco y funcional. Las células especiales del cartílago están continuamente digiriendo cartílago viejo y

creando nuevo a partir de la función normal de la articulación. Para formar nuevo cartílago, estas células constructoras de cartílago necesitan nutrientes especiales que proceden de los alimentos que ingerimos. Por tanto, el proceso de descomposición y reparación parece estar influenciado por la nutrición. De hecho, algunas publicaciones recientes reportan que los déficit nutricionales pueden afectar de manera adversa la fortaleza bioquímica y biofísica del cartílago. Entre las causas nutricionales de la osteoartritis encontramos:

a) **Efecto de los radicales libres**. Un radical libre es una molécula dañada de oxígeno que destruye el tejido conectivo saludable. Los radicales libres son dañinos para todos los tejidos de nuestro cuerpo, incluyendo el cartílago, y se generan como respuesta a cualquier tipo de tensión (química, física, emocional y mental). Otras causas de los radicales libres incluyen exposición a toxinas medioambientales en los alimentos, el aire y el agua. Los radicales libres provocan una degeneración muy lenta del cartílago, lo cual, al principio, no provoca síntomas. Sin embargo, para el momento en que la artritis se asienta y los síntomas comienzan el daño ya es significativo. Los radicales libres también dañan el sistema "omega-3/eicosanoides buenos", mismo que explicamos en el siguiente capítulo y es el sistema de sanación de tejidos de nuestro cuerpo. Los efectos adversos de los radicales libres son dobles: un daño directo a las células y el efecto anticurativo.

b) **Deficiencias nutricionales**. Muchos nutrientes participan en la síntesis del cartílago. Los hábitos nutricionales no saludables pueden privar al cuerpo de estos nutrientes esenciales y provocar debilidad en la estructura del cartílago. Algunas de estas deficiencias nutricionales son provocadas por una baja ingesta de vitaminas C y E y una deficiencia de boro y niacina. Se sabe que ciertos hábitos alimenticios, como los asociados con la Dieta Estándar Norteamericana (DEN) provocan efectos adversos en las articulaciones. La Dieta Estándar Norteamericana,

rica en grasas y carbohidratos procesados, pero pobre en ácidos grasos omega-3 es una clara contribuyente a la osteoartritis. Quienes comen grandes cantidades de comida rápida y nada
de ensaladas frescas y frutas privan a su cuerpo de ácidos grasos esenciales saludables y de antioxidantes. Añade a esto el
daño por radicales libres y tienes una receta segura para estar en
problemas.

c) **Alergias alimentarias**. Existen indicadores de que las alergias
alimentarias juegan un papel significativo en la aparición y progreso de la osteoartritis. Los alimentos que más comúnmente
crean condiciones artríticas incluyen los productos lácteos, la
carne, la levadura, el trigo, los huevos, las naranjas, los cacahuates, los chícharos, los vegetales de la familia de las belladonas
(pimienta, tomates, berenjena, papas), chocolate, azúcar, maíz, y
los ejotes amarillos.

Ahora bien, por favor no deseches todo lo que hay en tu refri-
gerador. No todo paciente con artritis tiene alergias alimentarias, y aquellos que sí las tienen pueden ser alérgicos a algunos
de estos alimentos pero no a todos. Te sugerimos que analices
tus hábitos alimenticios y tus síntomas, y sopeses la posibilidad
de retirar dos o tres de estos alimentos. También te pedimos que
consideres la posibilidad de que puedas tener una alergia ali-
menticia. Las tiendas de alimentos naturales de tu localidad y
los médicos naturópatas por lo regular poseen información sobre el tema. Buscar en Internet también puede resultar revela-
dor (aunque a menudo se consume mucho tiempo y algunas
veces resulta confuso).

d) **Metales y minerales.** En muchos pacientes con osteoartritis se
encuentran niveles elevados de cobre, mercurio y aluminio. Se
cree que sus efectos negativos son resultado de su interferencia
con la absorción y el uso de vitaminas y antioxidantes. Un desequilibrio en minerales tales como selenio, boro, manganeso,
zinc y calcio pueden provocar desórdenes en la estructura del
cartílago. Por lo tanto, las deficiencias o los excesos de minera-

les y metales llevarán a una debilidad del cartílago ¿Qué puedes hacer al respecto? Come distintas frutas y vegetales crudos y, una vez más, visita tu tienda local de alimentos naturales y consulta a profesionales médicos de la salud natural para obtener información sobre la ingesta de algún tipo de reemplazo mineral ligero. Una vez más, buscar en Internet puede ser útil, pero está sujeto a las mismas advertencias.

e) **Dieta proinflamatoria**. Los nutrientes que se encuentran en los alimentos que comemos son los ladrillos con los que nuestro cuerpo construye. Son particularmente importantes para el sistema inmunológico, el cual regula la inflamación. Una nutrición adecuada producirá un sistema inmunológico que funcione con normalidad y, por tanto, una respuesta adecuada ante la inflamación. Esto se logra a través de los componentes alimenticios conocidos como ácidos grasos (omega 3, 6 y 9). Los ácidos grasos omega son convertidos por las células en moléculas llamadas eicosanoides, las cuales juegan un papel vital en la regulación del proceso inflamatorio.

En condiciones ideales, comemos una cantidad elevada de omega-3 (que producen eicosanoides "buenos", o antinflamatorios), y solo una cantidad pequeña de omega-6 (que producen eicosanoides "malos", o proinflamatorios). Consumir grandes cantidades de ácidos grasos omega-6, y muy pocos omega-3 y antioxidantes (protectores de omega-3) produce inflamación. Esa es una alimentación anticurativa, que genera pocos eicosanoides buenos y demasiados eicosanoides dañinos. En esta situación, una pequeña articulación puede llevar a una inflamación desproporcionadamente grande. La lesión puede, entonces, tardar mucho tiempo en sanar, o la artritis de la articulación se magnifica y prolonga.

7. **Efecto indirecto**. La artritis puede tener sus raíces en una parte distante del cuerpo: la columna vertebral. Si una persona tiene un proceso degenerativo o inflamatorio que esté ocurriendo en la columna,

como por ejemplo, una enfermedad de disco o artritis espinal, los nervios que salen de la columna se pellizcarán y se irritarán. Si un nervio irritado va hacia un músculo, la irritación se transmitirá al músculo y luego el músculo, que pasa sobre una articulación como un puente y ayuda a mantenerla en su lugar, no trabajará bien, pues o estará demasiado relajado o demasiado tenso, debido a una estimulación nerviosa anormal. Si está demasiado tenso, apretará los huesos uno contra el otro, incrementando el roce y la fricción, provocando daños en el cartílago. Sin embargo, si el músculo está demasiado relajado, no mantendrá la articulación en su lugar, lo cual crea desalineación y altera el equilibrio de la articulación. El desequilibrio provocará un movimiento anormal de la articulación, lo cual, tarde o temprano, terminará dañando sus cartílagos y ligamentos. Por lo tanto, una relajación excesiva o una contracción excesiva del músculo irritado puede disparar el proceso inflamatorio y degenerativo que lleva a la artritis. Así es como una artritis de cuello puede provocar una osteoartritis del hombro, o la artritis espinal en la espalda baja puede provocar artritis de la cadera y la rodilla.

8. Combinaciones de factores. Haciendo a un lado los factores (genéticos, étnicos y de edad) que pueden ser difíciles de alterar, imagina a alguien con una combinación de factores de riesgo. Una persona obesa que abusa de sus articulaciones en el trabajo (exponiéndose, así, a un mayor daño por radicales libres), y cuya nutrición está compuesta principalmente por comida rápida (y, por tanto, genera eicosanoides malos), tiene una posibilidad importante de desarrollar artritis. Lo mismo ocurre con una persona que tiene un disco abultado cuyo peso es normal pero cuya nutrición es deficiente en vitaminas y antioxidantes y llena de alérgenos alimentarios. De manera similar, la osteoartritis puede ser resultado de otras combinaciones de factores arriba descritos. En algunos individuos la predisposición genética y las alergias alimentarias pueden ser más significativas. En otros, la edad y la obesidad serán la causa. Y, en otros más, una combinación de actividades deportivas repetidas y una nutrición deficiente pueden ser los factores determinantes.

La mecánica

Cómo funcionan las articulaciones

Una articulación es el punto donde dos huesos se unen. Los extremos conectores de los huesos están cubiertos por *cartílago*. Este material suave, resistente y elástico rodea la cabeza del hueso en su totalidad y trabaja como un amortiguador de impacto, evitando que los huesos se froten entre sí.

Rodeando a la articulación se encuentra una capa cilíndrica resistente que se adhiere al extremo de cada hueso, la *cápsula*. Puedes visualizarla poniendo tus dos puños juntos dentro de la manga de una camisa. La cápsula mantiene la articulación en un ambiente cerrado y estéril, y está reforzada en distintas áreas por un grueso manojo de fibras llamadas *ligamentos*. Los ligamentos están anclados al hueso en cada extremo de la articulación, y mantienen a la articulación en su lugar y bien alineada. Los ligamentos son estructuras resistentes hechas de fibras de colágeno y cruzan de un extremo del hueso al otro como puentes. Una debilidad o un aflojamiento de los ligamentos traen como resultado una desalineación de la articulación, lo cual acelera los daños a dicha articulación.

La parte interna de la articulación es lubricada por un líquido grueso y claro llamado *líquido sinovial*, el cual ayuda a que la superficie de la articulación se deslice con mayor facilidad. El líquido es como un aceite que protege al cartílago y disminuye la fricción. En esencia, la articulación es un compartimento cerrado donde la cápsula envolvente, lubricada por el líquido sinovial, mantiene a los huesos unidos.

Los *tendones* son cuerdas fibrosas que van del músculo al hueso. Son estructuras intermedias que adhieren el músculo al hueso y pasan por la parte externa de la articulación como puentes, ayudando a mantenerla en su lugar.

Por fuera, además de los ligamentos y los tendones, y adheridas a la articulación, encontramos a las bursas. Las *bursas* son pequeñas bolsas que también están llenas de líquido sinovial y se sitúan como pequeños cojines entre la articulación y los tendones y facilitan su deslizamiento. Están diseñadas para aliviar la fricción entre estas estructuras.

Cartílago

El cartílago de una articulación (cartílago articular) es un material denso y elástico que cubre las dos cabezas de los huesos. Tiene un color blanquecino y es extremadamente duro. Sus principales componentes son agua, proteínas y fibras llamadas fibras colágenas, todo ello mezclado con células para crear un tejido con una estructura firme. La firmeza y salud del cartílago es crucial para el funcionamiento apropiado de la columna y las articulaciones. En lo relacionado a los desórdenes dolorosos que analizamos aquí, ningún programa de tratamiento está completo sin el manejo del proceso que altera la armonía metabólica de este cartílago.

Como acabamos de mencionar, el cartílago está compuesto por células, proteína y fibras, todo ello en conjunto. Las células del cartílago, llamadas *condrocitos*, están repletas de enzimas y son responsables de la síntesis de las proteínas. Los condrocitos son muy activos metabólicamente hablando y son capaces de regenerar y reparar cuando se enfrentan con una lesión. Sin embargo, también están sujetos a dañarse a sí mismos. Cuando una lesión es lo suficientemente importante como para abrir de golpe los condrocitos, las enzimas se dispersan, lo cual produce un daño en los tejidos aledaños.

La principal función del cartílago articular consiste en cubrir los huesos y absorber el impacto. Las proteínas que se encuentran en el cartílago actúan como esponjas, reteniendo el agua cuando se encuentra en descanso y expulsándola cuando se encuentra bajo presión. Este sistema de entrada y salida de agua absorbe las fuerzas mecánicas y brinda una protección importante contra la presión de una fuerza mecánica. Esto permite que el cartílago ceda y se aplane frente a la presión en lugar de agrietarse y romperse.

Una función importante dentro de la articulación es la lubricación. La superficie del cartílago, que está mojada con líquido sinovial, es resbalosa, lo cual permite que la superficie de la articulación se deslice de un lado a otro con muy poca fricción.

Como dije, más que un simple cojín en las articulaciones y en los discos vertebrales, el cartílago es un tejido vivo compuesto por células y colágeno y, por tanto, requiere una aportación diaria de nutrientes para ayudar a reparar el desgaste continuo. Una nutrición deficiente (la cual promueve una deficiencia de nutrientes y vitaminas, y la presencia de radicales libres y antinutrientes) impide que el proceso de reparación progrese de manera normal. Primero, el colágeno se vuelve menos estructurado, y, después, se vuelve anormal y deficiente en sus componentes importantes. Este proceso dispara una reacción inflamatoria en la cual las células lesionadas vierten sus enzimas en el espacio intercelular, dañando el tejido y produciendo un derrame (descarga) de proteínas, eicosanoides y células inflamatorias.

A medida que progresa la degeneración y la inflamación, las proteínas y las fibras que hacen que el cartílago sea un tejido fuerte comienzan a debilitarse y disolverse. Este proceso deja a las áreas que están dañadas con cicatrices y parcialmente ulceradas e irregulares como una calle llena de baches que necesita reparación. A medida que la articulación trata de trabajar bajo estas condiciones, el uso crea fricción y calor, lo cual dispara una inflamación adicional y dolor, lo que, a su vez, se propaga a los tendones y ligamentos.

El cuerpo responde a esta descomposición del cartílago enviando calcio en un intento por fortalecer y estabilizar la articulación. Desafortunadamente, esta respuesta natural produce depósitos de calcio, que crecen y se convierten en espolones. Lo que sigue es rigidez en las articulaciones y un agrandamiento de las mismas. El proceso todavía podría detenerse y revertirse, pero cuando las causas que lo crearon no se atacan (y el paciente se dedica a tomar Celebrex, Ibuprofeno, etc., sin ningún otro tratamiento), la degeneración continúa y el resultado es una osteoartritis degenerativa.

Un punto clave a recordar es que el cartílago necesita nutrientes para mantenerse sano y fuerte. La nutrición juega un papel importante en la reparación diaria del cartílago. Si el cartílago recibe una nutrición que proporcione eicosanoides buenos, antioxidantes frescos, proteínas y vitaminas adecuadas, permanecerá sano, y se reparará a sí mismo rápidamente. Si el cartílago es alimentado con una nutrición que suministre eicosanoides malos, radicales libres y un pobre contenido vitamínico, la salud del cartílago se verá comprometida. El desgaste diario que no se repara es el primer paso hacia la degeneración de las articulaciones.

Lesión en una articulación: la raíz del problema

Lee la siguiente sección con detenimiento, porque aquí es donde todo comienza. Las lesiones en las articulaciones tienen que ver con la relación que existe entre el proceso de "desgaste" mecánico y un metabolismo alterado del cartílago debido a lesiones (áreas de tejido dañado). El desgaste de una articulación no consiste solo en la desaparición del cartílago sino en un proceso dinámico en el que el desgaste *crea*, de hecho, un metabolismo anormal extra. Esto impide el crecimiento saludable del cartílago y, en su lugar, dispara un proceso inflamatorio activo que da como resultado una inflamación local y calor. Cuando la presión de una mala postura o una lesión deportiva, por ejemplo, abruma continuamente un punto en el cartílago, esto va acompañado por una alteración gradual de las células y de los mecanismos bioquímicos locales cuyo propósito es la curación. Las lesiones provocan pérdida de tejido. Cuando esto ocurre, el cartílago local se activa de modo que puede comenzar a generar más tejido para restaurarse en un proceso llamado inflamación y reparación.

El concepto que hay que recordar es que una lesión del cartílago no es solo un evento sencillo. Más bien, una lesión dispara una respuesta inflamatoria que reúne a células y proteínas en un intento por reparar el daño. Esto es parecido a lo que ocurre cuando alborotas un hormiguero: muchas hormigas vienen a investigar, atacar y reparar. Todo ocurre de manera automática.

El proceso de inflamación y reparación, en sí mismo, es bueno y útil; el problema se presenta cuando se vuelve crónico, como en la artritis, y cuando la inflamación continua impide que se manifieste la curación. Por ejemplo, en la osteoartritis, el cartílago se vuelve suave y pierde elasticidad y fuerza. Con el adelgazamiento del cartílago, los extremos del hueso comienzan a friccionarse, provocando calor, hinchazón y dolor. Como los ligamentos no cambian su longitud a medida que el cartílago se adelgaza, eventualmente se vuelven demasiado largos para la articulación. Esto significa que ya no pueden mantener los huesos de la articulación juntos ni tan firmemente como debería, lo cual hace que la articulación esté inestable y se desequilibre. Esto incrementa la cantidad de fricción —cosa que no debería estar ocurriendo, en primer lugar— entre el cartílago de los dos huesos de la articulación, fomentando el daño del tejido cartilaginoso, y esto incrementa la respuesta inflamatoria (que describo con mayor detalle en el siguiente capítulo). Comienza así un círculo vicioso de daño que produce más daño y el deterioro articular es inevitable.

Adicionalmente, a medida que el cartílago y los huesos se frotan entre sí, reaccionan ante el daño haciendo crecer los lados de la articulación; el cartílago se vuelve más denso y los huesos pueden desarrollar protrusiones o espolones en el punto donde se adhieren al ligamento. Es una cascada de degeneración: un proceso complejo donde el cartílago se desgasta, hay inflamación y un crecimiento anormal de células (en la forma de fibras abultadas mezcladas con calcio), lo cual lentamente agranda las articulaciones. En este proceso progresivo de deterioro la articulación se vuelve más grande y protuberante.

La articulación del cartílago está en problemas

En una articulación sana, el cartílago, los ligamentos y los tendones trabajan en conjunto para proteger a la articulación contra la fricción y el impacto; el desgaste diario es mínimo y la reparación local del tejido se lleva a cabo con éxito. Sin embargo, si parte de la articulación o de la columna vertebral no está sana (debido a lesiones, una mala postura, toxinas, traumatismos, deficiencia nutricional, accidentes, o daño producido por radicales libres, actividades físicas estresantes, alergias alimentarias o una dieta pobre), la reparación diaria no será exitosa. Los "micro" daños no se repararán para el uso del día siguiente, y la inflamación persiste. Cuando las articulaciones o la columna vertebral se utilizan sin tener una preparación completa, ocurre un mayor daño: el cartílago se adelgaza y erosiona, los músculos se contraen, los ligamentos se hinchan y comienza el dolor (o continúa). Si las actividades diarias fuerzan al área a trabajar, el daño empeora. La fricción crea más calor, lo cual a su vez crea más lesiones, y el proceso inflamatorio se acelera. Comienza un círculo vicioso, creando más y más dolor y espasmos en los músculos del área, lo cual, a su vez, crea tensión y restricción del movimiento y un mayor daño al tejido. El cartílago queda atrapado en un círculo de inflamación que provoca daño, y daño que provoca inflamación.

Ya sea que el proceso comience como una lenta degeneración del cartílago y se extienda a los tendones, los músculos y los ligamentos, o que comience como una tendinitis o una lesión de ligamentos y avance hacia el cartílago, el resultado es similar: dolor, hinchazón y cartílago enfermo. La inflamación continua lleva a una enfermedad degenerativa de las articulaciones (osteoartritis).

La inflamación disparada por este proceso es una reacción celular y bioquímica compleja, misma que se explica con detalle en el siguiente capítulo. Si la causa que precipitó la inflamación se elimina y el cartílago está sano, las proteínas, los eicosanoides y las células trabajarán en conjunto para arreglar el daño. Sin embargo, si el agente que provocó la lesión sigue estando presente, si la lesión es recurrente, o si el cartílago no está sano (quizás porque la persona no está sana), el proceso inflamatorio continuará. El resultado es una reparación disfuncional y una degeneración, lo cual instituye el desarrollo y progreso de la osteoartritis.

Reparación

Si las lesiones son pequeñas y distanciadas y el proceso de curación es adecuado, no se avanzará hacia la osteoartritis. La reparación exitosa lo impedirá. Sin embargo, si las lesiones son demasiado severas o frecuentes —como en el caso de un jugador de tenis, de una persona que hace trabajo pesado o de un jugador de basquetbol— el proceso de reparación quizás no sea lo suficientemente rápido para preparar a la articulación para la siguiente actividad y la reparación no será exitosa. En otras ocasiones, la lesión puede ser pequeña, pero el proceso de reparación es defectuoso, empujando a la articulación hacia la osteoartritis. De hecho, independientemente de si la lesión es grande o pequeña, el proceso de reparación es el principal factor para la curación de la articulación y la prevención de la artritis. Permíteme reformular este concepto extremadamente importante: el hecho de que la articulación sane o desarrolle una artritis depende del proceso de reparación. Uno de los principales objetivos de este libro consiste en explicar las causas de un proceso de reparación defectuoso.

> El hecho de que una articulación sane o sea empujada hacia la artritis depende de la eficiencia del proceso natural de reparación del cuerpo.

Lo siento, pero no había forma de simplificar las últimas páginas. Hemos estado abordando un mecanismo muy complejo que necesitas comprender si deseas entender por qué la medicina integrativa funciona. Si hay algo que no comprendas, o si quieres leer más acerca del tema, puedes enviar por fax tus preguntas al (561) 744 -5349, o enviarlas a Igal50@aol.com, o por correo postal a la dirección que se muestra en mi sitio de Internet (www.jupiterinstitute.com).

> La artritis no es solo una erosión pasiva de la articulación, sino un proceso activo de inflamación, degeneración y reparación fallida.

En este punto es importante comprender el siguiente enunciado para manejar la artritis: La artritis no es solo una erosión pasiva de la articulación, sino un proceso activo de inflamación, degeneración y reparación fallida.

Necesitamos comprender que el proceso inflamatorio-degenerativo de la artritis no es como una tragedia que las personas ven en la televisión sobre la cual puedan decir: "Oh, es horrible, pero no hay nada que pueda hacer al respecto." En el caso de la artritis, hay algo que pueden hacer quienes la sufren, pero deben asumir la responsabilidad de hacerlo. Por supuesto, pueden esconderse detrás de la excusa de que es demasiado difícil de entender o demasiado complicado. Bueno... sí es un poco complicado, estoy de acuerdo; sin embargo, ¿cuál es la alternativa? ¿Seguir tomando pastillas hasta el día en que un cirujano ortopedista esté encima de ti con un bisturí?

Una vez que se comprende el complejo proceso de la artritis resultará evidente que tomar antinflamatorios no va a quitarla. Un régimen de manejo amplio, como el que ofrece el Programa para el Dolor del Instituto Júpiter, puede tratar el mecanismo interno de la artritis y brindar un efecto benéfico a la hora de abordar las causas raíz de la condición artrítica. Invito tanto a pacientes como a doctores a que participen en enfoques similares para combatir esta enfermedad incapacitante.

Si se utilizan los siete puntos de nuestro programa puede lograrse una mejoría significativa e incluso revertir la artritis. Los estudios muestran que adoptar una dieta como la Dieta Omega del Instituto Júpiter puede tener un efecto favorable en la curación de los procesos degenerativos e inflamatorios de la artritis y las lesiones. Este efecto favorable puede mejorarse con ciertos suplementos y vitaminas. Las investigaciones también muestran que tanto los tratamientos quiroprácticos como los de acupuntura tienen un efecto positivo en la curación de las articulaciones dolorosas y las lesiones, y muchos libros que se han publicado muestran cómo ciertos ejercicios y terapia física ayudan en el proceso de reparación de los tejidos enfermos. No obstante, cuando todas estas terapias se combinan y se integran, la suma del todo es mucho más poderosa que cualquiera de los componentes individuales por sí mismos. Los efectos benéficos son extraordinarios, y el impacto en la disminución de los síntomas y la mejora de la calidad de vida es enorme.

Capítulo 3

Comprendiendo la inflamación

Las cuatro señales clásicas

 Cuando Bertha visitó por vez primera mi clínica tenía 18 kilos de sobrepeso y experimentaba artritis en todas sus articulaciones, fatiga extrema, dolores de cabeza crónicos, piernas hinchadas y alergias respiratorias. Esta secretaria de 65 años de edad había visto al menos a una docena de médicos. Entre todos le habían prescrito ocho medicamentos que iban desde relajantes musculares y antinflamatorios hasta antidepresivos. Sin embargo, todos sus síntomas habían empeorado: tenía dolores constantes y estaba perdiendo su capacidad de ganarse la vida.

Los síntomas de Bertha eran las clásicas señales de una inflamación aguda caracterizada por los cuatro indicadores más comunes: calor, hinchazón, enrojecimiento y dolor. Sus alergias respiratorias eran otra señal de alarma para la inflamación. Los síntomas de la inflamación del cuerpo pueden dispararse por infecciones, lesiones, toxinas e incluso parásitos. Cada causa puede provocar un conjunto diferente de reacciones en el cuerpo, pero, en esencia, todas las reacciones son similares y en ellas participa el agente agresor, las células locales afectadas y la respuesta local que consiste en la presencia de proteínas, glóbulos blancos y moléculas llamadas prostaglandinas o eicosanoides.

La batalla entre estos tres participantes dentro del cuerpo de Bertha había disparado sus síntomas.

Para aliviar sus síntomas de dolor, rigidez e hinchazón, inmediatamente le di una dieta antinflamatoria. A la mayoría de las personas les cuesta creer que la dieta sea tan importante para el alivio del dolor, y Bertha no era la excepción. Tuve que convencerla de que debía darle a mi plan dietético la oportunidad de funcionar. Sus hábitos alimenticios normales eran particularmente dañinos porque comía demasiados alimentos equivocados en un intento por disminuir su dolor y ansiedad. Le prescribí una dieta sin productos lácteos ni carne (excepto pescados grasos o azules), le di algunos consejos básicos de cocina y luego le hice prometer que iría al mercado a comprar productos frescos todos los días. También le pedí que eliminara de su vida todo tipo de alcohol excepto el vino tinto.

Al cabo de cuatro meses de apegarse a esta dieta antinflamatoria, Bertha había perdido 10 kilos, sus dolores de cabeza eran menos frecuentes, el asma había desaparecido, su inflamación se había reducido y había eliminado muchos de sus medicamentos. En este punto le di una terapia vitamínica y le prescribí algunas sesiones con nuestro quiropráctico y nuestro acupunturista. Después de varios meses más, había perdido más peso y se estaba acercando a un peso normal para su altura. La mayor parte de la rigidez y el dolor de Bertha habían desaparecido y su flexibilidad había regresado.

Bertha había cambiado drásticamente tanto su cuerpo como su vida para bien. Como muestra de agradecimiento, nos trajo una botella de vino. Había recuperado una vida normal. Cuando trató de decir gracias se le hizo un nudo en la garganta por la emoción. Este es siempre el mayor regalo de todos para nosotros: cuando nuestros pacientes expresan su enorme alegría y gratitud por haber vencido una condición debilitante.

Un proceso complejo

El complejo proceso de la inflamación es la causa de la artritis degenerativa y el objetivo de nuestro Programa para el Dolor del Instituto Júpiter. Por dolorosa e incapacitante que pueda ser, la inflamación es la respuesta del cuerpo frente a las presiones y las infecciones. Es un proceso natural y automático esencial para la supervivencia, y aunque no podamos controlar el proceso de la inflamación, sí podemos ejercer algo de influencia sobre él.

Todo ser humano necesita un proceso inflamatorio que funcione apropiadamente para sobrevivir a los muchos ataques procedentes del medio ambiente. Desafortunadamente, en ocasiones esta respuesta puede ser exagerada y sostenida sin ninguna razón aparente o benéfica.

Cuando una lesión (física, infecciosa o mecánica) ocurre, la inflamación es la primera respuesta. La lesión dispara una reacción química en el cuerpo. El cuerpo, reconociendo el peligro, envía diferentes tipos de células al área afectada. Estas células y estos químicos son jugadores clave en el proceso de la inflamación (y la subsecuente curación). Las células entrantes interactúan con las células, las proteínas y las moléculas locales en una compleja reacción de defensa. El agresor, cualquiera que sea, es atacado por moléculas y células "furiosas". Para imaginar esta batalla, imagina a un escarabajo que de repente entra en un hormiguero. Su invasión desencadena una explosión repentina de actividad en la comunidad de hormigas. Algunas atacan al invasor, otras reparan el daño perpetrado al hormiguero, otras más observan y se comunican, pero todas están enfocadas en la meta común: matar al agresor y reparar el daño.

La inflamación es mucho más que solo una hinchazón local: es la ubicación de la extremadamente compleja actividad biológica donde los glóbulos blancos entrantes rodean a los organismos invasores y a las células dañadas e intentan destruirlas. También es un área donde las moléculas que promueven la reparación y que están destinadas a reducir la inflamación interactúan con las moléculas de ataque contrarias que crean la inflamación. Ambas son necesarias para el proceso de curación.

En general, a estas moléculas se les llama prostaglandinas o eicosanoides. Son liberadas por las células locales así como por los glóbulos blancos entrantes. Nos referimos a ellas como "buenas" o "malas", dependiendo de si están promoviendo la reparación o la inflamación. De aquí en adelante las llamaremos "eicosanoides buenos" (que favorecen la reparación) y "eicosanoides malos" (que favorecen la inflamación).

El inicio

El hecho de analizar el proceso de la inflamación te ayudará a comprender cómo los medicamentos, la nutrición y las terapias pueden afectar sus mecanismos.

Una lesión inicial comienza el proceso de la inflamación. La lesión puede ser una fuerza mecánica intensa sobre un cartílago o ligamento sano, como una lesión de fútbol en un muchacho saludable de 25 años, o una lesión mínima en una articulación ya debilitada, como cuando una persona obesa y sedentaria sube las escaleras. Sea cual sea el evento inicial, las células dañadas comienzan a verter enzimas en los tejidos aledaños. Si la lesión ha dañado el cartílago o ligamento de una articulación, las enzimas irritarán a las células saludables de la articulación y harán que se estropeen, lo cual pone en movimiento una secuencia de eventos que llevan a una inflamación de la articulación (artritis).

Una vez que inicia el proceso inflamatorio en la articulación, las proteínas locales bloquean la formación del nuevo cartílago. Así pues, hay más destrucción que reconstrucción de cartílago. Este efecto perpetúa el daño.

En la actualidad, los científicos y doctores no comprendemos por qué se bloquea la reparación. Sin embargo, lo que sí sabemos es que una vez que el proceso inflamatorio ha comenzado en el cartílago, progresará hasta que se haga algo radical para cambiar la tendencia. Esta secuencia temprana de daño, inflamación y reparación que se encuentra en pausa es el inicio de la osteoartritis. Para repasar: cuando las enzimas disparan la respuesta inflamatoria, el área comienza a hincharse. Esto va acompañado por un incremento en la temperatura local; ambos acontecimientos son sumamente evidentes para la persona. Los glóbulos blancos llegan a la zona lesionada para investigar al "invasor". Agregan algunas de sus propias enzimas a la mezcla, empeorando la respuesta inflamatoria. En este punto, las células inflamadas involucradas en el conflicto comienzan a producir eicosanoides, que son moléculas locales que interactúan con las células y proteínas. Para ese momento, la zona lesionada se ve al microscopio como el hormiguero que ha sido invadido por una fuerza externa. El incidente dispara la invasión de numerosos "jugadores": células que se enjambran y llevan a cabo distintas funciones.

El papel de los ácidos grasos omega en la inflamación

Los ácidos grasos omega-6 y omega-3 juegan un papel importante en la respuesta inflamatoria: son utilizados por las células para producir eicosanoides. Los eicosanoides omega-6 producen una fuerte respuesta inflamatoria, promoviendo la hinchazón y entorpeciendo la reparación. Los eicosanoides omega-3 promueven la antinflamación, alientan la disminución de la hinchazón y promueven la reparación. Sin embargo, si predominan los eicosanoides omega-6, la respuesta inflamatoria puede ser abrumadora.

La aspirina y los medicamentos antinflamatorios reducen la inflamación y el dolor en la articulación artrítica, interviniendo en este proceso: bloquean las enzimas que producen eicosanoides omega-6 al tiempo que favorecen a los eicosanoides omega-3. Como mencioné anteriormente, debido a los riesgos asociados con su uso a largo plazo, estos medicamentos solo deben utilizarse por un lapso corto mientras se implementan los cambios necesarios en el estilo de vida. Estos medicamentos se discuten más adelante en el capítulo 6.

Equilibrio de eicosanoides

Cada tejido del cuerpo —cartílago, hueso, ligamentos, arterias, el corazón y otros órganos internos— contiene eicosanoides. Son moléculas complejas que coordinan la función metabólica del tejido, interactuando con hormonas, agua, azúcar, minerales y nutrientes para asegurar un funcionamiento apropiado, un suministro adecuado de energía y la eliminación de desechos. Son muy importantes para la buena salud. Son como súper hormonas que controlan cada función biológica vital del cuerpo. Cuando una persona saludable come bien y tiene un buen metabolismo, los eicosanoides "se portan bien" en los tejidos. Como los eicosanoides son los reguladores de la función celular, esta buena conducta ayuda a que los tejidos trabajen bien, se reparen a sí mismos y arreglen el desgaste diario.

Sin embargo, si una persona no está sana o tiene hábitos alimenticios deficientes, tiene desequilibrios hormonales, es obesa, diabética, está bajo estrés y abusa del alcohol o la cafeína, los eicosanoides se "portarán mal" en los tejidos y órganos. Esta mala conducta provoca daño en las células, interfiere con la reparación, causa inflamación y lastima los tejidos locales. Esto da pie a múltiples problemas en el cuerpo. Los síntomas (que varían de acuerdo con la ubicación de los eicosanoides malos) son, por lo regular, lentos al inicio y no dan a la persona ningún tipo de pista sobre lo que está ocurriendo. Puede tomar años que alguien descubra que sus articulaciones o arterias están enfermas.

Las personas sanas tienen un equilibrio apropiado de eicosanoides buenos y malos. Esto crea una armonía en el cuerpo como un todo, aun si sus funciones son antagónicas entre sí. Las funciones corporales trabajan bien y las personas se sienten a gusto. Sin embargo, numerosos agentes que se encuentran en la dieta y en el medio ambiente pueden alterar este equilibrio saludable mediante el incremento del número de eicosanoides malos. Cuando esto ocurre, se presenta la enfermedad, lo cual afecta de forma adversa a los órganos y tejidos del cuerpo.

El omega-6 —un ácido graso presente en la carne, los productos lácteos, los alimentos fritos y la comida rápida, componentes clave de la típica dieta del norteamericano promedio— estimula la producción de eicosanoides malos, lo cual altera el equilibrio de eicosanoides buenos y malos. Una dieta con un contenido excesivo de omega-6 es mala para tu salud, pues crea un desequilibrio que promueve la inflamación, enfermedades cardiacas, la osteoartritis, la diabetes, los infartos e, incluso, el cáncer.

Sin embargo, el ácido graso omega-3 genera eicosanoides buenos, promueve la curación, favorece la reparación y disminuye la inflamación y el dolor.

Los alimentos que contienen omega-3 son buenos para el cuerpo ya que contrarrestan los efectos negativos de los ácidos grasos omega-6, mitigando todos los efectos adversos arriba descritos. En este proceso previenen activamente las enfermedades cardiacas, mejorando el funcionamiento del cerebro, el sistema inmunológico y los intestinos, disminuyendo la fatiga, los dolores de cabeza, la artritis e, incluso, reduciendo el riesgo de cáncer. El capítulo 7 muestra cómo evitar los alimentos que contienen omega-6, y cómo aumentar tu ingesta de ácidos grasos omega-3.

Las grasas, los aceites y la producción de eicosanoides

Existen muchos tipos de grasas alimenticias y muchas formas de clasificarlas: grasas animales, grasas vegetales, grasas fritas, grasas cocinadas, grasas hechas por el hombre, grasas hidrogenadas, grasas saturadas e insaturadas, grasas procesadas, grasas trans, etc. Es fácil confundirse con todas estas denominaciones y difícil recordar cuáles son buenas para ti y cuáles, no. En este libro, con el fin de abonar a la simplicidad, voy a dividir las grasas y los aceites en dos categorías: aquellos que proporcionan grasas omega-3 (o ácido graso omega-3) y las que proporcionan grasas omega-6 (ácido graso omega-6).

Reitero, las grasas omega-3 son buenas para la salud, pues generan eicosanoides buenos, mientras que las cantidades excesivas de grasas omega-6 son dañinas para la salud. Sin embargo, como verás, es la proporción entre grasas omega-6 y omega-3 en cada aceite lo que determina su efecto general en el cuerpo. Es más, es mejor limitar nuestra ingesta de aceites, ya que *todos* los aceites son elevados en calorías.

En lo que se refiere a los eicosanoides, nuestras células, de hecho, los producen a partir de las grasas omega-3 y omega-6 que tienes. Una vez producidas migran fuera de sus células de "origen" e interactúan con las células locales. Los eicosanoides son muy locales: no andan viajando sino que, más bien, se quedan en el área donde fueron producidos, controlando el metabolismo local, el flujo de glucosa y minerales, la energía y la temperatura, la eliminación de desechos, el flujo del agua y otras funciones.

Actúan como el gerente de un enorme condominio que controla el agua, la electricidad, el aire acondicionado y la eliminación de desechos de cada departamento. Si el gerente hace bien su trabajo, los condóminos estarán contentos; si no, todo mundo sufre.

Qué hacen los eicosanoides y dónde

Los eicosanoides, buenos y malos, trabajan en cada tejido de nuestro cuerpo, pero tienen efectos opuestos.

1. **Efectos sobre la insulina**. Los eicosanoides buenos disminuyen la necesidad de insulina, mejoran el funcionamiento de la insulina y reducen los niveles de azúcar en la sangre. Los eicosanoides malos hacen lo contrario: promueven las condiciones diabéticas en el cuerpo.
2. **Efectos sobre los sistemas cardiovascular y circulatorio**. Los eicosanoides buenos mejoran el ritmo cardíaco, disminuyen el dolor de la angina de pecho, mantienen las arterias abiertas y hacen que las plaquetas sean menos pegajosas. Los eicosanoides malos hacen lo contrario: hacen que las plaquetas sean más pegajosas, contraen las arterias e incrementan la probabilidad de una angina de pecho y de ataques cardiacos.

   Los eicosanoides malos provocan pequeñas áreas de inflamación dentro de las paredes de las arterias, haciendo posible que el colesterol y el calcio se acumulen, así como que se forme arteriosclerosis o aterosclerosis (endurecimiento de las arterias). El crecimiento de la capa aterosclerótica socava el flujo de la sangre, obstruye las arterias y es un factor clave en los ataques al corazón y los derrames cerebrales; no obstante, los eicosanoides buenos mantienen las arterias y otros vasos sanguíneos limpios, y sus paredes, suaves. Esto impide la formación de esos microlugares de inflamación que llevan a la aterosclerosis, reduciendo, así, la probabilidad de enfermedades cardiovasculares.

3. **Efectos sobre el cerebro.** Los eicosanoides malos empeoran la ansiedad y la depresión y perturban la función cerebral y las habilidades cognitivas. Sin embargo, los eicosanoides buenos mejoran tanto la depresión como la ansiedad, promueven la tranquilidad y mejoran el estado de ánimo y la función mental. También disminuye la frecuencia e intensidad de los dolores de cabeza y migrañas.

4. **Efectos sobre el sistema inmunológico.** Los eicosanoides buenos fortalecen el sistema inmunológico y ayudan al cuerpo a prevenir enfermedades. Los eicosanoides malos dañan al sistema inmunológico, haciéndole más difícil prevenir los padecimientos y enfermedades y recuperarse de ellos.

5. **Efectos sobre el metabolismo del colesterol.** Los eicosanoides buenos incrementan el HDL (colesterol bueno) y disminuyen los niveles de triglicéridos. Una dieta que promueve los eicosanoides buenos también disminuye el LDL (colesterol malo) de manera sustancial. Este efecto combinado de incrementar el HDL y reducir el LDL disminuye el índice de riesgo del colesterol, disminuye la aterosclerosis y ayuda a prevenir los ataques al corazón y los derrames cerebrales. Esta es una de las razones por las que una "Dieta Mediterránea" —rica en omega-3 y baja en omega-6— prolonga la vida. Los eicosanoides malos, sin embargo, hacen exactamente lo opuesto.

6. **Efectos sobre las articulaciones.** En las articulaciones, los eicosanoides malos promueven los trastornos celulares y la inflamación, interfiriendo con la curación del desgaste diario. También interfieren con la reconstrucción del cartílago, una causa importante de dolor y

rigidez en la artritis. Por el contrario, los eicosanoides buenos son sanadores. Ellos reconstruyen el cartílago, ayudan a las áreas lesionadas e impiden la formación de artritis.

7. **Efectos sobre el sistema gastrointestinal**. Los eicosanoides malos irritan a los intestinos e interfieren con su función, disparando el estreñimiento y la colitis. Los eicosanoides buenos promueven la secreción de la mucosa que recubre el interior del estómago y protege contra la acidez en el aparato digestivo. Por cierto, así es como los medicamentos antinflamatorios provocan irritación estomacal. Ellos estimulan a los eicosanoides malos en el estómago, lo cual disminuye la secreción de mucosa protectora, provocando irritación estomacal e incluso úlceras.

8. **Efectos sobre los pulmones**. Ciertos tipos de eicosanoides malos, llamados leucotrienos, empeoran el asma. Los leucotrienos llegan junto con los glóbulos blancos y producen inflamación en los bronquios, contracción de toda la vía aérea y secreción de moco, obstruyendo el paso del aire. Esto provoca sibilancias y dificultad para respirar. El mismo proceso de hinchazón, congestión y secreción ocurre en la nariz (rinitis, rinitis alérgica). Los esteroides como la cortisona y un medicamento, Singulair, mejoran los síntomas del asma y la rinitis al bloquear a los leucotrienos. Sin embargo, debe tenerse mucho cuidado con su uso y hacerlo solo cuando sea necesario, y únicamente hasta que puedan hacerse cambios apropiados en el estilo de vida, incluyendo el alimenticio.

9. **Efectos sobre el cuerpo como un todo**. En general, los eicosanoides afectan al cuerpo entero. Los eicosanoides buenos disminuyen la fatiga, el dolor corporal, la rigidez y el dolor. Los eicosanoides malos, por el contrario, provocan fatiga e incrementan los dolores en el cuerpo que disparan un empeoramiento del dolor al tiempo que promueven la retención de agua y la hinchazón en el cuerpo. Empeoran la fibromialgia.

10. **Efectos sobre el sistema genitourinario**. Los eicosanoides buenos alivian los síntomas de la menopausia y el SPM en las mujeres, y mejoran la erección en los hombres.

11. **Efectos sobre la piel**. Los eicosanoides buenos disminuyen la pérdida de cabello, ayudan a que la piel se recupere del acné y mejoran el eczema, la piel seca, la piel agrietada, la comezón y la caspa.
12. **Otros efectos**. Los eicosanoides buenos disminuyen la fatiga crónica y tienen un efecto anticancerígeno.

Ahora deberías tener una buena idea de cómo los eicosanoides buenos te mantienen en buen estado y cómo los eicosanoides malos hacen tu vida miserable.

Los radicales libres y los antioxidantes

Los radicales libres son moléculas generadas por los procesos metabólicos del cuerpo. En circunstancias normales, nuestro cuerpo utiliza los radicales libres en reacciones químicas específicas como el metabolismo de la glucosa y el procesamiento de los ácidos grasos. Cuando hay un exceso de radicales libres, sin embargo, hay daño a los tejidos. En exceso, los radicales libres atacan a las células y a otras moléculas partiéndolas y robándoles electrones; el resultado recibe el nombre de oxidación. Puedes pensar en ella como algo parecido a un proceso acelerado de corrosión cuando el metal está expuesto al agua y al aire. Podemos comparar a los radicales libres con la utilización de cloro para remover manchas en la ropa: si lo usamos correctamente, será efectivo, pero si usamos demasiado provocará daños a las áreas circundantes.

Las lesiones y la inflamación perturban las secuencias metabólicas locales y provocan una filtración de radicales libres que dañan el entorno como una botella de cloro que se chorrea. El exceso de radicales libres también puede estar provocado por elecciones alimenticias equivocadas (alimentos fritos, productos de origen animal excesivos, alcohol excesivo), por fumar y por una exposición a químicos, o dispararse debido al estrés, la diabetes y otras enfermedades.

La presencia de radicales libres en un área lesionada o inflamada hace que el proceso inflamatorio sea más dañino y dure más tiempo. Los radicales libres también destruyen a los omega-3, atacándolos y oxidándolos, lo cual impide que generen los eicosanoides buenos necesarios para la reparación. Si tu cuerpo está lleno de radicales libres, los efectos positivos del omega-3 en tu dieta serán neutralizados. Los radicales libres son, definitivamente, "chicos malos" en el contexto de la inflamación.

Como dijimos, los radicales libres se producen en abundancia a través de hábitos alimenticios deficientes, el cigarro, el alcohol y el abuso de drogas (incluyendo el sobreuso de fármacos), el estrés descontrolado, la obesidad o la diabetes. También se encuentran en exceso cuando una enfermedad no es bien tratada (infección dental, bronquitis crónica, condiciones hepáticas, etc.). Añadamos a eso que si la dieta primaria de una persona está compuesta principalmente por comida rápida, alimentos fritos y procesados, y alimentos con cantidades elevadas de grasas y azúcares, tendrá una sobreabundancia de omega-6. Como recordarás, el omega-6 produce un exceso de eicosanoides malos que favorecen la inflamación y que también neutralizan a los eicosanoides buenos que favorecen la reparación, y que proceden del omega-3.

Las personas que caen en esta categoría se encuentran en lo que podemos llamar un estado omega-6/eicosanoides malos/radicales libres. Se enferman con mayor facilidad; tienen más enfermedades; las lesiones e inflamaciones tardan más en curarse; sus enfermedades son más intensas y duraderas, y les serán prescritos más medicamentos para enfrentar los numerosos síntomas relacionados con su mala salud. Es más, su sistema inmunológico, que ya se encuentra en un estado debilitado, se debilitará aún más. Esto los pone en un riesgo elevado de desarrollar no solo las enfermedades arriba mencionadas sino de quedar discapacitados por ellas y experimentar una muerte temprana y potencialmente dolorosa.

Las personas que viven en este estado tarde o temprano se meterán en problemas. Ya que su enfermedad se desarrolla lentamente —algunas veces, muy lentamente— estas personas no notarán síntomas hasta que la enfermedad esté ya muy avanzada. En este punto, el daño hecho a los tejidos y a los órganos ya se ha hecho. Algunos se percatan de la situación de sus articulaciones, por ejemplo, cuando ya están llenos de artritis. Otros descubren que tienen bloqueos en las arterias coronarias cuando tienen un ataque cardiaco. Otros más sufren de fatiga, dolores de cabeza o problemas intestinales sin siquiera saber que su cuerpo está enfermo. Algunos enferman de diabetes y cáncer. Sin embargo, la mayoría se rehúsa a aceptar la idea de que la nutrición y el estilo de vida tienen mucho que ver con la aparición de estas enfermedades, y algunos nunca sabrán lo que en realidad los mató.

He aquí algo para recordar: los alimentos malos matan lentamente y son causa importante de toda enfermedad inflamatoria.

Por su parte, los alimentos buenos, que contienen nutrientes útiles y antioxidantes que neutralizan a los radicales libres, promueven la asimilación apropiada de los omega-3 para la producción de eicosanoides buenos. Los antioxidantes trabajan en contra de (anti) la oxidación y protegen a los omega-3 para que no sean atacados por los radicales libres.

Las personas que viven en lo que llamamos un estado omega-3/eicosanoides buenos/antioxidantes disfrutarán una abundancia de eicosanoides buenos y sanadores. Serán recompensados con curaciones más rápidas y una mejor salud. Adicionalmente, se retrasará la aparición de muchas enfermedades o se prevendrán.

Para alcanzar este estado no es necesario comer únicamente alimentos ricos en omega-3. Simplemente consume más de ellos al tiempo que consumes menos alimentos con omega-6. Aproximadamente el 5 % de la dieta promedio norteamericana es rica en omega-3, lo cual es bastante bajo. Muchos millones de norteamericanos ni siquiera llegan a ese porcentaje, situación que trae como resultado una proporción muy pobre entre omega-6/omega-3 de aproximadamente 20 a 30:1. Esto contrasta totalmente con la proporción ideal de omega-3 con respecto al omega-6 de 3-8:1. Para alcanzar este estado omega-3, la mayoría de las personas necesitan incrementar su ingesta de omega-3 en un 25 a 30 % al tiempo que disminuyen sustancialmente su ingesta de omega-6.

Las dietas como nuestra Dieta Omega del Instituto Júpiter, descritas en el capítulo 7, ayudan a las personas a salirse del estado omega-6/eicosanoides malos/radicales libres y alcanzar el estado omega-3/eicosanoi-

des buenos/antioxidantes. La transición a un estado omega-3/
eicosanoides buenos/antioxidantes disminuye la inflamación y el daño,
y brinda el ambiente interno necesario para la curación y la reparación.
Permítaseme hacer énfasis en que en el caso de una persona que está
luchando con el dolor, artritis o lesiones, los efectos benéficos de esta dieta son grandemente reforzados y acentuados por la realización de ejercicio constante y apropiado, y una combinación positiva de cuidados
quiroprácticos, tratamientos de acupuntura y terapia física. Una vez
más, un enfoque integral como nuestro programa de siete puntos descrito en el capítulo 1 es la mejor forma de tratar condiciones como la
osteoartritis.

Capítulo 4

Un plan de batalla para el dolor de cuello y espalda

La columna vertebral está compuesta por 33 vértebras separadas, divididas en cinco regiones: espina cervical (en el cuello), espina torácica (en la espalda media y alta), espina lumbar (la espalda baja), el sacro y el coxis. Las vértebras aumentan de tamaño desde el área cervical hasta el área lumbar de acuerdo con la cantidad de peso que tienen que soportar.

Las vértebras están separadas por cojines redondos cartilaginosos conocidos como discos, que están hechos de fibras y cartílago grueso. Esos discos permiten un cierto grado de movimiento entre una vértebra y la siguiente.

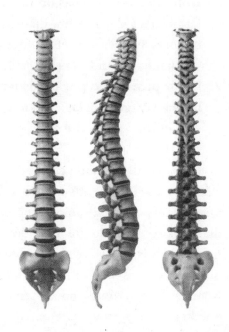

Las vértebras están unidas entre sí por ligamentos, tendones y músculos. Esto crea una columna fuerte y flexible, capaz de extenderse y rotarse. Los costados de la columna vertebral tienen pequeños agujeros, llamados *forámenes*, a través de los cuales pasan los nervios. Estos nervios se extienden desde la médula espinal hasta el exterior y conectan nuestro sistema nervioso central con los músculos, la piel y los órganos. Un solo *foramen* está conformado por una muesca entre dos vértebras en un área expuesta, en contacto con el disco intervertebral. Este puede ser un punto débil para un nervio ya que una condición artrítica entre dos vértebras o un abultamiento de disco puede traer como resultado irritación, pellizcamiento o atrapamiento del nervio. Cuando está irritado o pellizcado, la conducción nerviosa se estimula y se siente dolor. A esto se le llama *dolor neurítico* o *neuralgia*. Al sufrimiento del nervio se le llama *neuritis* o *neuropatía*. Por tanto, podemos decir que la ciática es un dolor neurítico provocado por una neuropatía de las raíces del nervio ciático.

Comprender un poco de anatomía —además de cómo ocurre el dolor— te ayudará a ver por qué un programa como el Programa para el Dolor del Instituto Júpiter puede ser efectivo.

Existen muchas causas para el dolor, pero para los propósitos de este capítulo lo dividiremos en:

1. **Dolor debido a causas orgánicas**, como piedras en los riñones, enfermedades del sistema digestivo, enfermedades cardiovasculares, tumores, infecciones, etc. (No abordaré este tipo de dolor aquí; necesitaríamos un breve libro de texto de medicina para hacerlo.); y
2. **Dolor provocado por desórdenes musculoesqueléticos de la columna vertebral y las extremidades**, los cuales examinaremos aquí con mayor detalle. Ese es el propósito de este libro.

El dolor en esta segunda categoría puede ser agudo o crónico. El dolor agudo es, esencialmente, un nuevo dolor, uno que comenzó hoy o hace unos cuantos días. El dolor debe haber comenzado en un lapso de 30 días para ser llamado dolor agudo. Si el dolor dura más de un mes pero menos de seis meses, recibe el nombre de dolor subagudo. El dolor que dura más de seis meses se llama dolor crónico. Dependiendo de su severidad, el dolor crónico puede ser una pesadilla persistente, dominar al que lo padece y provocarle una debilidad física, mental y emocional, e incluso depresión. El dolor crónico, como la artritis, necesita ser comprendido, lo cual significa que debemos buscar, encontrar y enfrentar sus causas raíz para alcanzar la curación. Es un desorden multifactorial que requiere los esfuerzos coordinados de un equipo de tratantes, pues los recursos de un solo profesional son, por lo regular, insuficientes para identificar y tratar de manera adecuada todos los factores involucrados. Este es un punto fundamental que necesita repetirse. Los doctores y los pacientes deben comprender y aceptar el hecho de que un solo profesional por lo general no puede enfrentar la variedad de causas del dolor crónico y los problemas y síntomas resultantes. Es más, solo uno o dos tratamientos de un solo enfoque terapéutico fracasan típicamente a la hora de tratar condiciones de dolor crónico, la mayoría de las cuales tardan años en desarrollarse. Las condiciones de dolor crónico requieren los esfuerzos combinados de un equipo a lo largo de un periodo de tiempo. He aquí algunos ejemplos de abordajes de terapia individual que son típicos en la actualidad: una mujer con dolor de cuello toma solo analgésicos y antinflamatorios; un hombre que ha tenido dolor de hombro durante ocho meses recibe una inyección de cortisona y toma ibuprofeno. Estos son tan solo dos ejemplos de cómo el tratamiento puede estar confinado al manejo de los síntomas, mientras la condición subyacente empeora. En ninguno de los dos casos existe un enfoque terapéutico amplio particular que aborde la causa del dolor o que promueva la curación y repare la condición.

Dolor significa lesión y la lesión exige reparación. La reparación exige un plan de tratamiento y no solo pastillas. El éxito de cualquier tratamiento depende de una comprensión detallada de *las causas* del dolor, tanto por parte del paciente como del doctor. *Es más, ambos, paciente y doctor, deben comprender que las causas del dolor crónico jamás serán atacadas por una pastilla.* Una vez que este entendimiento permanezca intacto, necesita aplicarse y seguirse un abordaje amplio. Sin él, es poco probable que haya una curación. El enfoque amplio debe incluir a la medicina complementaria para un alivio de largo plazo, y tanto pacientes como doctores deben abrir su mente para abrazarla y utilizarla.

Dolor de cuello provocado por un traumatismo

Las fracturas y dislocaciones de la columna deben ser consideradas primero en cualquier persona con una historia reciente de dolor o lesión en el cuello. Por tanto, es necesaria una placa de rayos X de la columna en todos los casos donde haya dolor significativo de cuello y después de una lesión o accidente.

Existe una serie de términos intercambiables para hacer referencia a la típica lesión de tejido suave del cuello, incluyendo el "latigazo cervical", el "esguince cervical" y el "esguince de cuello". En el caso del esguince de cuello, los ligamentos que mantienen unidas las vértebras se esguinzan o se estiran demasiado, a menudo cuando la cabeza se golpea hacia atrás. Si la lesión es severa, una vértebra puede deslizarse y salirse de su lugar y comprimir la columna vertebral. Esto crea una situación de urgencia que requiere una visita a la sala de emergencias. Sin embargo, si el esguince es leve, la persona simplemente sentirá dolor y rigidez en el área del cuello.

La lesión por latigazo cervical es una distensión severa del cuello provocada por un movimiento violento repentino, dañando músculos, tendones y ligamentos. La columna vertebral es una red tan densa de ligamentos, tendones, nervios y fibras musculares que es fácil que una lesión dañe estas cuatro estructuras al mismo tiempo. Imagina que un manojo de espagueti sin cocinar recibe un golpe: no se rompe una sola hebra, sino varias, y en distintos niveles. De manera similar, el latigazo puede crear muchos microcentros simultáneos de lesión.

Aunque las lesiones relacionadas con el trabajo y los deportes pueden provocar ocasionalmente estos problemas, la mayoría de los ejemplos de latigazo cervical son resultado de colisiones automovilísticas en la parte trasera de los vehículos. La lesión típica ocurre mientras la cabeza está primero flexionada y luego se hiperextiende de manera forzada más allá de su rango normal de movimiento.

Las lesiones significativas afectarán no solo a músculos, ligamentos y tendones, sino también a las articulaciones y el cartílago de la columna vertebral, así como a las raíces nerviosas. Existen múltiples clases de lesiones, incluyendo la elongación repentina de nervios y ligamentos, desgarros musculares, esguince de ligamentos y lesiones de cartílago y tendones.

Aunque un músculo o ligamento en particular reciba el embate del daño, típicamente surgen muchas áreas muy pequeñas de lesión. Como las células están rasgadas y dañadas, cada una de estas microrregiones dispara el proceso inflamatorio. Igual que cuando un huevo se rompe y la clara se filtra por la grieta, así las células rasgadas y dañadas dejan salir su protoplasma y enzimas internas, las cuales se dispersan entre las células circundantes. Este proceso termina dañando a las células vecinas. En una cadena de acontecimientos lenta y continua, las células que primero resultaron dañadas mueren, y las que no fueron dañadas comienzan a sufrir daños. Esas células eventualmente mueren, liberando su protoplasma y enzimas, dañando a más células además de las células que previamente no habían resultado dañadas. La destrucción se extiende y un número mayor de células se lesionan y mueren. Este proceso genera irritación de los tejidos (inflamación). A medida que el proceso inflamatorio progresa, se extiende sobre un área mayor, empeorando la hinchazón e incrementando progresivamente el calor y el dolor.

La irritación local y el daño en los tejidos también pueden provocar espasmos musculares. Cuando esto ocurre, se reduce el flujo sanguíneo, provocando aún más sufrimiento entre las células. El proceso inflamatorio intenso continúa, disparando la producción de eicosanoides en grandes cantidades, lo cual atrae más glóbulos blancos. Estos glóbulos blancos llegan al área inflamada y atraen aún más enzimas y eicosanoides. Después de varios días, cada una de las áreas con microlesiones se habrán transformado en un complejo centro de inflamación. Esto explica por qué las lesiones repentinas de cuello provocadas por accidentes de auto, accidentes en el trabajo o actividades deportivas duelen aún más después de unos cuantos días. La mayoría de los tratamientos médicos convencionales incluyen —casi de manera exclusiva— la prescripción de relajantes musculares y analgésicos. Aunque estos fármacos pueden dar como resultado un remedio temporal de los síntomas, no enfrentan las causas subyacentes de la inflamación en curso y, por tanto, no pueden sanar la lesión. La mayoría de las lesiones desencadenan una respuesta biológica y fisiológica compleja que requiere un abordaje multidisciplinario. La nutrición antinflamatoria, los cuidados quiroprácticos, la terapia física y otras formas de tratamiento alternativo trabajan en sinergia para eliminar la inflamación subyacente del cuerpo —y en el microcentro de la lesión— lo cual permite la curación permanente.

Repasar la relación entre la anatomía y el proceso del dolor te ayudará a comprender el valor del tratamiento descrito al final de este capítulo.

Dolor de cuello que no tiene su origen en un traumatismo

La espina cervical —la espina en el área del cuello— es única. Tiene una capacidad motriz distinta a la de cualquier parte de la espina. Puede flexionarse y extenderse, rotarse y doblarse hacia los lados. Gracias a esta movilidad también tiene una exposición única a todo tipo de lesiones provocadas por caídas, deportes, accidentes laborales y una mala postura.

Muchas de estas lesiones producen microlesiones en los ligamentos, articulaciones y cartílago de la columna vertebral, las cuales se acumulan a lo largo del tiempo. Después de muchos años de desarrollo silencioso, estas lesiones lentamente provocan que los discos se aplanen y se abulten. Los ligamentos ceden, se rasgan y se calcifican, y el cartílago de las articulaciones se deteriora. Este es un proceso llamado enfermedad degenerativa de disco, y puede permanecer en silencio sin síntomas durante muchos años. Sin embargo, a medida que la condición avanza, finalmente ocurre un evento desencadenante trayendo la atención hacia la debilidad. Los eventos desencadenantes pueden ser una caída, un accidente, una lesión relacionada con el trabajo, mala postura, dormir en el sofá, un latigazo u otras tensiones físicas. La inflamación provocada por este evento termina con el periodo de silencio de este proceso activando los síntomas del dolor, la rigidez y una movilidad disminuida. Como la espina cervical contiene un manojo apretado de nervios, el dolor provocado por la enfermedad degenerativa de disco puede sentirse en el cuello, pero puede también irradiar hacia los hombros, el brazo e incluso hasta las manos.

En muchas ocasiones, el síntoma de alarma no es el dolor sino más bien el hormigueo, el adormecimiento e incluso la debilidad del brazo. Cualesquiera que sean los síntomas y la causa que los desencadenó, los pasos iniciales para su manejo son una evaluación por parte del doctor, y una revisión de placas de rayos X de la espina cervical. Entonces —y solo entonces— puede elegirse un programa de tratamiento. Las opciones de tratamiento pueden incluir medicamentos, terapia física, tracción, inyecciones, medicina integrativa, masaje, ejercicio o una consulta con un especialista. Parte de la evaluación puede incluir una resonancia magnética y la medición de las velocidades de conducción de los nervios.

Cuando la modalidad de tratamiento se decide, el paciente y los médicos deben estar conscientes de dos cosas. Primero, que existe un antiguo proceso degenerativo, lo cual significa que no es posible regresar por completo a la normalidad. En segundo lugar, que existe un proceso inflamatorio en la espina, lo cual significa que hay áreas con hinchazón, daño en las células, actividad de eicosanoides y calor. Como el grado de inflamación y daño celular varía en cada caso, los tratamientos también varían. Una cosa es segura: un programa antinflamatorio con medicamentos antinflamatorios y una dieta antinflamatoria es esencial si queremos enfocarnos en la reparación del tejido y no solo en enmascarar los síntomas.

El dolor de cuello puede ser resultado de cuatro causas principales:

a) una **lesión traumática**, como un latigazo o una caída, **en un cuello por lo demás sano.**

b) **una lesión traumática** en el cuello que ya pueda **estar afectada por un proceso artrítico degenerativo.** (Esto explica por qué algunas veces una pequeña lesión puede provocar semejante tormenta de dolor y discapacidad.)

c) **una lesión no traumática** que ha estado evolucionando durante un largo tiempo y que, finalmente, comienza a producir síntomas (y el dolor o el hormigueo comienzan sin ninguna causa aparente). Puede tratarse de escoliosis de la columna o de un disco con un abultamiento extremadamente lento y progresivo.

d) **una condición no artrítica y no traumática**, como un quiste, un tumor o una neuropatía, etc., que afecta al cuello o a sus estructuras.

El primer paso para evaluar la causa del dolor de cuello, por tanto, consiste en acudir a un doctor para que tome una placa del cuello para descartar la causa (a), y para asegurarse de que se trata de una lesión y no de un problema relacionado con la artritis. Una placa de rayos X también ayudará a determinar si el problema es, en verdad, (a), (b) o (c). Los hallazgos en los rayos X determinarán el tratamiento. Una evaluación tradicional incluye una resonancia magnética, pruebas de sangre completas y, posiblemente, incluso una segunda opinión por parte de un especialista.

Hasta aquí vamos bien. Sin embargo, si la aflicción es provocada por (b) o (c) es probable que una lesión antigua y/o nueva esté en proceso en la espina cervical, lo cual también significa que existe un proceso inflamatorio activo en uno o más puntos de la espina. Podría haber más o menos dolor, y podría haber más o menos degeneración o abultamiento de los discos. Sin embargo, con toda seguridad, existe un proceso inflamatorio en alguna parte de la espina.

A partir de nuestra discusión previa, sabemos que en el centro de estos paquetes inflamatorios las células están siendo dañadas y están vertiendo sus enzimas en las células circundantes. Los eicosanoides están interactuando con proteínas y células; hay hinchazón y calor; hay numerosos glóbulos blancos y productos de desecho, y el cartílago está erosionándose porque sus fibras se están desintegrando. Si tan solo pudieras observar el proceso bajo un microscopio, es como el hormiguero perturbado que mencioné anteriormente, repleto de hormigas que se mueven frenéticamente por todas partes.

El propósito de la inflamación es doble: es una defensa contra una lesión extra, y es una fuerza reconstructora para el área lesionada. Las células inflamatorias, las proteínas, las enzimas y los eicosanoides, todo ello interactúa en el proceso. Los eicosanoides, que son producidos por las células a partir de ácidos grasos omega, pueden ser buenos o malos. Como se describió en el capítulo anterior, los eicosanoides buenos tratarán de disminuir la inflamación y promover la reparación mientras que los malos harán justamente lo contrario. La proporción entre eicosanoides buenos y malos dependerá de la magnitud de la lesión, del estado de salud de los tejidos y del valor nutricional de los alimentos que la persona consume.

Sea cual sea el tratamiento que se elija, debe tomar en consideración tanto la causa de la lesión como este proceso inflamatorio. Este es un punto crítico. Si el dolor y la discapacidad se tratan simplemente con pastillas, o con pastillas y masaje, entonces no se está tratando la causa raíz del problema. Cuando se desatiende la verdadera causa del problema, y los síntomas se enmascaran con pastillas, el problema continúa creciendo y se empeora con el paso del tiempo. Quienes sufren de lesiones o condiciones artríticas en el cuello no deben depender de pastillas para su tratamiento. Es aceptable tomar medicinas durante un periodo breve y, sin embargo, esta no debe ser la terapia principal y única utilizada para la curación, sino, más bien, parte del plan global de tratamiento.

Una vez más, el tratamiento principal debe estar dirigido a la causa del problema y al proceso inflamatorio. La causa del problema puede ser tratada con terapia física, tracción, manipulación, masaje, un collar cervical, una almohada especial, inyecciones, manipulaciones quiroprácticas, ejercicio, etc. El proceso inflamatorio debe ser tratado con un programa antinflamatorio que incluya un periodo breve de medicamentos antinflamatorios, una dieta antinflamatoria y suplementos, incluyendo omega-3 y antioxidantes, conocidos como poderosos agentes antinflamatorios.

Permíteme explicar con mayor detalle. La idea de que podemos combatir la inflamación simplemente mediante la toma de antinflamatorios y/o cortisona (Prednisona, Medrol, etc.), es un concepto caduco. Así como la penicilina se utilizaba para tratar toda infección bacteriana cuando se descubrió, hoy en día sabemos más y tenemos distintas opciones. Así pues, ahora que entendemos todo el proceso inflamatorio y de lesión mucho mejor, debemos modernizar y actualizar nuestros programas de tratamiento de modo que las condiciones dolorosas que afligen a las personas puedan ser en verdad erradicadas.

Dolor de espalda baja

El dolor de espalda baja es una queja frecuente y puede localizarse por encima del área de los glúteos o en los glúteos. Es, por lo regular, intenso, y afecta a un lado más que al otro. El dolor puede irradiarse por el muslo o la pierna (cuando se conoce como ciática), indicando que una o más raíces nerviosas están siendo comprimidas. Muy probablemente, la causa podría ser la misma que está disparando el dolor de espalda.

Como cualquier condición artrítica, el dolor de espalda baja puede activarse por una enfermedad general o por una causa local. Numerosas enfermedades generales y desórdenes metabólicos pueden afectar a la espalda baja, junto con desórdenes espinales localizados, que van desde quistes y tumores hasta fracturas y desórdenes genéticos. La mayoría de las causas locales se relacionan con esguinces agudos del ligamento y tensiones musculares, o con un empeoramiento agudo de un antiguo problema de disco. Por tanto, el primer paso en el manejo del dolor de espalda baja es una evaluación por parte de un médico.

El segundo paso consiste en decidir si son necesarias las pruebas de sangre, las cuales deberían realizarse cuando hay sospecha de una condición metabólica generalizada o reumatológica como anemia, lupus, artritis reumatoide o una infección, por ejemplo. El tercer paso es una placa de rayos X de la espina lumbar y, en ocasiones, una placa del hueso pélvico también. En los consultorios dinámicos, donde los médicos están atentos a las preocupaciones de los pacientes, las pruebas de sangre y los resultados de los rayos X pueden obtenerse en un lapso de 48 a 72 horas —o menos— y puede tomarse una decisión sobre la causa y tratamiento del problema.

Primero necesitan descartarse las enfermedades importantes. Estas incluyen tumores, cánceres, enfermedades metabólicas, desórdenes congénitos, osteoporosis severa, enfermedad de Paget, artritis reumatoide, fracturas antiguas, desórdenes pélvicos, enfermedades renales, desórdenes vasculares y otras condiciones.

Si se han descartado todas estas condiciones, la atención se centrará en la columna vertebral y áreas relacionadas. Si los hallazgos en la placa de rayos X sugieren una enfermedad espinal y vertebral, puede iniciarse un tratamiento acorde a los síntomas del paciente y a los resultados de los rayos X.

No es necesaria una tomografía o una resonancia magnética como estudio de rutina. Si se aconsejan depende de la evaluación del doctor. La causa más frecuente de dolor de espalda baja es lo que se conoce como un disco abultado, o enfermedad degenerativa de disco. En la mayoría de los casos el problema ha estado gestándose durante años, con una protrusión o *herniación* del disco hacia el canal espinal, con un desplazamiento lento de las vértebras hacia el frente o hacia atrás, o un progreso lento de escoliosis. Otros eventos de desarrollo lento que han requerido años para deformar el área problemática incluyen calcificación de los ligamentos, compresión mecánica de la raíz nerviosa, aplanamiento de los discos, desgarro traumático de tejidos, pérdida de movilidad entre las vértebras, y artritis degenerativa de las distintas partes de la articulación vertebral.

Todas estas condiciones son resultado de múltiples áreas de microregiones y lesiones provocadas por levantar cosas pesadas, caídas, accidentes, mala postura, y tensión relacionada con deportes o con el trabajo. El efecto de estas lesiones se acumula a lo largo de los años; la gravedad y el peso corporal también agravan la situación.

Al final, ocurre una de dos cosas. Un evento trivial (como ponerse de pie, sentarse, agacharse o hacer una caminata breve) desencadena un dolor de espalda severo, o una caída, un accidente, una lesión deportiva o una lesión laboral dispara una cascada de eventos: dolores, espasmos, inflamación, calor y trastornos de la marcha.

En cualquiera de estos escenarios, se ha añadido a un antiguo proceso crónico una nueva herniación de disco (abultamiento) junto con una nueva inflamación. Mientras que la herniación de disco provoca una compresión mecánica de los nervios y tejidos, la nueva inflamación trae hinchazón, perturbación celular, enzimas y eicosanoides. Los eicosanoides buenos y malos estarán presentes pero en una proporción que depende, entre otras cosas, de la magnitud de la lesión, el estado de salud de la persona y su nutrición.

Este panorama varía de persona a persona. En algunas personas, hay más inflamación y menos herniación. Otras muestran una gran herniación del disco pero solo una pequeña cantidad de inflamación. En ambos casos, el tratamiento tiene que enfocarse en los dos procesos principales: herniación e inflamación. Por tanto, una parte del tratamiento debe concentrarse en aliviar el abultamiento mientras que otras partes del tratamiento deben centrarse en aliviar la inflamación. El simple hecho de tomar antinflamatorios y medicamentos para el dolor no proporcionará una curación y puede enmascarar un problema grave. Recuerda, aunque las pastillas alivian los síntomas del problema, la verdadera causa no está siendo atacada, así que es probable que la condición actual empeore con el tiempo.

Los desórdenes de cuello y espalda pueden presentar diferentes síntomas, pero tienen algo en común: la presencia de lesión e inflamación. El proceso inflamatorio, descrito a detalle en el capítulo 3, por lo regular se caracteriza por una cascada de células rotas, enzimas esparcidas, buenos y malos eicosanoides y células de reparación, y va acompañado por hinchazón y calor. La inflamación presente en cada una de estas regiones comparte la responsabilidad del dolor y la hinchazón del área problemática.

Como ya vimos antes, los radicales libres son moléculas dañinas que dañan a las células y alargan la curación de la lesión. Por otra parte, los antioxidantes son moléculas "buenas" que neutralizan a los radicales libres. Por esa razón los antioxidantes son denominados moléculas antinflamatorias mientras que los radicales libres favorecen la inflamación. Entre las células y proteínas de la cascada inflamatoria, los eicosanoides, los radicales libres y los antioxidantes hacen su parte para ayudar o para perturbar el proceso curativo.

El ganador de esta batalla inflamatoria determina si el proceso de curación se acorta o se alarga. Cualquier tratamiento para el dolor de espalda baja o dolor de cuello debe tomar en cuenta el proceso inflamatorio. Esto influirá grandemente en el proceso de curación y determinará si la inflamación persiste o desaparece.

La ciática y el dolor de brazo

El dolor en las extremidades superiores o inferiores puede ser muy engañoso. Puede ser provocado por una lesión o una enfermedad en cualquier parte de la extremidad, incluyendo enfermedad muscular, artritis y tendinitis o enfermedad de los huesos. El dolor también puede ser provocado por una irritación del nervio que alimenta la extremidad. En este caso, aunque el dolor se sienta en la extremidad, es un dolor radiado. El problema se encuentra, en realidad, en la columna. Eso es lo que ocurre con los dolores punzantes en el brazo, o en el caso de un brazo adolorido o dormido. Esto es semejante a las condiciones de ciática que discutimos en la sección previa, en las cuales el dolor de pierna es provocado por una compresión o irritación de las raíces del nervio ciático en el área adyacente a la espina.

El dolor puede ser constante o intermitente, repentino o progresivo, agudo o sordo. Se caracteriza por un dolor que irradia hacia el brazo o la pierna, el cual a veces se siente como puñaladas o como una sensación eléctrica. En estos casos, el dolor de brazo se conoce como nervio comprimido, neuritis o neuropatía, y a su equivalente en las piernas se le dice ciática. Ambos representan una condición similar: un nervio irritado.

Estas dos condiciones tienen un proceso inflamatorio en común en la raíz del nervio. Puede existir también una condición traumática, mecánica o metabólica en ese nivel, pero, de cualquier manera, la inflamación local está presente. Esto significa que el tratamiento debería enfocarse en aliviar tanto las causas de la irritación del nervio como la inflamación local. Estas condiciones se desencadenan por discos abultados (herniados), estenosis espinal, desgarro de ligamento, artritis espinal, irritación muscular, etc. Cada uno requiere un enfoque de tratamiento diferente. La inflamación local indica que el daño del tejido está en progreso en el núcleo del problema. Este proceso es activo, con la presencia de células inflamatorias, hinchazón, eicosanoides buenos y malos, calor, enzimas e intentos de reparación.

Como ocurre con todas las condiciones dolorosas descritas en las páginas anteriores, cualquier programa de tratamiento que intente dar alivio al paciente debe considerar este proceso inflamatorio y tratar de sanarlo. No puedes simplemente sanar un proceso inflamatorio significativo *y* un disco abultado con pastillas y un poco de terapia física. Si no se hace nada tanto para aliviar el proceso inflamatorio como para reducir el abultamiento, no habrá una mejoría real.

El plan de batalla

El plan para sanar todas las condiciones que he descrito en este capítulo —en el cuello, la espina, los nervios, los tendones, la espalda o los músculos— forma parte de nuestro Programa para el Dolor del Instituto Júpiter. El plan abarca la prescripción de medicamentos antinflamatorios durante un periodo corto, lo cual repasaremos en el capítulo 6, así como armas antiabultamiento y una dieta antinflamatoria, a la cual llamamos la Dieta Omega del Instituto Júpiter, discutida a detalle en el capítulo 7.

Los puntos importantes del Plan de Batalla son:

A. Armas antinflamatorias

1. *Medicamentos antinflamatorios.* Véase el capítulo 6.
2. *Dieta antinflamatoria.* La dieta tiene como objetivo incrementar la ingesta de ácidos grasos omega-3 antinflamatorios y de antioxidantes al tiempo que se disminuye la ingesta de omega 6 proinflamatorio y de radicales libres. Véase capítulo 7.
3. *Suplementos alimenticios.* Los suplementos incluyen omega-3, omega-9, antioxidantes y vitaminas, las cuales se sabe tienen un efecto antinflamatorio poderoso.

B. Armas antiabultamiento

1. *Manipulación quiropráctica.* Ninguna profesión brindará un efecto tan benéfico para reducir el efecto mecánico de un disco herniado.
2. *Terapia física.* No solo cualquier terapia física, sino más bien un protocolo de tratamiento administrado por un terapeuta que siga las instrucciones de un quiropráctico, que también sepa lo que está haciendo. Es mejor tener un quiropráctico calificado y un terapeuta físico trabajando juntos como equipo.
3. *Ejercicios.* Estos deben ser supervisados tanto por el quiropráctico como por el terapeuta físico. Véase capítulo 10.

Todos estos tratamientos se ven complementados por la acupuntura, una modalidad natural que sana el área lesionada de una manera fisiológica y energética. Este es el camino hacia la verdadera curación. Es el curso que seguimos en nuestro Programa para el Dolor del Instituto Júpiter, y el cual alentamos que adopten tanto pacientes como doctores. Te animo a que diseñes un programa similar para ti si no hay un equipo que actualmente se encuentra disponible en el área donde vives. Si tienes alguna pregunta sobre cómo hacerlo, envíame por fax tu petición al (561) 744 -5349 o envíala por correo electrónico a Igal50@aol.com.

Capítulo 5

Entender las lesiones dolorosas comunes

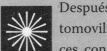 Después de una lesión provocada por un accidente automovilístico, el cuerpo humano responde algunas veces con una serie de nuevos desafíos de salud. Son como una fila de fichas de dominó que caen una tras otra provocando un proceso degenerativo repentino y de rápido avance. Una vez que la reacción en cadena empieza es difícil detener el proceso utilizando terapias médicas convencionales basadas en fármacos.

Marta tenía 32 años de edad y seis meses de embarazo cuando debido a un accidente de auto tuvo una lesión que le produjo dolor en el cuello en su hombro derecho. Comía de más para tratar de aliviar el dolor y la ansiedad, y pronto se volvió obesa. Después del nacimiento de su hijo, tenía tanto dolor, hinchazón y sensibilidad que no podía amamantar a su bebé.

Con tres prescripciones por parte de un psiquiatra y más medicinas recetadas por otros médicos, no era de sorprender que Marta desarrollara un malestar estomacal crónico. Apareció sarpullido en todo su cuerpo, junto con un dolor severo de espalda y adormecimiento en su brazo derecho. Sus síntomas se multiplicaban y empeoraban a pesar de todos los fármacos que estaba tomando.

Inicialmente vino a nuestra clínica por nuestro programa de pérdida de peso, pero fue evidente para mí que teníamos que tratar primero su hinchazón e inflamación. Una vez que esto se manejara, podríamos entonces tratar la lesión de su accidente, que también contribuía a su problema de peso. Me tomó varios días convencerla de que el tratamiento debía comenzar con nuestro programa alimenticio. Luego la acupuntura y las sesiones con el quiropráctico para tratar su lesión serían más exitosas.

Después de un mes en nuestro programa de dieta, Marta perdió 10 kilos, la mayoría de los cuales procedían de una retención de agua provocada por la inflamación. Su rigidez y su dolor disminuyeron, y su sarpullido estaba desapareciendo. Para el segundo mes había perdido otros cinco kilos, sus articulaciones ya no le dolían y pudo desechar dos terceras partes de sus medicamentos. En ese momento pudimos comenzar las sesiones con nuestro quiropráctico y acupunturista para tratar los problemas de cuello y hombros provocados por el accidente de auto.

Cada accidente vehicular, caída grave o lesión deportiva tiene el potencial de provocar una serie de traumatismos significativos a los órganos del cuerpo y los huesos. En el caso de los accidentes automovilísticos, las lesiones más comunes que veo tienen que ver con latigazos y esguinces de cuello. Los síntomas y los pasos por los que pasan las víctimas antes de llegar a nuestra clínica son, típicamente, bastante similares.

Cuatro hombres profesionistas cuyas edades iban de los 22 a los 53 años, todos los cuáles habían recibido impactos en la parte trasera de su auto y sufrían de dolor de cuello y hombro, ilustran esta categoría de pacientes angustiados. Todos ellos habían acudido con médicos ortopedistas y neurólogos antes de acudir a nosotros; a todos les habían inyectado cortisona y habían tomado antinflamatorios, relajantes musculares y analgésicos. Todos tenían adormecimiento de manos y antebrazos. Todos experimentaban dolores de cabeza, fatiga, falta de sueño y problemas estomacales debido a las pastillas que tomaban, todo ello acompañado por un aumento de peso. Todos comenzaron a beber más alcohol intentando adormecer el dolor. Todos reportaron que su efectividad profesional (uno era abogado, otro era banquero, otro era ingeniero y el otro era arquitecto) se había visto comprometida por sus síntomas.

Tratamos a cada uno utilizando el mismo régimen: una dieta antinflamatoria y tratamientos quiroprácticos junto con terapia física y masaje. A la segunda semana, comenzamos a aplicarles acupuntura. Al cabo de un mes, todos y cada uno de ellos estaban libres de dolor y podían funcionar eficazmente en su vida otra vez sin medicinas ni alcohol.

Panorama general

Este capítulo se centra en lesiones agudas comunes, incluyendo lesiones del manguito rotador, desgarro de articulaciones y ligamentos, esguinces de articulaciones y ligamentos, músculos rasgados y desgarrados, tendinitis y bursitis.

Estas condiciones a menudo comparten la experiencia de una lesión con perturbación celular, células rotas, inflamación y dolor resultante. Cada una de ellas requiere una pronta evaluación por parte de un médico: un ortopedista, un internista, un médico general o un quiropráctico. Todas ellas requieren alguna forma de tratamiento, como fisioterapia, descanso, masaje, medicamentos, manipulación, o una combinación. Sin embargo, además, todas estas lesiones requieren un programa antinflamatorio. Estas lesiones no consisten solo en un área de tejidos rotos sino más bien se trata de un pequeño centro donde una tormenta inflamatoria ha comenzado.

Aunque la inflamación puede disminuirse y controlarse con medicamentos antinflamatorios, como Naproxeno, Motrín, Aleve, Ibuprofeno, Celebrex, etc., estos medicamentos no promoverán el efecto benéfico de los eicosanoides en el proceso curativo. Nuestro propósito aquí consiste en mostrar cómo una persona puede influir en el sistema de eicosanoides de modo que asista en la curación de la lesión. Una vez que se comprende el proceso de la inflamación, las personas que se encuentran en cualquiera de estos cuatro grupos de lesiones pueden influir positivamente en el proceso curativo: pueden reducir la inflamación, promoviendo, así, una recuperación más rápida. Sí, una persona puede controlar la reparación de sus lesiones.

Lesión del manguito rotador

El hombro es una de las articulaciones más grandes del cuerpo y está propenso a muchas lesiones. En lugar de estar unido por ligamentos, lo está a través de músculos y tendones conocidos como el manguito rotador. Debido a la falta de ligamentos, cualquier debilidad en los músculos del manguito rotador facilita que la articulación pierda la alineación y se lastime. Las lesiones de los músculos del manguito rotador son, por lo regular, secundarias a actividades deportivas, trabajo, caídas, o a la actividad de la jardinería. Una lesión del manguito rotador también puede ocurrir cuando una persona se cae sobre el brazo, levanta objetos pesados y abusa de los hombros a través de un levantamiento de peso inapropiado o excesivo, de actividades deportivas y trabajo manual repetitivo. Cuando esto ocurre, los músculos del manguito rotador se estiran y la articulación se desalinea y comprime los tendones, provocando dolor e inflamación. Los síntomas típicos incluyen dolor, rigidez, debilidad del hombro y el brazo, y pérdida de movimiento.

Un desgarro del manguito rotador es una lesión más grave, más dolorosa y más incapacitante. Requiere terapia extra intensa y prolongada, y, en ocasiones, incluso cirugía. Cuando se lastima el manguito rotador, como ocurre con cualquier lesión de los músculos, se inicia un proceso de inflamación en el área de la lesión. De ahí que el manejo debe incluir visitar al doctor, sacar una placa de rayos X para descartar una fractura y hacer terapia física, pero también poner particular atención al proceso inflamatorio.

El tratamiento apropiado de las lesiones de manguito rotador que no requieren cirugía es un buen ejemplo de la medicina integral. Si los rayos X son negativos, el primer paso consiste en detener cualquier actividad que esté agravando la situación del hombro. Luego, continuar con:

- tratamiento de fisioterapia;
- instrucciones de ejercicios dadas por el terapeuta;
- prescripción de antinflamatorios;
- una dieta antinflamatoria (por ejemplo, nuestra Dieta Omega del Instituto Júpiter);
- evaluación quiropráctica para una posible manipulación con el fin de disminuir la tensión muscular en el cuello y la espalda; y,
- suplementos como cápsulas de gel de omega-3 y antioxidantes (sanadores naturales).

En muchas ocasiones (pero no en todas), la acupuntura acelerará también la curación. Las personas que siguen este enfoque integral tienen una oportunidad mucho mayor de obtener una curación más rápida y mejor.

Ligamentos esguinzados

Un ligamento es un manojo de fibras que pasa, como si fuera un puente, entre los dos huesos de una articulación, uniéndolos y manteniéndolos juntos. Un esguince se define como un estiramiento o un desgarro de un ligamento provocado por un movimiento forzado. Cuando es sencillo, hay una perturbación mínima de las fibras del ligamento, provocando hinchazón, dolor y rigidez en la articulación. Un esguince severo puede provocar una ruptura total del ligamento con hinchazón marcada e inestabilidad de la articulación. Aunque los esguinces se encuentran más comúnmente en el tobillo, también ocurren en la rodilla, la espalda baja y el cuello.

Para que te des una idea de cómo es un esguince, imagina un manojo de espagueti que sufre un golpe repentino. Aunque el manojo, en sí, quizás no se rompa por completo, muchos de los espaguetis se desgarrarán, partiendo muchas fibras. Cada una de estas fibras es como una célula y el desgarro creará un micropunto de lesión, el cual generará un micropunto de inflamación, hinchazón, calor y dolor. Esto atrae eicosanoides y glóbulos blancos al área. Los glóbulos blancos traen aún más eicosanoides con ellos y el proceso de inflamación y reparación continúa.

Articulaciones esguinzadas

Una articulación esguinzada es una lesión de los ligamentos de la articulación. Ocurre más comúnmente después de una lesión deportiva o una caída. Un esguince leve o de Grado 1 simplemente estira el ligamento y provoca dolor e hinchazón. Un esguince moderado, o de Grado 2, desgarra parcialmente los ligamentos y es mucho más doloroso e incapacitante. Un esguince severo, o de Grado 3, es una ruptura completa del ligamento y requiere reparación quirúrgica.

Cuando un corredor sale de una curva y se tuerce el tobillo, estirando simplemente el ligamento sin desgarrarlo, ese es un esguince leve, o de Grado 1. Cuando un jugador de fútbol recibe un golpe en la parte externa de la rodilla empujando la rodilla hacia dentro, el golpe provoca un estiramiento severo e incluso la ruptura del ligamento medial, que es un esguince de Grado 2 o 3.

Tirones y desgarres musculares

Los tirones y desgarres musculares ocurren a menudo en los músculos más importantes de los brazos y las piernas, y representan distintos grados del mismo tipo de lesión. La lesión ocurre a partir de un sobrestiramiento repentino del músculo más allá de sus límites.

El grado de sobrestiramiento determina si el músculo simplemente tiene un tirón o, de hecho, tiene un desgarre. En el caso de un tirón muscular, muchas áreas sufren daño celular y ruptura celular con pequeñas áreas de inflamación en múltiples secciones del músculo. En un tirón muscular, algunas áreas, de hecho, están separadas. El grado de separación depende de la magnitud de la lesión. La inflamación estará presente en cada una de estas áreas.

Bursitis

Las bursas son cavidades parecidas a bolsas llenas con fluido aceitoso y están localizadas cerca de las articulaciones en puntos donde ocurre la fricción. Pueden encontrarse entre dos tendones, entre un tendón y un ligamento, o entre el tendón y el hueso. Las bursas facilitan el movimiento y minimizan la fricción entre las partes en movimiento. La inflamación de estas bursas, llamada bursitis, puede ocurrir repentinamente, o a lo largo de un periodo de tiempo, y produce dolor.

La bursitis ocurre frecuentemente en el hombro, pero también puede ocurrir en el codo, la rodilla, el tobillo y otras articulaciones. La causa de este tipo de bursitis es, por lo regular, el sobreuso, lesiones, ejercicio, gota, infecciones o inflamación local. Si hay artritis en las áreas vecinas, la inflamación que hay ahí puede diseminarse hacia la bursa y provocar bursitis. Los síntomas de la bursitis son dolor, sensibilidad localizada, rigidez y limitación de movimiento. También se presentan hinchazón y una temperatura local aumentada. En ocasiones, la bursitis puede extenderse a los tendones y provocar tendinitis.

La fricción excesiva juega un papel importante en el desarrollo y progreso de la bursitis , razón por la cual típicamente se presenta en articulaciones y áreas tales como el hombro, el codo, la cadera, la rodilla y el tobillo, los cuales experimentan más fuerza debido a las actividades diarias.

Como la bursitis es un proceso inflamatorio, el tratamiento debe centrarse en mitigar y eliminar esta inflamación. Un uso excesivo de las articulaciones afectadas incrementará la fricción y empeorará la inflamación. Por lo tanto, además de un tratamiento antinflamatorio, el descanso resulta esencial.

Tendinitis

Cuando un tendón está inflamado la condición recibe el nombre de *tendinitis*. Cuando esta inflamación involucra a la cubierta del tendón (*sinovia*) se le llama *tenosinovitis*. Si esto ocurre a un nivel donde el tendón pasa cerca o por encima de una articulación, el dolor y la hinchazón pueden dar la impresión equivocada de una condición artrítica. De hecho, a este desorden se le conoce como para-artritis (para = cerca de) y requiere un tipo diferente de tratamiento. Las causas típicas de la tendinitis y la tenosinovitis son el sobreuso, el desgaste diario, el ejercicio, las lesiones y los microtraumatismos repetidos relacionados con el trabajo o con actividades deportivas. Algunas enfermedades generales pueden también provocar estas condiciones, y requieren una mayor investigación.

Lo que todas estas condiciones —bursitis, tendinitis, tenosinovitis y esguinces— tienen en común es el **proceso inflamatorio**. En todas ellas hay una lesión, hinchazón, actividad de glóbulos blancos, una temperatura aumentada, perturbaciones celulares, dolor y un proceso de reparación que se ha activado. Además, en todas ellas hay un sistema activado de eicosanoides. La inflamación no ocurre con el propósito de provocar dolor. La inflamación se dispara por la alteración del tejido local y es el intento del cuerpo por sanar la lesión. El proceso inflamatorio se describe a detalle en el capítulo 3.

Causas indirectas

La artritis, la tendinitis y la bursitis pueden también tener su origen en un área diferente del cuerpo. Si una persona tiene un proceso degenerativo o inflamatorio en la espina, por ejemplo, como una enfermedad de disco o artritis espinal, los nervios que salen de la espina estarán comprimidos y se irritarán. Esto provoca irritación en el área del cuerpo que es alimentada por ese nervio. Si el área alimentada es la parte superior del brazo, entonces probablemente haya una sensación anormal en esa área. La sensación puede ser bastante superficial —como un hormigueo o un adormecimiento de la piel— lo cual, a veces, puede resultar bastante incómodo. La sensación también puede incluir un dolor profundo o dolor como si el músculo o el hueso dolieran.

Sin embargo, si el nervio irritado está conectado con un músculo, la irritación se transmite directamente a ese músculo, haciendo que se tense. Esto puede crear problemas en las articulaciones vecinas. Los músculos están unidos a los huesos a través de los tendones. En una articulación, ya sea el músculo mismo o sus tendones, cruzarán por encima de la articulación —formando un puente— para conectarse con el otro hueso. En ese punto de cruce existe, por lo regular, una pequeña bursa para facilitar el deslizamiento y evitar la fricción. Cuando un músculo está tenso, está parcialmente contraído. Esta contracción provoca estrés tanto en el músculo como en los tendones, afectando así el área de la articulación. Un músculo tenso puede comprimir a la bursa, irritándola y haciendo que se inflame, disparando la bursitis. Simultáneamente, el músculo contraído puede mantener a los dos huesos de la articulación presionados uno contra el otro, frotándose bajo presión con el más mínimo movimiento. Esto daña al cartílago y a los ligamentos, desencadenando el proceso de artritis. Al mismo tiempo, los tendones de los músculos pueden estar sufriendo de una tensión excesiva e innecesaria a partir de músculos contraídos, provocando que los tendones se froten contra el hueso con una mayor fricción. Esto genera calor e inflamación que puede dar como resultado tendinitis. Por tanto, una irritación del nervio puede provocar una tensión excesiva en los músculos y tendones alrededor de una articulación, desencadenando indirectamente la bursitis, la tendinitis y la artritis.

Ocurren situaciones similares con los músculos débiles, que también pueden tener su origen en un nervio espinal irritado. Los músculos que rodean a las articulaciones ofrecen una doble protección para la articulación: la mantienen unida y estable, y absorben el impacto. Si estos músculos se debilitan, la articulación puede salirse de su alineamiento apropiado. Adicionalmente, los músculos no serán útiles en la distribución de presión cuando se reciba una carga. Ambas situaciones someten al cartílago a un mayor impacto del que está diseñado para manejar, lo cual, probablemente, acelerará la degeneración de la articulación con el paso del tiempo. Por lo tanto, la debilidad muscular puede jugar un papel directo en el desarrollo y progreso de la artritis. Si una persona padece un desorden espinal con artritis, o un disco abultado con un desorden nervioso y la subsecuente debilidad muscular, puede desarrollar artritis en la rodilla o en el codo.

En resumen, los nervios irritados pueden lastimar una articulación originando un proceso que da como resultado demasiada soltura o demasiada tensión. Este es un concepto extremadamente importante, así que permíteme parafrasearlo: *La irritación de un nervio provocada por una artritis espinal o por discos abultados puede crear ya sea músculos tensos o débiles, y cualquiera de esas dos situaciones puede ser la causa de una osteoartritis.* Así es como un problema en el cuello puede resultar en un hombro doloroso. Así es como un problema en la espalda puede terminar dañando la cadera o la rodilla. El proceso, por lo regular, es muy lento. Muchos años de problemas en el cuello pueden producir dolor de hombro. En estos casos, el cuello puede ser sintomático (con dolor y rigidez) o estar relativamente libre de síntomas, mostrando, quizás, solo una disminución ligera en el rango de movimiento. Otras veces, una persona es asintomática (no tiene síntomas). Luego, un día, desarrolla bursitis, tendinitis o artritis en el hombro, lo cual puede o no estar relacionado con un problema de cuello. (Por ejemplo, el problema puede estar relacionado con un desgarre parcial en el manguito rotador, el cual, después de años de sufrimiento, finalmente se desgarra.) En cualquier caso, mi punto es este: los síntomas pueden presentarse como bursitis o artritis de la cadera o el hombro, o como tendinitis de la rodilla, pero la raíz del problema puede estar en la columna, donde se originan los nervios que se extienden hacia la cadera, el hombro o la rodilla. Una anormalidad en la espina y las vértebras es, pues, la causa indirecta del problema. Es la razón por la cual una persona que tenga dolor en el hombro o en el brazo o en los glúteos, caderas o muslos, debe hacerse una evaluación de la columna, lo cual requerirá rayos X. Si la espina está afectada, puede hacerse fácilmente una correlación al rastrear los nervios a su área corporal correspondiente utilizando un libro de anatomía. Esto puede ayudar a identificar rápidamente la verdadera causa del problema, y el tratamiento de esta causa puede acelerar y mejorar la cura. Si existe un problema con la espina pero no se descubre, es probable que se proceda a aplicar el tratamiento en el área que muestra síntomas sin abordar la causa raíz del problema. Esto probablemente prolongará y complicará el proceso inflamatorio y degenerativo. El resultado puede ser la formación de cicatrices, calcificación, rigidez, dolor crónico y una discapacidad que puede requerir el uso excesivo de medicamentos, fisioterapia, inyecciones, citas con el médico y, en algunos casos, cirugía.

La idea de una *causa indirecta* puede parecer sorprendente al principio. Sin embargo, en la medicina, la causa del dolor no siempre se localiza donde se siente el dolor. He aquí algunos ejemplos: Un dolor en la espalda puede ser provocado por una piedra en la vesícula (que está en la parte frontal). Una piedra en los riñones puede sentirse como dolor en la ingle. Un problema cardíaco puede sentirse como dolor en el brazo izquierdo. Un tumor en la columna puede sentirse como una debilidad en la pierna. Estos síntomas reciben el nombre de "síntomas irradiados". En este libro, con el fin de hacer énfasis en que también pueden formar parte de la causa del proceso inflamatorio y de lesión, nos referimos a ellos como la **causa indirecta** del problema.

Tratar la causa real

Tomando en cuenta toda esta información, tengo que decir lo siguiente: Debemos mantener una mente abierta y reconocer que existe más de una forma de abordar el tratamiento del dolor en cualquier parte de nuestro cuerpo. Ahora comprendemos que un dolor en el hombro o en la cadera puede deberse a artritis, bursitis o tendinitis. También debemos comprender que para tener la posibilidad de revertir un problema de dolor debemos considerar lo siguiente: el factor inflamatorio y sus causas, y los factores indirectos que pueden estar en juego.

Un dolor de hombro puede tratarse únicamente como un dolor de hombro, sin prestar atención a nada más. Sin embargo, un dolor de hombro puede también tratarse como una condición inflamatoria en curso, lo cual requiere de terapias antinflamatorias, o podemos considerar el papel que juega un factor indirecto, y evaluar el cuello en consecuencia, obteniendo imágenes de rayos X y tratando el dolor como resultado de una posible anormalidad espinal cervical, o podríamos utilizar cualquier combinación de lo anterior.

Opciones de tratamiento

Ahora que comprendemos un poco mejor la definición y el significado de la bursitis, la tendinitis, los problemas del manguito rotador, y los esguinces y desgarres de músculos y ligamentos, podemos abordar las opciones de tratamiento que integramos en nuestro programa.

- **La medicina convencional** ofrece los efectos benéficos de la terapia física y los medicamentos contra la inflamación, los cuales, en su conjunto, brindan un alivio significativo de los síntomas. No obstante, hay pocas evidencias de que realmente sanen por sí solos los tejidos lesionados.
- **Las terapias de la medicina alternativa** tienen un importante impacto que contribuye al proceso de la curación. Los estudios muestran que, en muchos casos, las personas sanan mejor y más rápido cuando se añade la medicina alternativa a su plan de terapia. Es más, las investigaciones indican que la mayoría de los problemas de dolor y degeneración de las articulaciones empeoran cuando se emplean las dos principales terapias convencionales —fármacos y cirugía— de manera aislada. Un enfoque integral, que combine terapias convencionales y alternativas adaptadas a cada paciente, tiene como finalidad promover la curación del tejido y la eliminación del dolor, y no simplemente enmascarar el problema con analgésicos o, peor aún, con cirugía.

Capítulo 6

Abordaje convencional para el tratamiento del dolor

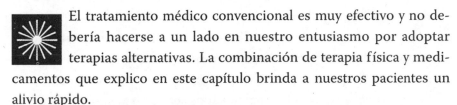 El tratamiento médico convencional es muy efectivo y no debería hacerse a un lado en nuestro entusiasmo por adoptar terapias alternativas. La combinación de terapia física y medicamentos que explico en este capítulo brinda a nuestros pacientes un alivio rápido.

No existe un único tratamiento médico convencional estándar para la artritis, las lesiones o el dolor. Más bien, existen muchas opciones y modalidades de tratamiento dependiendo de la persona y del tipo de problema que padezca. Diferentes condiciones, tanto agudas como crónicas, pueden implicar inflamación leve o severa, osteoartritis muy breve o avanzada, una clara historia de lesiones recientes, o ninguna lesión. El dolor de los pacientes puede ser ligero y en un área pequeña, o intenso y que cubra todo el brazo o la pierna. Esto nos lleva a las siguientes conclusiones:

1. **El tratamiento debe adaptarse al paciente y no el paciente al tratamiento**. En lugar de dos o tres tratamientos estructurados para todos los casos, puede ofrecerse, coordinarse, adaptarse y ponerse a prueba una amplia variedad de opciones de tratamiento en cada caso. Tanto doctores como pacientes deben comprender esto y tener una mente abierta cuando se enfrenten con estos desafíos.

2. **El tratamiento debe ser administrado no solo por una persona, sino por un equipo**. Este equipo debería incluir un doctor de cuidados primarios (que podría ser un internista, un médico familiar o general, un quiropráctico), y un grupo de distintos profesionales. Estos pueden incluir un terapeuta físico, un nutriólogo, un ortopedista, un quiropráctico, un reumatólogo, un neurólogo y un masajista, quien puede o no ser consultado de acuerdo con las necesidades del paciente. Otros posibles miembros del equipo, dependiendo de la condición del paciente, podrían ser un acupunturista, un reflexólogo, un podólogo y el gerente de una tienda de alimentos naturales. Tanto pacientes como médicos deberían tener una mente abierta en cuanto al hecho de llamar a otros profesionales dentro de la medicina convencional y alternativa.

3. **El médico de cuidados primarios no es el único proveedor de cuidado médico para el paciente**. Más bien, él o ella actúa como coordinador del equipo. Ese médico evaluará al paciente y decidirá cuál de los especialistas arriba mencionados será convocado. Explicará el diagnóstico y brindará consejería al paciente, elegirá los medicamentos, programará las citas y los seguimientos, y coordinará la atención junto con los otros profesionales. Será el capitán del equipo, ejerciendo el mando y el control, pero comprendiendo que el tratamiento no tendrá éxito sin los esfuerzos y la buena voluntad de los miembros de la tripulación.

4. **El uso de medicamentos, vitaminas y suplementos jamás debe ser liberal**. Debe evitarse el uso excesivo de antinflamatorios, y el uso de analgésicos, aunque algunas veces son necesarios, debe controlarse de manera estricta. Las vitaminas y los suplementos deben limitarse a ciertas marcas confiables. Un uso indiscriminado no brindará ningún tipo de mejoría e incluso podría ser dañino debido a las reacciones adversas (véase el capítulo 9 para mayor información).

5. **Los pacientes y doctores por igual necesitan estar más conscientes de los proveedores de cuidados de medicina alternativa que hay en su área**. En muchas ciudades de Estados Unidos ya existen centros integrales que combinan medicina convencional y alternati-

va. Si no hay disponibles centros integrales, es necesario familiarizarse con los profesionales de la medicina alternativa en el área. Estos profesionales necesitan ser reconocidos y deben consultarse en persona, e incluso invitárseles a que formen parte de un equipo extramuros, de modo que se ofrezcan mejores opciones a los pacientes. Estos profesionales no son una competencia para los médicos, ya que ellos no pueden tratar los cientos de condiciones que solo los médicos pueden tratar. Estos profesionales son, más bien, ayudantes de los doctores, asistiendo a los médicos en el logro de la meta principal: sanar al paciente.

El Programa para el Dolor del Instituto Júpiter del *Instituto Júpiter de las Artes Curativas* (www.jupiterinstitute.com) fue creado con la idea de brindar alivio y sanar la condición en casos de dolor, artritis y lesiones. Es una idea que funciona, aunque no todo el tiempo. Invitamos a los médicos a seguir nuestro modelo, o los muchos otros modelos como el nuestro que hay en todo el país, y a ampliar el panorama de sus opciones de tratamiento al aconsejar a sus pacientes sobre la medicina alternativa.

Los pacientes necesitan entender que estar libres de dolor requiere un esfuerzo y compromiso personal. La curación no vendrá de un frasco de píldoras o del bisturí de un cirujano. Los pacientes tienen que aceptar el hecho de que, aunque las pastillas brindan alivio, también están ocultando el problema. Aunque los pacientes puedan sentirse mejor mientras toman las pastillas, su condición empeorará si no tratan su causa. Los pacientes necesitan recordar: **¡El dolor es un mensaje que no deberías ignorar!**

Tratamiento médico convencional

El tratamiento médico convencional para la artritis, el dolor y las lesiones consiste en una combinación de los siguientes elementos:

1. Terapia física
2. Medicamentos

3. Ejercicio
4. Inyecciones de cortisona
5. Cirugía

Terapia física

La terapia física, también conocida como medicina y rehabilitación física, es el tratamiento más comúnmente utilizado para la artritis, las lesiones y para ciertos dolores. Se enfoca en la reducción de la inflamación y en la recuperación de la función e intenta suprimir los síntomas a través de la curación fisiológica. Este énfasis en la función orientado al paciente y no a la supresión de síntomas hace que la terapia física sea el mejor tratamiento para todo tipo de enfermedades neuromusculares y esqueléticas.

El papel de la terapia física a la hora de tratar el dolor, la artritis, y las lesiones se ha dado a conocer de forma significativa a lo largo de los últimos años. Los fisioterapeutas trabajan de manera más cercana con los médicos y los quiroprácticos, y la comunicación mejorada ha enriquecido tanto la efectividad del tratamiento como el alivio del dolor. Los fisioterapeutas han aprendido que una aplicación temprana y efectiva de modalidades que alivian el dolor combinada con una educación del paciente reduce muchos problemas asociados con el dolor, permitiendo que los individuos retomen su estilo de vida mucho más pronto.

Los fisioterapeutas son una adición obligatoria a cualquier equipo terapéutico ya que su conocimiento y efectividad hace de ellos un componente vital en cualquier plan de tratamiento.

Algunas de las modalidades de terapia física incluyen:

- **Tratamiento con calor**. Puede aplicarse utilizando compresas húmedas calientes, baños de parafina, bolsas calientes, lámparas de calor e hidroterapia.
- **Ultrasonido**. El tratamiento con ultrasonido puede darse de manera aislada o utilizando fonoforesis, la cual incluye agregar una loción de esteroides que se impregna en los tejidos para incrementar la efecti-

vidad del tratamiento. Esta técnica utiliza un aparato de ultrasonido con un aplicador manual.

- **Diatermia de onda corta o de microondas** para infundir calor profundo a los tejidos.
- **Terapia de frío (crioterapia).** En esta técnica, se aplican compresas frías de manera superficial para reducir el flujo sanguíneo, disminuir el tono muscular y reducir la hinchazón. El tratamiento se aplica utilizando hielo, compresas químicas o unidades refrigeradas.
- **Estimulador Nervioso Eléctrico Transcutáneo (TENS).** Se trata de un aparato pequeño del tamaño de una cajetilla de cigarros que fácilmente se oculta en el bolsillo o abajo del cinturón y se conecta con cables y electrodos al área problemática. Brinda alivio del dolor pero no cura ni sana.
- **Iontoforesis.** Esta terapia introduce sustancias a través de la piel y en tejidos profundos utilizando circuitos eléctricos.
- **Vibración.** Esta terapia se utiliza para relajar a los músculos en desórdenes dolorosos.
- **Tracción.** La tracción está indicada en lesiones de la espina cervical y lumbar. Puede llevarse a cabo de forma manual, mecánica, o por gravedad. Está contraindicada en lesiones orgánicas de la espina: deben tomarse placas de rayos X para descartar estas causas antes de comenzar el tratamiento.
- **Compresión.** Los siguientes son tipos de compresión: compresión con vendas elásticas, compresión con prendas y con bombas de gradiente.
- **Masaje.** El masaje estimula a los receptores nerviosos que producen la relajación muscular; también mejora el flujo sanguíneo hacia el músculo y extiende las adherencias. El masaje alivia el dolor, disminuye la hinchazón y reduce los espasmos musculares.
- **Estimulación eléctrica.** La estimulación eléctrica acelera la recuperación de los músculos lesionados. También disminuye los espasmos y el dolor.
- **Educación.** El encuentro entre el paciente y el terapeuta es único. El paciente tiene la oportunidad especial de recibir consejos sobre nu-

merosos aspectos relacionados con la curación, incluyendo ejercicios, evitar deportes inapropiados y una postura incorrecta, prevención de lesiones, medicamentos, y posible necesidad de otras consultas. Cada una de estas breves sesiones de terapia es una oportunidad de oro para que el paciente reciba algo del vasto conocimiento y experiencia del terapeuta.

- **Ejercicio terapéutico.** Son ejercicios que el terapeuta enseña y que el paciente debe llevar a cabo en el centro terapéutico o en casa. Corrige las disfunciones y mejora la función musculoesquelética.
- **Terapia acuática.** La terapia en una alberca puede ser extremadamente benéfica, permitiendo el ejercicio y una mejor relajación.

La terapia física es, quizás, el tratamiento más importante de todos para el dolor de cuello y espalda, artritis y lesiones. Al utilizar distintas combinaciones de las modalidades de tratamiento arriba mencionadas, los terapeutas ayudan a mejorar la función, disminuir la rigidez, aliviar el dolor y facilitar la curación en el área problemática. Típicamente la terapia física dura unas cuantas semanas únicamente, aunque una terapia de largo plazo puede recomendarse algunas veces. En nuestro sitio de Internet se incluye una lista de algunos libros excelentes sobre el tema (www.jupiterinstitute.com) para quienes deseen aprender más.

Medicamentos

Tal y como existe una variedad de síntomas entre las personas que sufren de artritis, lesiones y dolor, también hay una amplia variedad de medicamentos para ayudar a controlar los síntomas. Ninguno de estos medicamentos sana; simplemente disminuyen o eliminan los síntomas y brindan un alivio temporal. Sin embargo, al reducir el proceso de la inflamación, los medicamentos antinflamatorios pueden ocasionalmente prevenir un daño mayor provocado por la inflamación en el área problemática.

En muchas circunstancias, los medicamentos realzan el efecto de la terapia física e incrementan la efectividad del tratamiento. La combinación de Tylenol y un medicamento antinflamatorio disminuye la rigidez, la hinchazón y el dolor provocado por la osteoartritis, permitiendo que millones de personas puedan tener días de actividad normal. Sin estos medicamentos, estas personas serían prisioneras de su rigidez, dolor y discapacidad cotidiana. Aunque estos medicamentos han sido criticados, los beneficios que proporcionan son tremendos.

Aunque existen numerosos medicamentos para la artritis y para el dolor con nombres exóticos, los que se utilizan más comúnmente caen en alguna de estas categorías:

- Acetaminofén
- Medicamentos antinflamatorios no esteroideos
- Corticosteroides
- Analgésicos narcóticos
- Analgésicos tópicos
- Relajantes musculares

ACETAMINOFÉN

Probablemente estés familiarizado con el acetaminofén. Es un medicamento de venta libre de marcas como Tylenol, Datril, Panadol, etc. Muchas farmacias tienen su propia marca de acetaminofén.

El acetaminofén es un analgésico pero no es un antinflamatorio, así que disminuye el dolor pero no la inflamación. Sin embargo, es muy efectivo para el dolor osteoartrítico, y se encuentra entre los fármacos más seguros que un paciente con artritis y dolor puede tomar. Considerando las millones de dosis que se consumen cada año, provoca muy pocas reacciones secundarias.

El acetaminofén no actúa sobre el proceso inflamatorio de la articulación y no interactúa con los eicosanoides como lo hacen los medicamentos antinflamatorios. Trabaja sobre el sistema nervioso, disminuyendo la sensación de dolor. Que no se mezcle con el sistema de eicosanoides tiene aspectos tanto positivos como negativos. Los positivos son que no interfiere con los eicosanoides del estómago, evitando todos los problemas estomacales que provocan los antinflamatorios.

Los negativos son que no mejoran ni el desequilibrio de eicosanoides ni el proceso de inflamación en las áreas problemáticas.

Aunque no siempre es efectivo, el acetaminofén ofrece ciertas ventajas:

- Es menos costoso que un medicamento de prescripción.
- Se consigue fácilmente y es de venta libre, y se puede obtener en supermercados y gasolineras en todo el mundo.
- Es suave con el tracto gastrointestinal y es mucho menos probable que provoque un sangrado estomacal o una úlcera en comparación con algunos otros medicamentos.
- No eleva la presión sanguínea después de varios años de usarlo.
- Es menos probable que provoque enfermedades del hígado o los riñones después de muchos años.
- Es menos probable que interactúe con otros medicamentos.

A pesar de su récord de seguridad admirable, el acetaminofén puede provocar enfermedades y daño hepático grave e incluso la muerte en grandes dosis. Los usuarios regulares necesitan saber que se enfrentan con un mayor riesgo de daño hepático y renal. El riesgo de daño orgánico incrementa si la persona consume alcohol. Los problemas con el acetaminofén casi siempre son resultado de dosis más elevadas a las recomendadas de 4000 mg al día. Es fundamental mencionar que incluso las dosis moderadas pueden ser peligrosas para personas de edad avanzada y para quienes padecen enfermedades del hígado. Y, lo más importante, este medicamento (o cualquiera de los otros) no debe utilizarse como una estrategia de largo plazo para manejar el dolor. Un programa de tratamiento completo como el que se describe en este libro es esencial para erradicar tanto el dolor como la artritis y las lesiones.

MEDICAMENTOS ANTINFLAMATORIOS NO ESTEROIDEOS (AINEs)

Los AINEs se han vuelto la opción más popular para médicos y pacientes a la hora de lidiar con la artritis y el dolor. Estos medicamentos de primera línea tienen ciertas propiedades analgésicas, pero también disminuyen la producción de los eicosanoides malos descritos con anterioridad, lo cual disminuye la respuesta inflamatoria. Los AINEs son efectivos en pacientes con artritis y lesiones y en todos aquellos que sufren de dolor. Vienen en productos de venta libre, medicamentos de prescripción e incluso en forma inyectable. Los AINEs intravenosos se administran frecuentemente en la sala de emergencias para numerosas condiciones de dolor.

Los AINEs tienen dos nombres, uno que es el nombre genérico o farmacológico, y otro que es el nombre de marca dado por la compañía farmacéutica fabricante. Los siguientes son los AINEs más comunes que se utilizan, los cuales se dividen en tres grupos:

1. **Salicilatos**
   Aspirina
   Salicilatos de sodio (Salsalate, Trilisate)

2. **Inhibidores no selectivos de la COX**
   Derivados del ácido acético
      Sulindaco (Clinoril)
      Diclofenaco sódico (Voltaren)
      Diclofenaco potásico (Cataflam)
   Tolmetina (Tolectin)
   Indometacina (Indocin)
   Derivados del ácido propiónico
      Ibuprofeno (Motrin, Advil)
      Ketoprofeno (Orudis, Oruvail)
      Fenoprofeno (Nalfon)
      Oxaprozina (Daypro)
      Naproxeno (Naprosyn, Aleve, Anaprox)
      Flurbiprofeno (Ansaid)
   Derivados del oxicam
      Piroxicam (Feldene)
      Meloxicam (Mobic)

Otros
  Etodolac (Lodine)
  Ketorolaco (Toradol)
  Nabumetona (Relafen)
  Meclofenamato (Ponstel)
  Diflunisal (Dolobid)

3. **Inhibidores selectivos de la COX**
  Celecoxib (Celebrex), Rofecoxib (Vioxx)
  Valdecoxib (Bextra)

La acción antinflamatoria de los AINEs ocurre al nivel de los eicosanoides, también conocidos como prostaglandinas. Describimos todo el proceso inflamatorio en el capítulo que trata sobre la inflamación. La inflamación, ya sea que se localice en el cartílago, en un ligamento, en los tendones, o en el músculo, es un proceso complejo de lesión celular. Los eicosanoides "buenos" están tratando de disminuir la inflamación y sanar el tejido mientras que los eicosanoides "malos" impulsan una mayor inflamación y un mayor daño a los tejidos. En este proceso, el ácido araquidónico, que es un derivado de los ácidos grasos omega, interactúa con la enzima ciclooxigenasa (COX) para producir eicosanoides.

Existen dos tipos de enzimas ciclooxigenasa: COX-1 y COX-2. Si el ácido araquidónico interactúa con la COX-1, entonces los eicosanoides buenos, los cuales disminuyen la inflamación y promueven la armonía en el proceso local de curación, se producen. Sin embargo, si el ácido araquidónico reacciona con la COX-2, entonces se producen eicosanoides malos, precursores de la inflamación, intensificando y prolongando el proceso inflamatorio.

La aspirina y otros AINEs bloquean de manera no selectiva tanto a la COX-1 como a la COX-2, reduciendo la cantidad total de eicosanoides y bloqueando el proceso inflamatorio. Esto disminuye la hinchazón y el dolor, disminuye la temperatura local y aminora la rigidez. Es importante observar que los AINEs disminuyen todo el proceso inflamatorio, incluyendo el proceso de reparación. Los AINEs también disminuyen la producción de eicosanoides en otras áreas. Una falta de eicosanoides en el estómago, por ejemplo, produce una reducción de las secreciones de la capa protectora del estómago, haciéndolo susceptible a sus propios jugos ácidos. Esa es la razón por la que los AINEs pueden provocar potencialmente irritación estomacal, gastritis, úlceras, acidez e incluso hemorragia estomacal. El uso de AINEs también está ligado al daño renal.

El último grupo, los inhibidores selectivos de COX, trabajan mediante una reducción selectiva de la acción de la enzima COX-2, bloqueando, por tanto, la producción de los eicosanoides malos precursores de la inflamación y disminuyendo la hinchazón. Esta acción da como resultado la reducción de la inflamación y el dolor.

Las enzimas COX-1 producen la mucosidad protectora que recubre al estómago y los intestinos. Los AINEs regulares tienen un efecto adverso tanto sobre la encima COX-1 como sobre la COX-2, mermando esta secreción de mucosidad y promoviendo, así, la irritación gastrointestinal. No obstante, los inhibidores de la COX-2 no afectan a las enzimas gastrointestinales COX-1, de modo que la mucosidad protectora no se ve dañada. Así es como el Celebrex, el Vioxx y el Bextra (los nuevos inhibidores de COX-2) brindan antinflamación sin dañar al estómago. Y entonces, ¿por qué sacaron del mercado el Vioxx? Porque estaba dañando a las enzimas COX que brindan protección antinflamatoria a las arterias coronarias y al corazón, alterando así el equilibrio entre los eicosanoides y promoviendo enfermedades de arteria coronaria y del corazón. El Celebrex y el Bextra pueden provocar enfermedad coronaria y ataques al corazón de la misma manera.

Ventajas de los inhibidores de la COX-2. Los inhibidores de la COX-2 no son más efectivos contra el dolor y la inflamación que los AINEs convencionales. Su ventaja radica en la disminución de los efectos secundarios gastrointestinales, incluyendo la irritación. También pueden provocar daño renal como los demás AINEs. Sin embargo, los inhibidores de la COX-2 son mucho más costosos que los otros AINEs.

El Mobic y el Relafen ofrecen la ventaja de proporcionar una leve supresión de COX-2, provocando, así, menos irritación gastrointestinal en quienes los utilizan.

Efectos secundarios. La mayoría de los efectos secundarios provocados por los AINEs se deben a su inhibición de los eicosanoides "buenos" a lo largo del cuerpo. (Véase la descripción de eicosanoides "buenos" y "malos" en el capítulo 3). Los AINEs pueden perturbar a los eicosanoides del sistema inmunológico, provocando una reacción alérgica severa, además de presión arterial elevada, irritación estomacal y sangrado. Pueden incluso provocar náuseas, calambres, diarrea, estreñimiento, somnolencia, nerviosismo, asma, mareos, enfermedades cardiacas y desórdenes renales. Entre más tiempo tome AINEs el paciente y mayor sea la dosis, será más probable que se manifiesten los efectos secundarios.

Los AINEs causan más de 100 000 hospitalizaciones y provocan 16 000 muertes cada año en Estados Unidos. Si deseas aprender más sobre los medicamentos que recomendamos, en nuestro sitio web puedes encontrar los títulos de algunos otros libros (www.jupiterinstitute. com). También puedes encontrar información adicional sobre estos medicamentos en bibliotecas, librerías locales e Internet.

Dos desventajas más. Existe una evidencia creciente de que los AINEs pueden inhibir la síntesis de proteínas del cartílago, una parte vital de la estructura de las articulaciones. Esto significa que la misma pastilla que una persona toma para aliviar los síntomas de la artritis puede provocar un daño mayor a una articulación ya artrítica.

La segunda desventaja es el efecto de "residuos". Al disminuir y eliminar los síntomas de la artritis (dolor, hinchazón y rigidez), los AINEs brindan una falsa sensación de mejoría. Los pacientes pueden, entonces, cometer dos errores: no se atienden la articulación enferma y siguen llevando a cabo actividades que la dañan, agravando la lesión aún más. Tomando esto en consideración, el uso de AINEs puede empeorar la osteoartritis y el área lesionada a largo plazo.

Ventajas de los AINEs: Los AINEs brindan alivio rápido del dolor, la rigidez, la hinchazón y la discapacidad. Como resultado, son una buena elección al momento de tratar numerosos desórdenes musculoesqueléticos. Ya sean solos o combinados con Tylenol, los AINEs ofrecen un alivio a la mano y práctico para dolores de cabeza, dolor e inflamación, mejorando la calidad de vida

Existen formas de prevenir o minimizar las reacciones adversas provocadas por los AINEs:

- Ingiérelos con los alimentos.
- Tómalos con un vaso completo de agua.
- No te recuestes al menos en los siguientes 30 minutos.
- No tomes una dosis excesiva.
- A la primera señal de molestia estomacal, toma Pepto Bismol o Melox.
- Llama a tu doctor lo más pronto posible si sientes cualquier síntoma anormal.
- No los mezcles con alcohol.
- Evita tomarlos por períodos prolongados.
- Si sientes que necesitas tomar AINEs por períodos más largos, infórmalo a tu doctor.

Utilizar Aleve, Motrin IB, Advil o Ibuprofeno es una muy buena idea en muchas ocasiones ya que proporciona el alivio de los síntomas sin tener que llamar a un doctor o pedir asistencia. Sin embargo, sé extremadamente cuidadoso con las cantidades que ingieres y durante cuánto tiempo los tomas. Las reacciones adversas son como un tigre que te acecha en la oscuridad. Cualquier movimiento puede ser fatal.

CORTICOSTEROIDES

Los corticosteroides, también conocidos como esteroides, incluyen la Prednisona, el Medrol y los Steroid-Packs. También vienen en presentación inyectable y se pueden inyectar de manera local ("inyecciones de cortisona") o se pueden administrar de forma intravenosa. Los esteroides tienen un potente efecto antiinflamatorio, que es muy necesario para muchas lesiones, y para condiciones de inflamación intensa y dolor. Funcionan muy bien. La meta principal al utilizar esteroides consiste en detener el efecto dañino de la inflamación y el sufrimiento del dolor severo. En lo que se refiere a estas dos áreas, hacen un excelente trabajo. Sin embargo, a menos que las condiciones particulares lo requieran, los esteroides son medicamentos que deben tomarse por periodos cortos, y utilizarse principalmente para evitar un ataque, una crisis o una lesión repentina. Deben ser administrados solo por un médico.

ANALGÉSICOS NARCÓTICOS

Los analgésicos son, por definición, todos aquellos medicamentos que disminuyen el dolor. Ya hemos descrito a los analgésicos menores como el acetaminofén, la aspirina, los esteroides y los AINEs. Ahora describiremos a los analgésicos mayores, también conocidos como narcóticos. Los narcóticos brindan un alivio rápido y efectivo del dolor, lo cual, en ocasiones, es un tema muy importante a la hora de manejar la artritis y las lesiones. Desempeñan un papel importante en el manejo general del paciente con dolor, ya que elimina los síntomas, permitiendo que la persona retome una vida normal y pueda dormir.

Algunos de los narcóticos más comunes, solos o en combinación, son:

- Codeína (Tylenol #3, Tylenol #4)
- Fentanilo (Duragesic)
- Hidrocodona (Vicodin, Lorcet, Lortab, Vicoprofen, Annexa)
- Hidromorfona (Dilaudid)
- Levorfanol
- Meperedina (Demerol)
- Metadona (Dolophine)
- Morfina (MSIR, MS Contin, Kadian)
- Oxicodona (Roxicodone, OxyContin, OxyIR, Percocet, Roxicet, Tylox)
- Oximorfona (Numorphan)
- Propoxifeno (Darvon, Darvocet)

La desventaja de los analgésicos narcóticos es que enmascaran los síntomas, engañando a la persona para que piense que el problema de hecho se está curando, cuando puede estar empeorando. Además, tienen numerosos efectos secundarios, incluyendo adicción, sedación, constipación y depresión respiratoria. La lista de reacciones adversas e interacciones con otros medicamentos es muy larga y no la presentaremos aquí; sin embargo, es responsabilidad tanto del doctor como del paciente estar conscientes de ellas. Los doctores deberían instruir a los pacientes con mayor amplitud sobre los efectos secundarios, pero los pacientes no deben escudarse tras la excusa de la ignorancia, diciendo: "Mi doctor nunca me lo dijo". Se pueden encontrar libros sobre efectos secundarios de los medicamentos en la mayoría de las librerías y bibliotecas, y es responsabilidad del paciente consultar estas fuentes de información.

No obstante, aunque su uso pueda ser criticado, los narcóticos a menudo son necesarios y recomendados cuando se trata el dolor severo. Si se utilizan de manera apropiada brindan alivio y ayudan en el proceso de curación. El tipo de narcótico, su dosis y el tiempo de tratamiento dependen de cada persona.

ANALGÉSICOS TÓPICOS

Brindan solo un alivio local del dolor y no proporcionan ningún tipo de curación. Algunas personas los aplican libremente en las áreas problemáticas y obtienen una reducción en la inflamación, el dolor y la rigidez. Esto no significa que brinden algún tipo de beneficio colectivo a los tejidos lesionados.

RELAJANTES MUSCULARES

Estos medicamentos a menudo son utilizados para tratar espasmos musculares asociados con la lesión en músculos, huesos y articulaciones. A no ser que se trate de casos de espasmo severo, no brindan ningún beneficio y por lo regular deberían evitarse.

Ejercicio

El ejercicio mantiene a las articulaciones saludables al tiempo que ayuda en el proceso curativo de articulaciones, ligamentos y músculos. Sin embargo, ciertos ejercicios pueden, de hecho, ser dañinos para una articulación o una parte del cuerpo afectada por artritis, inflamación, alguna lesión o dolor. Salir a hacer una caminata de cinco millas con una rodilla lastimada o ir al gimnasio a levantar pesas con un hombro adolorido son errores comunes pero poco inteligentes que deben evitarse. El ejercicio inapropiado puede amplificar el daño y, en ocasiones, hacerlo irreversible.

Los fisioterapeutas y quiroprácticos son los profesionales ideales para consultar sobre el ejercicio. Pueden ayudar a que aprendas los ejercicios que pueden asistirte en el proceso de curación y cuáles deben evitarse. (Observa que los médicos y los ortopedistas por lo regular están demasiado ocupados como para enseñar ejercicios a sus pacientes.) Puedes encontrar información adicional sobre ejercicios en numerosos libros en bibliotecas y librerías. Tenemos una lista actualizada de libros recomendados sobre ejercicios en nuestro sitio web (www.jupiterinstitute.com).

Cirugía

En ocasiones, si todos los tratamientos fracasan, la cirugía es la única opción. El médico tratante estará entonces a cargo de recomendar una cita con un ortopedista. Claramente los procedimientos quirúrgicos han mejorado mucho. Los mayores avances quirúrgicos en el tratamiento de la artritis consisten en el reemplazo articular y la cirugía artroscópica. En la actualidad pueden tratarse o reemplazarse numerosas articulaciones con procedimientos quirúrgicos novedosos y refinados. La cirugía ortopédica es una excelente profesión que brinda alivio a una gran cantidad de pacientes. Cuando es apropiada, la cirugía ortopédica puede ser sumamente exitosa para brindar alivio.

El enfoque de nuestro instituto

Utilizamos medicamentos como parte del programa de tratamiento, combinando el acetaminofén, antinflamatorios y analgésicos, ya que brindan un alivio rápido y efectivo. Hay momentos en los que utilizamos también corticosteroides. Todos ellos forman parte de nuestro tratamiento médico, pero no se los recetamos a todas las personas, ni los usamos todo el tiempo, y no los damos en grandes dosis. Utilizamos estos medicamentos porque brindan un alivio único y un consuelo inmediato al paciente con dolor, dándonos tiempo para coordinar el plan de tratamiento. El hecho de utilizar medicamentos junto con terapia física también brinda una rápida reducción del dolor, dando al paciente más tiempo para pensar y hacer planes (no puedes pensar bien cuando tienes dolor). Luego procedemos a discutir el plan de tratamiento con el paciente, lo cual incluye la integración de cuidados quiroprácticos, acupuntura, ejercicio y tratamientos nutricionales.

Capítulo 7

Un plan nutricional de prevención y tratamiento

La dieta tiene un impacto importante sobre la artritis, el dolor y la inflamación como causa y como agravante de estos padecimientos, y como una forma de prevención y tratamiento. Un enfoque alimenticio nutricionalmente balanceado como el que se ofrece a través de la Dieta Omega del Instituto Júpiter puede mejorar la manera como se siente una persona y, probablemente, también ayudará a controlar el proceso inflamatorio, a menudo con beneficios secundarios inesperados para el bienestar general.

Un hombre de 81 años de edad de nombre Tyson nos brinda un buen ejemplo del impacto positivo general que nuestro programa nutricional proporciona. Estaba a algunos días de ser internado en un asilo por sus tres hijos adultos cuando un vecino le habló de nuestro programa.

Acompañado por sus hijos, Tyson vino a vernos y se sentó calladamente mientras sus dos hijos y su hija hablaban y describían cómo su padre tenía artritis severa. Lo más perturbador de todo era que su deterioro intelectual reciente parecía una señal de demencia senil.

Tuve que hacer uso de una buena cantidad de persuasión para convencer a los cuatro de que nuestra dieta antinflamatoria era la clave para su recuperación. Cuando finalmente todos estuvieron de acuerdo, hice una lista de alimentos agravantes y les pedí que quitaran todos esos alimentos de la cocina y el hogar de Tyson. Una vez establecida nuestra dieta antinflamatoria, le di suplementos nutricionales que incluían antioxidantes y cápsulas de salmón. También comenzó sesiones diarias con nuestro acupunturista.

Después de apenas tres semanas de estar en nuestro programa parecía como si Tyson hubiera emergido de una neblina mental y comenzara nuevamente a acoger una vida activa. La nube de la depresión comenzó a disiparse, su mente se hizo más aguda, desapareció la constipación y ya no se quejaba de dolores de artritis. Comenzó a leer el periódico y volvió a pescar. Su risa y su sentido del humor regresaron, y Tyson en verdad sentía que tenía nuevas ganas de vivir. Ninguno de los miembros de su familia volvió a hablar otra vez de la necesidad de internarlo en un asilo.

En este capítulo aprenderás sobre la visión y la historia de la dieta que ayudó a Tyson y a muchas otras personas a recuperarse. Comprender por qué y cómo es que esta dieta brinda un efecto antinflamatorio al cuerpo humano es un paso importante para apreciar el valor de nuestro programa.

UNA DE LAS MEJORES MEDICINAS PARA TRATAR LA INFLAMACIÓN PROVOCADA POR LA ARTRITIS Y LAS LESIONES NO SE ENCUENTRA EN LAS FARMACIAS, SINO EN EL SUPERMERCADO: LA COMIDA APROPIADA.

Muchos expertos concuerdan en que lo que elegimos meter a nuestro cuerpo puede, o bien fortalecernos, o debilitarnos, haciéndonos más o menos saludables al tiempo que incrementa o disminuye los síntomas de la enfermedad. Se sabe que la nutrición afecta el proceso inflamatorio. Una de las mejores medicinas para tratar la inflamación provocada por la artritis y las lesiones no se encuentra en las farmacias, sino en el supermercado: la comida apropiada.

El hecho de seguir lineamientos alimenticios para mejorar la artritis, la inflamación y el dolor presenta múltiples ventajas. Los beneficios incluyen una mejoría en la capacidad del sistema inmunológico de combatir infecciones y cáncer, y mejorías tanto en el sistema cardiovascular como en el metabolismo de la glucosa, disminuyendo los riesgos de ataques cardiacos, diabetes y derrame cerebral.

El propósito de esta dieta no es la pérdida de peso (aunque esta pérdida de peso puede venir como un efecto secundario bien recibido). Más bien, se trata de un programa diseñado para enseñarte cuáles son los alimentos amigables y no amigables que pueden disparar o aliviar la inflamación y el dolor.

Nuestro programa dietético consta de dos partes:

1. La evitación, que te enseña cómo eliminar los alimentos precursores de la inflamación, incluyendo alimentos con omega-6; y
2. La Dieta Omega del Instituto Júpiter, la cual te indica qué alimentos te ayudan a reducir los radicales libres, y cuáles ayudan a incrementar la ingesta de antioxidantes y omega-3.

El plan de evitación

Ciertos alimentos tienen un efecto directo y tóxico sobre la inflamación y el dolor. Algunos de estos alimentos provocan una reacción alérgica, mientras que otros actúan como agresores bioquímicos tóxicos. Existen evidencias de que las partículas de los elementos enumerados más abajo pueden cruzar la membrana intestinal, entrar en el torrente sanguíneo, formar complejos inmunes y luego provocar lesiones inmunoalérgicas en los tejidos. Al eliminar de la dieta los alimentos transgresores, las personas con condiciones dolorosas pueden evitar esta consecuencia adversa y experimentar una mejoría significativa en sus síntomas.

Alimentos que provocan artritis, inflamación y dolor:

- Chocolate
- Maíz
- Productos lácteos
- Yema de huevo
- Ejotes y alubias
- Leche
- Verduras Solanáceas (berenjena, papas, pimiento verde y rojo. páprika y jitomate)
- Nueces (principalmente, cacahuates y semillas de girasol)
- Jugo de frutas procesado
- Carne roja
- Azúcar
- Trigo y harina de trigo
- Levadura y alimentos hechos con levadura

Nuestra recomendación de evitar todos estos alimentos se basa en numerosas observaciones y reportes de pacientes que eliminaron estos alimentos de su dieta y descubrieron que sus síntomas disminuyeron mientras su calidad de vida aumentó. El trigo es un disparador bien conocido de condiciones artríticas al provocar una reacción alérgica al gluten. El gluten dispara un tipo de respuesta inmunoalérgica que puede llevar a la inflamación y la hinchazón.

Se ha descubierto que la leche provoca una variedad de reacciones alérgicas que producen inflamación y empeoran la artritis.

Las verduras Solanáceas están fuerte y consistentemente ligadas a la artritis. Contienen químicos que no solo promueven la inflamación sino que también aumentan el dolor e interfieren con la reparación de las articulaciones dañadas. No muchas personas tienen estas reacciones inmunoalérgicas, pero quienes las tienen y sufren de dolor y artritis deben permanecer alejados de las verduras Solanáceas.

Del mismo modo, no toda persona es afectada por inmunotoxinas como el trigo, la leche, el chocolate y el azúcar, pero recomendamos que quienes sufren de dolor, artritis y otros desórdenes inflamatorios se alejen de estos alimentos. Varias semanas después, quizás un mes después, una persona puede volver a comer uno o dos de estos productos para ver si los síntomas reaparecen. Si no es así, pueden consumirlos a veces y en pequeñas cantidades.

Los pacientes artríticos a menudo tienen un elevado nivel de acidez, que es un terreno fértil para las condiciones inflamatorias. La acidez puede reducirse al disminuir la ingesta de alimentos acidificantes —como los mencionados abajo— y al cambiar a la Dieta Omega del Instituto Júpiter.

Alimentos acidificantes

- Alcohol
- Carne de res
- Barras de chocolate
- Cacao
- Café
- Productos de maíz (todos)
- Productos hechos a base de harina (todos)
- Alimentos fritos (todos)
- Margarina
- Botanas o papas en bolsa
- Mantequilla de cacahuate
- Cacahuates
- Nuez
- Azúcar
- Bebidas azucaradas y refrescos
- Dulces
- Vinagre

La Dieta Omega del Instituto Júpiter

La Dieta Omega del Instituto Júpiter es un programa diseñado para mejorar la salud y disminuir la tasa de enfermedades, particularmente aquellas que afectan a las personas en el mundo occidental, como aterosclerosis, enfermedad coronaria, artritis, enfermedades vasculares y enfermedades inflamatorias. La dieta tiene un impacto positivo en el alivio de la osteoartritis, la inflamación y muchas otras condiciones dolorosas.

La Dieta Omega del Instituto Júpiter se basa en la Dieta Mediterránea —quizás la dieta tradicional más saludable que hay en el planeta— con algunas diferencias importantes. Una diferencia, por supuesto, es que las personas que siguen este programa saben por qué están comiendo lo que comen, a diferencia de las personas en la región mediterránea ¡que lo comen simplemente por el lugar donde viven! Otra diferencia es que he tomado los 10 puntos más importantes de la Dieta Mediterránea y los he explicado, amplificado y fomentado. Estos 10 puntos tienen un impacto significativo sobre la salud, el bienestar y la prevención de las enfermedades.

La Dieta Omega del Instituto Júpiter añade ciertos alimentos que incrementan los efectos antinflamatorios de la dieta mediterránea al tiempo que limita o elimina los alimentos que favorecen la inflamación. También recomiendo suplementos nutricionales y vitaminas para realzar el efecto curativo de la Dieta Mediterránea, disminuir la inflamación de la artritis y promover la reparación y el alivio del dolor.

Esta combinación de una dieta saludable y adiciones nutricionales, aunada a la evitación, brinda un intenso efecto antinflamatorio y prorreparación que ayuda en el manejo de lesiones, artritis, dolor y condiciones inflamatorias.

Por último, he hecho que nuestra dieta sea práctica y fácil de seguir y que no tenga las complicaciones de la cocina enigmática y la confusión producida por nombres extraños.

Sin embargo, antes de que decidas seguir esta dieta, debes saber por qué ayuda. Por lo tanto, es fundamental que comprendas la esencia de la Dieta Mediterránea.

La dieta mediterránea

En los años sesenta del siglo pasado, un estudio llamado *El Estudio de los Siete Países* analizó las dietas y la mortalidad de más de 11 000 hombres en siete países: Estados Unidos, Finlandia, Japón, Italia, Grecia, Yugoslavia y Holanda. Este estudio fue largo y complicado, y analizó las causas de la enfermedad y la mortalidad en diversos grupos de edad de estos países. El estudio mostró que los participantes más saludables vivían en Japón y Grecia. No obstante, cuando se compararon estos dos países con mayor detalle, se descubrió que los griegos tenían una tasa mucho menor de enfermedades cardiacas y una mayor longevidad.

Después de analizar el estudio y examinar el estilo de vida griego, se concluyó que, desafiando la sabiduría convencional, los griegos que participaron en el estudio alcanzaron niveles de riesgo de enfermedad cardiaca mucho más bajos a pesar de la pobreza endémica, de un pobre sistema de salud y del consumo de una dieta con el porcentaje más alto de grasas.

Estados Unidos, con su gran sistema de salud, su riqueza, sus extraordinarios supermercados y su amplia disponibilidad de comida procesada, de restaurantes con comida para llevar, de comida rápida y de sus excesivas opciones de alimentación, obtuvo un muy mal resultado en este estudio. También mostró una longevidad mucho menor y una tasa excesiva de ataques cardiacos, derrames cerebrales y condiciones inflamatorias, para empezar. El contraste con los descubrimientos en Grecia fue dramático.

Los sorprendentes resultados de los estudios clínicos de la población griega llevaron a una mayor investigación que se extendió a otros países de la región mediterránea. A lo largo de más de 40 años, las autoridades de salud pública han estado estudiando las dietas del Mediterráneo. Las personas en Grecia han obtenido los más grandes beneficios de este tipo de dieta, seguidos por la parte sur de Italia, España y Francia.

El área mediterránea limita con tres continentes —Europa, África y Asia— y abarca más de 12 países. Las regiones que influyen en la Dieta Mediterránea incluyen Portugal, la parte sur de España, la parte sur de Francia, la parte sur de Italia, Grecia, la parte sur de Turquía, Líbano,

Siria Occidental, Israel Occidental, el norte de Egipto y las regiones del norte de Marruecos, Libia y Argelia.

Los aspectos importantes de la Dieta Mediterránea son:

- Una ingesta elevada de pescado, aceitunas, aceite de oliva, cereales, vegetales frescos, frijoles, ajo, hierbas frescas y frutas frescas.
- Carne de ave con moderación y carne roja, ocasionalmente.
- Abundantes alimentos procedentes de plantas (frutas, vegetales, frijoles, cereales y arroz).
- Alimentos mínimamente procesados, de la estación, y cultivados de manera local.
- Un alto consumo de grasas buenas (siendo el aceite de oliva, las aceitunas, el pescado y las nueces las principales fuentes de grasas).
- Pescado, carne de ave y huevos como la proteína principal.
- Las nueces y frutas frescas son un típico postre diario.
- Consumo moderado de vino, especialmente vino tinto.
- Aceitunas y nueces como botanas y bocadillos.

La Dieta Mediterránea tradicional es influenciada por las distintas regiones y estaciones. Aunque cada país mediterráneo tiene sus costumbres, todas ellas dependen de la producción agrícola local o regional, consumida poco después de ser cosechada. Cada temporada brinda vegetales nuevos y frescos que a menudo se comen a unos cuantos kilómetros de donde fueron cosechados.

Los mercados al aire libre ofrecen vegetales y frutos frescos y una gran cantidad de aceite de oliva producido de manera local. El consumo de todos estos productos en su estado más fresco es una de las características importantes de las comidas locales.

Para mayores detalles sobre la Dieta Mediterránea, véanse los libros recomendados incluidos en nuestro sitio web (www.jupiterinstitute.com).

Beneficios clave

Se han publicado cientos de artículos en revistas médicas y científicas acerca de investigaciones clínicas sobre la Dieta Mediterránea. La mayoría de estas investigaciones muestran que apegarse a la Dieta Mediterránea mejora la salud y la longevidad, previene enfermedades cardiacas y vasculares, mejora la artritis, sana las lesiones, alivia el dolor e, incluso, previene el cáncer. También tiene un potente efecto antinflamatorio, lo cual tiene un impacto positivo en el tratamiento de la artritis y las condiciones inflamatorias de músculos, tendones y ligamentos.

A pesar de tener una ingesta de grasas superior, las personas que viven en países del Mediterráneo presentan una mejor salud general y una mayor expectativa de vida; sufren menos de artritis y dolores, y sus lesiones incluso sanan mejor y con menos molestias. La dieta tiene un efecto benéfico sobre la fatiga y los desórdenes psicológicos tales como la ansiedad y la depresión.

El efecto benéfico de la Dieta Mediterránea sobre las enfermedades cardíacas es extraordinario. Esta dieta previene los ataques al corazón, pero si una persona ya ha tenido uno, esta dieta prevendrá o retrasará la aparición de un segundo ataque cardiaco. También puede bajar la presión arterial y prevenir la aterosclerosis.

Adicionalmente, esta dieta tiene un impresionante efecto sobre las articulaciones. Previene la artritis, y si una persona ya sufre de condiciones artríticas, promueve la curación y disminuye la inflamación de las articulaciones afectadas. Lo mismo ocurre con las lesiones. Las lesiones, ya sean producidas por un accidente automovilístico, por cirugía o por un traumatismo, sanan mejor y más rápido cuando se sigue la Dieta Mediterránea.

Lo mismo ocurre en aquellas personas que sufren de fatiga, dolores corporales y desórdenes psicológicos, como altibajos emocionales, ansiedad, depresión e incluso enfermedad de Alzheimer. Quienes ya están afectados por estas condiciones mejoran con esta dieta y experimentan una reducción significativa de síntomas y una mejoría general en su calidad de vida.

Aunque el término "Dieta Mediterránea" implica que todas las personas del Mediterráneo comen los mismos alimentos, por supuesto, no es así. Los países del Mar Mediterráneo tienen distintas dietas, religiones y culturas. Sus dietas difieren en cuanto a la cantidad de grasas, proteínas, cereales, tipos de carne e ingesta de vino. Sin embargo, estudios exhaustivos muestran que aunque la dieta pueda variar de país a país, el efecto benéfico no cambia demasiado. La pasta se come en algunos países mediterráneos, pero no en otros; el pan de masa fermentada o una mayor cantidad de queso se come en algunos países; el cordero se come en unos, pero no en otros; la cabra se come en algunos, pero en otros, solo pescado y aves.

El tipo y la cantidad de nueces y vegetales también varía, pero estas son solo variaciones dentro del mismo tipo de dieta. En total, la población mediterránea que sigue esta forma de alimentación no come aceite vegetal ni aderezos en las ensaladas, ni hamburguesas y alimentos fritos, pizzas, martinis, cerveza, papas fritas, dips o carne de res en exceso. A diferencia de la población que vive en Norteamérica o en el norte de Europa, no consumen cantidades excesivas de grasas saturadas (procedentes de productos animales), ácidos grasos trans (de aceites hidrogenados que se encuentran en los alimentos fabricados y procesados), ácidos grasos omega-6 (que se obtienen de los lácteos, el maíz, la carne y los productos de panadería) y carbohidratos procesados. Sin embargo, es alto el consumo de alimentos ricos en omega-3 (pescado, nueces y vegetales) y omega-9. En lugar de tener una proporción dañina de omega-6 y omega-3 de 20, 30, o incluso 40 a 1, como ocurre en Estados Unidos, la proporción es de alrededor de 3 a 1, que es muy buena para la salud general y especialmente buena para prevenir enfermedades cardiovasculares, artritis e incluso, cáncer.

El efecto en el equilibrio de ácidos grasos omega es, quizás, el factor más importante de la Dieta Mediterránea y el que brinda el mayor beneficio para la salud. Una elevada ingesta de ácidos grasos omega-3 procedentes del pescado, los vegetales y las nueces, aunado al consumo de poderosos antioxidantes procedentes de hierbas, frutas, vino y vegetales coloca a las personas en un estado omega-3/antioxidantes, el cual brinda extraordinarios beneficios para la salud, a diferencia del estado omega-6/radicales libres de la dieta norteamericana, que es tóxico, extremadamente inflamatorio y provoca enfermedades.

La ventaja cardiovascular

A lo largo de los últimos 15 años muchos estudios se han enfocado a descubrir las secuencias metabólicas a través de las cuales la Dieta Mediterránea brinda sus beneficios. Entre sus conclusiones se encuentran que ese tipo de dieta:

1. **Disminuye los niveles generales de colesterol**.
2. **Eleva los niveles de HDL** (lipoproteína de alta densidad), que es el colesterol bueno que brinda protección cardiovascular.
3. **Reduce los niveles de LDL** (lipoproteína de baja densidad), que es el colesterol malo que provoca enfermedades cardiacas y vasculares.
4. **Reduce la oxidación del LDL**, haciéndolo menos propenso a endurecer las arterias (aterogénica). Esto significa que a pesar de que el LDL esté elevado, la Dieta Mediterránea protege el sistema coronario y vascular contra sus efectos negativos. En cierta forma, la Dieta Mediterránea protege al cuerpo contra el efecto dañino del LDL.
5. **Disminuye la PCR** (proteína C reactiva), que es un marcador del grado de inflamación en el sistema vascular. Una PCR elevada indica una inflamación activa en los vasos sanguíneos y, de hecho, a lo largo de todo el cuerpo; actualmente se utiliza como un marcador para indicar la evolución de una enfermedad cardiovascular y de la aterosclerosis. La PCR es considerada un factor de alto riesgo para desarrollar una enfermedad cardíaca. Las investigaciones muestran que las personas que presentan niveles elevados de PCR son más afectadas por las consecuencias devastadoras de la aterosclerosis, que incluyen enfermedad vascular periférica (falta de circulación en las piernas), ataques al corazón, derrames cerebrales y muchas otras condiciones. Las prácticas preventivas cardiovasculares actuales recomiendan disminuir los niveles de PCR. La Dieta Mediterránea, como lo demuestra el hecho de que se ha publicado en revistas y libros de medicina, ofrece el efecto benéfico de disminuir los niveles de proteína C reactiva.
6. **Reduce el riesgo de aterosclerosis**. La Dieta Mediterránea influye en el sistema de eicosanoides, incrementando la presencia y la actua-

ción de los eicosanoides buenos (antinflamatorios) y reduciendo los eicosanoides malos (precursores de la inflamación). Los eicosanoides son como súper hormonas que controlan el metabolismo de los tejidos. Como hemos observado, los eicosanoides buenos disminuyen la inflamación, aumentando la curación y la reparación y previniendo enfermedades. Los eicosanoides malos dañan los tejidos, provocan inflamación y dolor, y promueven la artritis, los dolores, la rigidez, la aterosclerosis y muchas otras enfermedades importantes, incluyendo enfermedades comunes y enfermedades metabólicas. Empeoran la diabetes, elevan la presión arterial e, incluso, promueven la obesidad.

Estudio de Lyon sobre dieta y corazón

Este estudio sobre los beneficios de la Dieta Mediterránea se publicó en el año 2001. Puso a prueba los efectos de la Dieta Mediterránea en la recurrencia de los ataques de enfermedad coronaria después de un primer infarto al miocardio (ataque al corazón). Un total de 605 pacientes fueron aleatorizados en el estudio. De ellos, a 303 pacientes se les dio la dieta recomendada por la Asociación Norteamericana del Corazón (también recomendada por muchos médicos, cardiólogos y asociaciones dietéticas en Estados Unidos), y 302 recibieron instrucción de seguir la Dieta Mediterránea que contenía muchos granos, vegetales, aceite de oliva, nueces, pescado y frutas en abundancia e incluso cantidades moderadas de vino tinto con las comidas.

Después de 27 meses de seguimiento, este Estudio de Lyon sobre dieta y corazón fue terminado antes por el Comité de Ética debido a la diferencia significativa en el número de ataques coronarios entre los dos grupos. El efecto benéfico de la Dieta Mediterránea sobre los ataques al corazón fue de tal magnitud, que era injusto para quienes seguían la dieta norteamericana continuar con el estudio; estaban muriendo en exceso. A pesar del factor de riesgo coronario similar, quienes estaban haciendo la Dieta Mediterránea tuvieron aproximadamente una incidencia 60% menor de ataques coronarios recurrentes, y la diferencia en cuanto a hospitalización era igualmente impresionante. Mientras que quienes seguían la Dieta Mediterránea disfrutaban la vida, los norteamericanos morían como moscas.

El Estudio de Lyon sobre dieta y corazón ilustra la importancia del patrón dietético en la prevención y tratamiento de las enfermedades cardíacas. Una de las conclusiones del estudio fue que los ácidos grasos omega-3 y omega-9, que se encuentran en abundancia en la Dieta Mediterránea, producen un poderoso efecto de protección al corazón. Este efecto cardio protector se debe a sus acciones de prevenir una alteración en el ritmo del corazón, a su efecto antinflamatorio, a su efecto anticoagulante, a su efecto de disminuir los productos tóxicos en la pared de la arteria coronaria, a su efecto en la disminución de los eicosanoides malos y en el incremento de eicosanoides buenos, y en su capacidad de inhibir la aterosclerosis.

El estudio concluyó que el beneficio de la Dieta Mediterránea sobre la salud pública es enorme.

Efectos sobre la inflamación y el dolor

La Dieta Mediterránea tiene un poderoso efecto antinflamatorio, resultado de su contenido de omega-3. La artritis y las enfermedades de las articulaciones son menos comunes en las personas que siguen la Dieta

Mediterránea. Cuando las personas que sufren de osteoartritis avanzada son puestas en esta dieta, disminuye la hinchazón, y la rigidez espinal y la curación general mejora. Las condiciones dolorosas, como dolor en el cuello, la espalda y las articulaciones, mejoran significativamente también.

Quienes sufren de lesiones (debido a accidentes automovilísticos, traumatismos y cirugías) sanan de mejor manera cuando siguen la Dieta Mediterránea, gracias a su efecto metabólico benéfico. Las lesiones deportivas también se sanan de manera más rápida, razón por la cual muchos entrenadores la utilizan para tratar a los atletas lesionados.

El efecto antinflamatorio de esta dieta también protege contra la aterosclerosis coronaria y la obstrucción coronaria, reduciendo el riesgo de muerte súbita cardíaca. Otras condiciones, incluyendo alergias, asma, SPM, dolores menstruales, dolores de cabeza, alteraciones en la piel, neuropatías, desórdenes en el estado de ánimo y colon irritable, también obtienen un alivio significativo con la Dieta Mediterránea.

Más sobre los elementos clave de la dieta mediterránea

Aceite de oliva

Durante siglos, los beneficios nutricionales y medicinales del aceite de oliva han sido reconocidos por los pobladores de la región mediterránea. Investigaciones recientes han confirmado lo que los habitantes de esa región ya sabían: que el aceite de oliva previene y sana muchas enfermedades, promueve la salud e incrementa la longevidad.

El aceite de oliva es la fuente principal de grasa en la Dieta Mediterránea. Debido a su estructura química no hay nada que se le compare en cuanto a valor y, por ello, es el aceite más apropiado para consumo humano. También el estómago y los intestinos lo toleran extremadamente bien, y, de hecho, ejerce una función protectora sobre ellos. La excelente digestibilidad del aceite de oliva promueve la absorción general de los nutrientes, especialmente de vitaminas y minerales.

El aceite de oliva ayuda a mantener el metabolismo humano en un equilibrio razonable y proporciona al cuerpo buena vitamina E. Estudios realizados en centros universitarios mostraron que el aceite de oliva disminuye el estado oxidativo del LDL, el colesterol malo, haciéndolo menos dañino al sistema vascular. Un descubrimiento aún más importante de estos estudios es que el aceite de oliva disminuye la producción de ácido araquidónico, el padre de todos los eicosanoides malos. Los alimentos con omega-6 que mencionamos en otra sección de este capítulo producen ácido araquidónico, el cual, a su vez, genera los eicosanoides malos responsables de la inflamación, la enfermedad y el dolor.

El aceite de oliva reduce la formación de ácido araquidónico al inhibir una enzima específica llamada delta-6-desaturasa. Esta acción hace del aceite de oliva un poderoso agente antinflamatorio que brinda beneficios al cuerpo en todos sus niveles. Resulta especialmente benéfico en muchos procesos inflamatorios degenerativos, incluyendo la osteoartritis, la artritis inflamatoria, las lesiones y otras condiciones dolorosas.

El aceite de oliva ha sido el elemento más distintivo de la cocina mediterránea durante miles de años. Aunque los aceites de oliva español e italiano dominan el mercado internacional, el aceite de oliva griego es excelente producto también. El aceite de oliva extra virgen tiene una vida útil larga y es mejor para ensaladas y aderezos de ensaladas. Pueden utilizarse otros tipos de aceite de oliva para freír, pero recomendamos que no comas alimentos fritos o alimentos cocinados con mucho aceite de oliva. Es mejor consumir aceite de oliva en su estado natural, sin cocinar, directo de la botella salpicado ligeramente sobre tu comida.

Vino tinto

En estudios donde participan muchos miles de personas, el consumo de vino tinto ha mostrado una reducción en el riesgo de muerte por enfermedad coronaria y cáncer. Los estudios demuestran que el vino tinto, y ninguna otra bebida alcohólica, disminuye la mortalidad cardiovascular. Se ha visto que el hábito de consumir vino con moderación aumenta la longevidad.

Ciertos grupos sociales y religiosos han expresado su preocupación con respecto a la ingesta de vino y una posible asociación con el abuso de alcohol, enfermedades hepáticas y dependencia hacia él. Sin embargo, los estudios muestran que cuando se consume de manera responsable, el vino tinto es benéfico para el sistema cardiovascular y es un componente importante de un estilo de vida saludable. La Dieta recomienda una o dos porciones de 2-4 onzas cada una durante una comida.

Los europeos del norte, quienes se molestaron por la noticia sobre los beneficios del vino, llevaron a cabo estudios clínicos para probar si el *whisky*, la cerveza y otras bebidas alcohólicas eran tan benéficas para el sistema cardiovascular como el vino tinto. Estos estudios finalizaron con un fracaso rotundo, mostrando que las bebidas alcohólicas distintas al vino tinto incrementan, de hecho, las enfermedades cardiovasculares. Solo el vino tinto ha dado muestras de proteger la salud y brindar beneficios a la misma (el vino blanco también resultó vencido).

Los efectos benéficos del vino tinto se generan a través de:

- Su efecto antioxidante, el cual neutraliza a los radicales libres y protege el HDL (colesterol bueno), previniendo daños vasculares y a los tejidos.
- Su incremento de los niveles de HDL (entre más elevado sea el HDL, más bajos son los riesgos de un ataque cardíaco).
- Su efecto vasodilatador (dilatación de las arterias pequeñas).
- Su efecto anticoagulante previene la formación de coágulos en la sangre que bloquean las arterias coronarias.
- Su efecto relajante disminuye el estrés y la tensión psicológica.
- Los extraordinarios nutrientes que contiene en grandes cantidades, incluyendo flavonoides, antioxidantes y resveratrol, son antinflamatorios, anticoagulantes y anticancerígenos.
- El consumo diario de uno o dos vasos de vino tinto parece no tener ningún efecto dañino más que el de agregar calorías a la dieta.

Numerosos estudios epidemiológicos, incluyendo el *Estudio de Salud de Copenhague*, el *Nurses' Health Study*, el *Estudio Framingham* y el *Es-*

tudio de la Sociedad Norteamericana contra el Cáncer asocian el consumo moderado de vino tinto con la salud y la longevidad.

Puede decirse mucho sobre la excelente combinación de vino tinto y aceite de oliva. Sin embargo, para ahorrar tiempo y espacio, nos enfocaremos totalmente en la Dieta Mediterránea.

Antioxidantes naturales

Uno de los rasgos característicos de la Dieta Mediterránea es su elevado contenido de antioxidantes naturales.

Los beneficios de los antioxidantes sobre la salud son bien conocidos. Neutralizan los radicales libres tóxicos, que son moléculas que provocan inflamación y daño a nuestros tejidos. Los radicales libres oxidan y neutralizan el HDL (el colesterol bueno) y provocan daños en las articulaciones y en áreas con lesiones, empeorando la artritis y el dolor. Los antioxidantes contrarrestan estos efectos al bloquear a los radicales libres. Por tanto, acentúan la curación y la reparación de las lesiones, disminuyen el dolor y mejoran tanto la artritis como la inflamación coronaria.

Las fuentes de estos nutrientes en la Dieta Mediterránea son:

- Alimentos de origen vegetal, verduras y vegetales frescos consumidos crudos.
- Vino tinto.
- Hierbas frescas (albahaca, hojas de laurel, cebollino, cilantro, eneldo, hinojo, ajo, mejorana, orégano, perejil, romero, salvia, tomillo, estragón y otros). Puedes conseguirlas en el supermercado o en macetas en tiendas de jardinería.
- Frutas frescas crudas.

Además de su efecto protector sobre el HDL y los tejidos, los antioxidantes también protegen a los ácidos grasos omega-3 para que no sean destruidos por los radicales libres.

La ingesta de antioxidantes en su estado natural y fresco es obligatorio y esencial para una buena salud. Estar conscientes de este tema es muy importante. Los antioxidantes pueden ingerirse a través de los alimentos que mencionamos arriba, pero, a menudo, este consumo no es suficiente, y, por tanto, se recomienda el uso de vitaminas y suplementos. Esto se explicará a mayor detalle cuando lleguemos a los conceptos básicos de la Dieta Omega del Instituto Júpiter. Los suplementos y las vitaminas se discuten con mayor profundidad en el capítulo 9.

Pescado y aceite de pescado

El ácido eicosapentaenoico (EPA) y el ácido docosahexaenoico (DHA) son los ácidos grasos omega-3 que se encuentran en el pescado y que brindan extraordinarios beneficios de salud para las articulaciones, los órganos y el sistema cardiovascular. Sin embargo, la calidad varía enormemente dependiendo de la especie de pescado, ya sea que el pescado haya sido criado en granjas o atrapado en las profundidades de los fríos océanos, y también de si se come crudo, cocinado o en lata. Esto se discute con mayor detalle más adelante en este mismo capítulo.

Los beneficios de la dieta que consumen los habitantes del Mediterráneo proceden, principalmente, de la abundancia de ácido alfa-linolénico, fitoquímicos, vitaminas y minerales naturales (no pastillas de vitaminas hechas por el hombre), carotenoides, licopeno, glutatión, antioxidantes y muchos otros nutrientes naturales. Todos ellos brindan enormes ventajas de salud para el cuerpo humano.

Estos efectos benéficos son aún más pronunciados en un plan mejorado de la Dieta Mediterránea, como nuestra Dieta Omega del Instituto Júpiter. Cantidades más grandes de estos bioquímicos útiles están disponibles de una forma más estandarizada, y con mayor regularidad.

La Dieta Omega del Instituto Júpiter en resumen

Mejores alimentos para comer

Abajo encontrarás una lista de los grupos de alimentos que te recomendamos que ingieras. Encontrarás ácidos grasos omega-3 en los apartados 1, 2, 3, 5, 6, 10 y 11. Encontrarás antioxidantes en los apartados 7, 8A, 9, 10 y 11.

1. **Proteína.** La proteína blanca es mejor, pero la amarilla es aceptable. La mejor proteína blanca se encuentra en el pescado, los huevos blancos, en *Egg Beaters*, en los huevos blancos de caja, en el pollo magro, en el pavo magro (carne blanca), en el tofu, en el queso sin grasa y en los productos lácteos sin grasa (también está bien un huevo entero al día). Las proteínas amarillas, como el queso bajo en grasa, también son aceptables.

   Recuerda que aunque necesitas proteínas todos los días, no requieres muchas. El exceso de proteína no es bueno, y tampoco lo es una dieta libre de proteínas. El arroz integral combinado con frijoles es una muy buena fuente de proteínas. Recomendamos enfáticamente que consumas tus proteínas con algunas verduras y aceite de oliva.

   No se recomiendan el cerdo, productos de cerdo, así como de ternera. La carne de vaca y cordero pueden ser consumidos una vez por semana, lo cual es suficiente. Fiambres como salami, jamón, pepperoni y mortadela no son aconsejables. Fiambres de pollo, pavo y pastrami, pueden ser consumidos principalmente para el almuerzo, pero solo en cantidades mínimas.

2. **Pescado.** ¡Come pescado regularmente! Las mejores clases de pescados grasos son: anchoas, pescado azul, bacalao, halibut, arenque, macarela, salmón, sardinas, tuna y trucha.

   El pescado crudo es mejor que el cocido, y el cocido es mejor que el enlatado. El pescado en agua enlatado, mezclado con aceite de oliva adicional, es mejor que el pescado en aceite enlatado.

   Los peces que son capturados en las aguas profundas del océano contienen mayores cantidades de ácidos grasos omega-3 que los peces criados en granja, porque los peces del océano profundo se alimentan de algas, que son ricas en omega-3. Sin embargo, no siempre son fáciles de obtener. Las condiciones del mercado, la distribución y los precios a menudo hacen que resulte más conveniente y práctico conseguir peces criados en granja. Aunque los peces criados en granja no son una panacea, a menudo están sujetos a sobrepoblación, enfermedades y otras condiciones nocivas. Asegúrate de investigar sobre la fuente de origen de tu pescado cuando te sea posible.

Los peces blancos, con escamas, no grasos (como el mero, el huachinango, el mahi mahi y la cobia de Florida), son buenas fuentes de proteína, pero no contienen omega-3.

La macarela rey, el pez rey y el pez espada contienen omega-3, pero no los recomiendo: en primer lugar, pueden estar contaminados con mercurio (véase el recuadro más adelante en este capítulo); en segundo lugar, me dan pena los peces espada, los cuales a menudo son víctimas de cazadores de trofeos.

Las variaciones en los ácidos grasos omega-3 también ocurren en el atún. El atún, cuando se come crudo y fresco, ofrece cantidades significativas de él, pero el atún enlatado, que ha sido cocido al menos dos veces en el proceso de empaque, tiene mucho menos.

3. **El aceite de oliva y las aceitunas (verdes y negras)**. Solo se recomienda el aceite extra virgen. No recomendamos el aceite de oliva *light*. Una o dos cucharadas de aceite extra virgen regular al día es la recomendación actual: aceite crudo que sale directamente de la botella al alimento. (Es mejor evitar los aceites cocinados, ya que no tienen, ni con mucho, los mismos beneficios para la salud como los aceites crudos, y podrían ser dañinos. Si cocinas el aceite, asegúrate de que se trate de aceite fresco y que solo lo cocinas por unos cuantos minutos, a lo mucho). Las aceitunas, ya sean verdes o negras, se recomiendan mucho como guarnición para los alimentos y como refrigerio.

Para tener mayor variedad, puedes saborizar el aceite combinándolo con jugo de limón y sal, tomillo y orégano, o con hierbas frescas picadas. Como alternativa, puedes mezclarlo con un poco de mostaza francesa, salsa de tomate y rábano picante, salsa *barbecue* o mayonesa sin grasa, o mezclarlo con una combinación de hierbas secas.

4. **Granos naturales, frijoles y legumbres**. Los granos (cereales) recomendados son el arroz, el arroz integral, el cuscús, la quinoa e inclu-

so el bulgur, así como los "pseudogranos" como la quinoa y el mijo, los cuales, de hecho, no son granos sino semillas procedentes de plantas. Las legumbres y frijoles recomendados son las lentejas y los frijoles secos (los frijoles en lata están bien, siempre que sean lisos), los ejotes (judías verdes) y las alubias.

Están permitidos los chícharos (guisantes) y los garbanzos, pero solo en pequeñas cantidades y solo de vez en cuando. Su ingesta debe ser limitada porque los chícharos y los garbanzos tienen carbohidratos excesivos y cantidades indeseadas de omega-6. Aunque el hummus es un típico platillo Mediterráneo, tradicionalmente se consume en pequeñas cantidades. Debes comerlo solo en raras ocasiones y en pequeñas cantidades. La razón es su preparación: en los países mediterráneos, el hummus se prepara con una gran cantidad de aceite de oliva fresco, mientras que la tendencia en Estados Unidos es utilizar aceites procesados y otros conservadores. Por tanto, debido a su alto contenido de omega-6, no se recomienda. Esta recomendación no se aplica tan estrictamente al hummus hecho en casa con aceite de oliva fresco; aun así, hay que tener cuidado de no consumirlo en demasía.

El maíz está lleno de omega-6 y debe evitarse.

Consume granos en su forma natural. Evita los productos procesados de los granos que mencionamos aquí.

5. **Nueces.** Lo que recomendamos más es la nuez de castilla (nuez de nogal), aunque la nuez macadamia, las semillas de calabaza, las almendras y las avellanas también se aprueban.

   La nuez brasileña, el anacardo y la nuez pacana no se recomiendan. Los cacahuates están prohibidos. Las semillas de ajonjolí (sésamo) y las semillas de girasol también están prohibidas. Ninguno de sus derivados —aceite de cacahuate, mantequilla de cacahuate, aceite de ajonjolí, tahini, el aceite de cártamo, y los productos de pacana— están permitidos.

6. **Semilla de linaza.** Las semillas de linaza, la linaza molida, el aceite de linaza y las cápsulas de aceite de linaza se recomiendan enormemente y deben ser consumidas con libertad. Siéntete libre de utili-

144 El sistema Palm Beach para el alivio del dolor

zarlas con tanta frecuencia como lo deseas y en las cantidades que desees. Son una excelente fuente de omega-3.

7. **Vino tinto.** El vino tinto es la única bebida alcohólica permitida en la Dieta Omega del Instituto Júpiter. Se aprueba en cantidades de 2-4 onzas por toma y solo con una comida. Una buena forma de empezar es una vez a la semana, en casa, a la hora de la cena.

   Como ocurre con cualquier bebida alcohólica, es necesario estar consciente de los efectos secundarios y actuar de manera responsable. Consumir alcohol no es requisito para tener buena salud. Sin embargo, si deseas tomar vino, consúmelo siempre a la hora de la cena y en las cantidades estipuladas de 2-4 onzas. No se debe conducir después de consumirlo. (Estar consciente de los efectos negativos de ingerir alcohol mientras se están tomando medicamentos es responsabilidad del paciente. Debes consultar con tu doctor.)

8. **Hierbas.** Las hierbas contienen minerales y antioxidantes que no se encuentran en ningún otro alimento y son cruciales para nuestro metabolismo. Las hierbas frescas también proporcionan vitaminas valiosas.

   Esta es una lista de hierbas:

- Albahaca
- Hojas de laurel
- Cebollino
- Cilantro
- Eneldo
- Ajo
- Jengibre
- Mejorana
- Menta
- Orégano
- Perejil
- Romero
- Tomillo

Las hierbas frescas crudas tienen una concentración mucho mayor de antioxidantes, por eso las recomendamos. Puedes encontrarlas en contenedores de plástico o en bolsas en la sección de verduras del supermercado. También puedes comprarlas en macetas en tiendas de jardinería y plantarlas en tu propio patio. Trata de hacer el hábito de utilizar hierbas frescas de manera regular en tus ensaladas. Añadir hierbas frescas y aceite de oliva a tus ensaladas es un hábito muy saludable. Cuando no pueden conseguirse hierbas frescas, las hierbas secas son aceptables.

9. **Fruta cruda.** Se recomienda ampliamente la fruta cruda. Es mejor tener una variedad de frutas de la estación. Tu mercado local es una buena fuente, pero busca fruta que recientemente haya sido cosechada. La fruta que se cosecha con demasiado tiempo de anticipación ha perdido mucho de su valor antioxidante y vitamínico. Uno de los mejores ejemplos son los plátanos que encontramos en los mercados locales norteamericanos, que se han cosechado verdes con muchos días e incluso semanas de anticipación. Para cuando son consumidos por el público, ya están amarillos y suaves, pero su contenido de vitaminas y antioxidantes es muy bajo. Otros ejemplos son también los mangos y las naranjas. También han sido cosechados muchos días antes de llegar al mercado. Aunque han sido refrigerados, su contenido vitamínico y de antioxidantes es bajo. Cada mercado en cada estado funciona de manera distinta. El lector necesita tomar en cuenta la posible producción local y el origen de cada una de las frutas que encuentra. Una vez más, las frutas locales de temporada y las que han sido cosechadas cuando están maduras, son las mejores.

10. **Vegetales.** Frescos y crudos, son mejores. Los vegetales pueden cocerse al vapor, pero solo ligeramente. Entre más se cueza un vegetal, menor es su contenido vitamínico y antioxidante. Se recomienda una gran variedad de vegetales y verduras de diferentes colores. Las verduras congeladas están bien, pero su contenido vitamínico y antioxidante es, también, muy bajo. Todos los vegetales frescos son una

fuente de carbohidratos buenos (complejos), de vitaminas naturales y antioxidantes. Algunos tienen un alto contenido de omega-3, lo cual los hace deseables para quienes siguen nuestro programa. Estos vegetales ricos en omega-3 son:

- Brotes (germinados) de alfalfa
- Arúgula
- Germinados de frijol
- Brócoli
- Coliflor
- Col silvestre
- Col rizada
- Lechuga
- Mostaza parda
- Lechuga romana (orejona)
- Espinaca
- Berros

No se permiten la papa ni el maíz.

11. **Vitaminas y suplementos recomendados.** Se trata de cápsulas y tabletas que incluyen ácidos grasos omega-3 (aceite de pescado, aceite de salmón, aceite de linaza), ácido gamma-linolénico (GLA), antioxidantes y vitaminas. Véase el capítulo 9 para mayor información.
12. **Evitación**. Cualquier alimento que no esté enumerado arriba debe evitarse, especialmente los alimentos ricos en omega-6, incluyendo los alimentos fritos, los alimentos azucarados horneados y los alimentos procesados, como se discute posteriormente en este capítulo.

Recomendaciones adicionales para la Dieta Omega del Instituto Júpiter

1. **Refrigerios.** Aprende a "picotear" cosas que tengas: nuez de castilla, aceitunas, frutas, un poco de pan remojado en aceite de oliva. Los

hongos (champiñones) enlatados, los frijoles enlatados, los palmitos enlatados y los espárragos enlatados también son aceptables.

Refrigerios a evitar: si no ves algún alimento en mi lista, pregunta a tu doctor o quiropráctico, o contáctanos por teléfono, correo o fax. No se permiten el azúcar, la miel y el alcohol, a menos que sea vino.

2. **Cuidado con la publicidad**. Los alimentos que ves en los comerciales de televisión son malos para ti. Si ves a alguien en la televisión con un abrigo blanco comiendo un alimento en particular, a él o ella le pagan por engañarte. Mucha de la publicidad de alimentos que se encuentra en revistas es engañosa y manipuladora. ¡Ten cuidado!

3. **Ve despacio**: La salsa de soya y los refrescos dietéticos están bien, pero solo de vez en cuando. Se permite comer pasta una o dos veces al mes, y no más. Se permiten dos rebanadas de pan al día. Un poco de fruta untada (sin azúcar añadida) para tu pan tostado y un poco de leche para tu café también se permiten. Una o dos tazas de café en la mañana están bien, pero no más de eso.

4. **¡Come grasa!** Sin embargo, debe ser grasa buena, la que encuentras en las nueces, el aceite de oliva y el aguacate. Jamás ingieras comidas sin grasa ¡y jamás toques los alimentos fritos en abundante aceite!

5. **Los restaurantes son peligrosos.** Con algunas excepciones, los restaurantes son peligrosos para tu dieta. No pierdas tu tiempo, tu dinero, ni tu salud en ese tipo de alimentos. Los cruceros tampoco son saludables debido a las cantidades descontroladas de alimentos que las personas tienen tendencia a consumir. No vayas a lugares donde tu plan de dieta pueda estar en peligro.

6. **Lee las etiquetas.** Si el contenido de grasa de un producto alimenticio que estás comprando tiene más de 0 %, entonces puedes tener la seguridad de que contiene grasas procesadas, que son malas para tu cuerpo.

7. **No se recomienda**: salami, pepperoni, queso mozzarella, hamburguesas, malteadas, *pizza*, pollo frito, ensalada de papa, ensalada de col, ensaladas de supermercado, *hot dogs*, paté, quesos, carne enlatada, crema agria, leche, cenas congeladas, comida "mexicana" de cadenas de restaurantes, chile, *bagels*, queso crema, donas, *muffins*, galletas, pasteles, helado, barras de chocolate, cacahuates, crema de

cacahuate, productos de panadería, mantequilla, margarina, aderezos para ensalada, salsas comerciales, licor, cerveza, papas fritas y
dips, y cualquier alimento procedente de restaurantes de comida rápida como Wendy's, Taco Bell, McDonald's y Burger King.

8. **Alimentos manufacturados y procesados.** Si la comida se hizo en
una fábrica o en un restaurante, no fue hecha teniendo en mente tu
salud.

9. **Cereales.** El pan de trigo integral (no se recomienda debido al gluten: utiliza panes sin gluten, si fuera necesario), avena, cereal para el
desayuno y la granola son inventos para hacerte creer que estás comiendo sanamente. No los recomiendo. No están incluidos en la
Dieta Mediterránea.

10. **Ciertos aceites vegetales**. El aceite de maíz, el aceite de girasol, el
aceite de cártamo, el aceite de semilla de algodón, el aceite de cacahuate y el aceite de ajonjolí (sésamo) no son buenos para ti. Son todavía peores cuando están cocinados o fritos.

Contaminación por mercurio en pescados: ¿un motivo de preocupación?

Desafortunadamente, muchos tipos de pescado están contaminados con mercurio. La contaminación por mercurio en lagos,
ríos y océanos termina acumulándose en la piel de ciertos tipos
de peces. No todos los peces están contaminados. Dentro de las
mismas especies, algunos están contaminados y otros no, dependiendo de su origen. El salmón y el atún, por ejemplo, pueden estar ligeramente contaminados o muy contaminados, o no
tener ningún tipo de contaminación.

El consumo excesivo de pescado contaminado con mercurio
puede llevar a un envenenamiento por mercurio.

La cocción no elimina el mercurio del pescado porque está
pegado a la piel. Por tanto, un ejemplar de atún tendrá la mis-

ma cantidad de mercurio si lo cocinas, lo asas o lo comes como sushi.

En 2004, la FDA y la Agencia de Protección al Medio Ambiente de Estados Unidos (EPA, por sus siglas en inglés) emitió una recomendación con respecto a que las mujeres que estuvieran o pudieran estar embarazadas, las madres nodrizas y los niños pequeños no debían comer tiburón, pez espada, macarela rey o pez azulejo debido a que contienen altos niveles de mercurio. Además, las personas que se encuentran en estos mismos grupos deben limitar su consumo de pescados y mariscos con bajo contenido de mercurio a 12 onzas a la semana (dos porciones en promedio).

Sin embargo, más recientemente, un estudio de los Institutos Nacionales de Salud sugirió que los beneficios de los ácidos grasos omega-3 contenidos en el pescado para los niños que aún están en el vientre de su madre, y que sus madres ingieren a través del pescado, tienen mayor peso que los riesgos que representa para su desarrollo el contenido de mercurio.

No podemos ofrecer lineamientos determinantes y rápidos sobre qué tipo de pescado comer, y en qué cantidad, para evitar los peligros de la contaminación por mercurio.

Por otra parte, creo que los descubrimientos recientes de los Institutos Nacionales de Salud pueden animarnos. Claramente, sería más inteligente evitar el tipo de pescado que contiene los niveles más elevados de mercurio. No obstante, desde mi punto de vista, es igualmente sabio comer porciones regulares, mas no excesivas, de otros tipos de peces, particularmente los que son ricos en ácidos grasos omega-3.

Te animamos a que preguntes en el supermercado y consultes a tus autoridades locales para que aprendas más sobre este tema. Puedes también investigar en Internet, o llamar a agencias locales o a centros de control de venenos.

El estado omega-3/antioxidante

La Dieta Omega del Instituto Júpiter combina tres elementos clave:

1. La Dieta Mediterránea.
2. Evitar alimentos con omega-6 y activadores de omega-6.
3. Suplementos de omega-3 y antioxidantes cuidadosamente elegidos (véase el capítulo 9).

La Dieta Omega del Instituto Júpiter te eleva al estado omega-3/antioxidante que enfatizamos para un menor dolor e inflamación.

Los alimentos que comemos, los suplementos que tomamos y nuestros hábitos de vida (ejercicio, sueño, etc.) pueden equilibrar el metabolismo (lo que llamamos el estado omega-3/antioxidante) o provocar un desequilibrio (lo que llamamos el estado proinflamatorio omega-6/radicales libres). Ambas condiciones metabólicas trabajan por medio de la activación —favorable o desfavorable— del sistema de eicosanoides que describimos con anterioridad. En el estado omega-3/antioxidante todas las funciones metabólicas trabajan en armonía, de modo que la inflamación, el daño celular y el dolor disminuyen.

El estado omega-3/antioxidante brinda los siguientes beneficios:

- **En las articulaciones**: los síntomas de hinchazón, dolor y rigidez tipo artritis disminuyen. La molestia crónica en las articulaciones y los músculos se reduce ya que mejora la inflamación en los tendones y las articulaciones. Disminuye las restricciones de movimiento y la necesidad de tomar medicamentos.
- **En situaciones de dolor**: los dolores de cabeza y las migrañas se vuelven menos frecuentes y menos intensos. El dolor de cuello, el dolor de espalda, el dolor provocado por lesiones, y el dolor artrítico se alivian de manera significativa.
- **En el sistema vascular**: disminuye la inflamación coronaria al tiempo que también lo hacen los episodios de angina de pecho y se vuelven menos frecuentes. La presión arterial mejora y se regula mejor la hipertensión.

- **En los pulmones**: mejora el asma: los ataques se vuelven menos frecuentes y menos intensos.
- **En el sistema muscular**: las lesiones producto de accidentes y las lesiones de tipo atlético sanan mejor y con menos dolor.
- **En la diabetes:** mejora el control de la glucosa. Disminuye la necesidad de tomar medicamentos para la diabetes, incluyendo la insulina.
- **En situaciones donde hay colesterol elevado**: los niveles de HDL —el colesterol bueno— se elevan, y los niveles de LDL —el colesterol malo— bajan, brindando una mejor tasa de riesgo.
- **En condiciones psicológicas**: disminuyen la irritabilidad y la ansiedad, al tiempo que mejora la depresión. Las personas se sienten más tranquilas.
- **En el sistema gastrointestinal**: ocurren menos y más leves espasmos abdominales producidos por el SII (síndrome de intestino irritable).
- **Otros beneficios**: la función tiroidea se vuelve más estable; las neuralgias son menos dolorosas; el acné y el eczema mejoran, y disminuyen los síntomas de la fatiga crónica.

La importancia de lo que no comes

Cuando hablamos de comer de forma saludable, lo que una persona no come es tan importante como lo que sí come. En general, la carne tiene demasiadas grasas saturadas y otras sustancias que constituyen una amenaza para la salud. Se sabe que algunas de estas sustancias generan enfermedades cardiovasculares y cáncer. Los pobladores del Mediterráneo consumen muy poca carne, si es que lo hacen, y evitan los aceites de semillas como el maíz, el girasol, la semilla de algodón y el aceite de frijol de soya. También consumen muy poca mantequilla y leche, y evitan los ácidos grasos densos de la margarina, los alimentos procesados, las comidas congeladas y los refrigerios.

   Comidas tales como el queso, la *pizza*, las hamburguesas con queso, un vaso de leche, carne y papas, *bagels* con queso crema, *hot dogs*, costillas a la *barbecue*, cereal para el desayuno, jugo de naranja, mayonesa, galletas, helado y muchos otros alimentos típicos de la dieta norteamericana, no los consumen los pueblos mediterráneos. En general, no se exponen a grandes filetes de carne, productos de cerdo, grandes platillos de pasta, malteadas, carne enlatada, donas, cerveza, papas fritas, aderezos y *dips*. No adoptan el típico desayuno norteamericano, los almuerzos tipo bufet, los *waffles*, los *hotcakes* y la gran variedad de panes y cereales que comúnmente se consumen en Estados Unidos. Por lo tanto, no se llenan de grasas saturadas, alimentos fritos, comidas procesadas altas en carbohidratos refinados y ácidos grasos trans, los cuales están repletos de ácidos grasos omega-6 tóxicos y precursores de la inflamación.

Como compensación por una forma de comer más sencilla y natural, los mediterráneos son recompensados con una mejor salud, menos derrames cerebrales y ataques cardíacos, y menos artritis y cáncer. También viven más tiempo. Sin embargo, a los mediterráneos que se alejan de su dieta tradicional y adoptan alimentos de otras culturas —especialmente del norte de Europa y de Estados Unidos— no les va muy bien. El aumento significativo en los ácidos grasos omega-6 hace que estos mediterráneos desarrollen las mismas enfermedades (aterosclerosis, inflamación y enfermedades vasculares) que las culturas que comen de esta forma. Cuando las personas del Mediterráneo —independientemente del lugar donde viven— no siguen una Dieta Mediterránea, su salud sufre las consecuencias. Así pues, si los mediterráneos comen como norteamericanos, mueren como norteamericanos.

Alimentos procesados

Los alimentos procesados se producen en una fábrica a partir de alimentos que alguna vez fueron naturales e íntegros. Se trata de comida que ha sido creada artificialmente por una empresa o una compañía cuyo principal propósito consiste en generar ganancias, no en hacernos más saludables. Algunos ejemplos son el jugo de naranja, los jarabes en lata, las comidas congeladas, el pan, el yogur y los cereales. En todos estos productos se toman diferentes alimentos naturales, se procesan, se mezclan, se combinan con grasas no naturales y/o carbohidratos no naturales, químicos, potenciadores de sabor, colorantes y otros químicos como conservadores, y luego se empacan y son enviados al mercado. Saben deliciosos y nos proporcionan placer, pero debido a su contenido de omega-6 también estimulan una respuesta inflamatoria crónica que lleva a la enfermedad. Sí, además de aumentarte de peso y empujarte hacia la diabetes, al final estos productos te enfermarán.

Los alimentos procesados se dividen en tres grupos principales:

1. **Alimentos grasos**: alimentos que contienen grasas procesadas y aceites vegetales. Las grasas procesadas se conocen como ácidos grasos trans: grasas hechas por el hombre que no se hacen rancias y son excelentes para la conservación. Se encuentran en todo tipo de alimentos envasados y enlatados. El problema es que tanto los ácidos grasos trans como los aceites vegetales son ricos en omega-6, lo cual significa que son precursores de la inflamación y tóxicos. Algunos ejemplos de estos alimentos procesados grasos son los quesos, los untables, los *dips*, las salsas, los *snacks*, las sopas, las comidas congeladas, las galletas, los *hot dogs*, los panecillos, etcétera.

2. **Alimentos que contienen carbohidratos**. Los carbohidratos procesados son alimentos que contienen carbohidratos y que han pasado por un proceso de manufactura; sus estructuras se descomponen, se manipulan, se cocinan y se simplifican (se "predigieren") para que sean más fáciles de comer. Una vez que se comen, el cuerpo los absorbe rápidamente, estimulando el sistema omega-6 y la producción de insulina. En su estado original, no procesado, estos alimentos podrían ser fuentes de omega-3. Sin embargo, el procesamiento los pone en el camino de convertirse en omega-6, donde se vuelven "alimentos" que provocan obesidad, inflamación y enfermedades como la diabetes. Algunos ejemplos incluyen el jugo de tomate (hecho con tomates), el jugo de manzana y la jalea de manzana (hechos con manzana), productos hechos a base de harina, pasta y panes (hechos con harina de trigo), los cereales para el desayuno (hechos con granos), el jugo de uva y la jalea de uva (hechos con uvas), las papas fri-

tas y el puré de papa (hecho con papas), los panecillos de maíz, los totopos de maíz y las tortillas de maíz (hechas con maíz). También se incluyen en este grupo la cerveza, los tortas de arroz, las donas y los sorbetes.

Los carbohidratos procesados son activadores de omega-6.

3. **Alimentos combinados**. Los alimentos que contienen carbohidratos procesados y grasas procesadas representan a nuestra industria alimentaria en su peor nivel. El nuevo esfuerzo extraordinariamente exitoso de los fabricantes de alimentos por generar alimentos altamente durables con mayor vida útil ha creado un caos tóxico para el cuerpo humano. Esto se pone de manifiesto con el incremento de los índices de diabetes y otras enfermedades occidentales como el cáncer. Estas combinaciones son los panes empaquetados, los pasteles, las comidas congeladas, el yogur, las barras de chocolate, la leche con chocolate, los productos de panadería, el helado, las galletas, las comidas enlatadas, las sopas enlatadas, la pasta enlatada, etcétera.

Los aceites vegetales, los ácidos grasos trans (grasas sintéticas) y los carbohidratos procesados son el alma de la industria de los alimentos, pero, tristemente, se encuentran arraigados en nuestra sociedad cada vez más enferma.

Grasas: buenas y malas

Otra importante categoría de alimentos que hay que evitar se encuentra tanto en los alimentos procesados como en los no procesados: la grasa saturada. Se trata de la grasa que procede de los animales, especialmente de la carne roja. Se encuentra, principalmente, en la carne de res, el puerco, la ternera, las hamburguesas, los productos cárnicos, los fiambres, las salchichas, el salami, el tocino, el paté y también en la grasa del pollo y el pavo, y en todos los productos cocinados con manteca y grasas animales. Las grasas saturadas tienen buen sabor, especialmente cuando se fríen o se asan.

Nosotros, los humanos, tenemos un centro del placer para la grasa y para los alimentos fritos con grasa. Nathan Pritikin describió esto muy bien en sus libros, y te recomiendo que los leas si deseas aprender más sobre este tema. Aparentemente, como parte de la evolución del hombre primitivo, nuestros ancestros desarrollaron un "centro instintivo para las grasas" en alguna parte del cerebro. Este centro, que está fuertemente asociado con nuestro instinto de preservación, hizo que los humanos primitivos y no primitivos se atiborraran de grasa cuando les era posible.

Atiborrarse de grasa era una técnica de supervivencia, pues proporcionaba a las personas grandes cantidades de calorías que les ayudarían a sobrevivir hasta la siguiente vez que hubiera comida disponible. Ya que en aquellos tiempos el alimento no se conseguía fácilmente, las personas cuyo cerebro tenía un "centro del placer" bien desarrollado para el sabor de la grasa sobrevivieron a través de la selección natural; quienes no contaban con este centro morían cuando se enfrentaban a la sequía, la hambruna, las enfermedades, el clima gélido y adversidades similares. Por tanto, todos nosotros somos descendientes de aquellos que sobrevivieron. Todos tenemos este instinto para las grasas en nosotros; algunos más, y otros, menos.

Experimentas el despertar de tu instinto hacia las grasas, por ejemplo, cuando te da hambre al pasar por un lugar donde venden hamburguesas. También puedes sentirlo cuando tienes un deseo incontrolable de comer carne. Aunque en los tiempos antiguos el consumo generoso de carne, productos cárnicos, puerco, vísceras, etc., era nutricionalmente importante, hoy en día ya no es así. Deberías olvidar lo importante que fue este tipo de comida en el siglo XVIII cuando las colonias norteamericanas estaban luchando contra Inglaterra, o en Europa hace 500 años, o en estos tiempos en las comunidades en apuros en África, y comprender que los productos cárnicos que mencionamos aquí te proporcionan dos cosas malas: grasas saturadas que obstruyen tus vasos sanguíneos y arterias coronarias, y cantidades excesivas de ácidos grasos omega-6, los cuales te dan eicosanoides malos y una inflamación excesiva.

Desafortunadamente, esto se pone peor. El centro del placer relacionado con ese instinto hacia las grasas a menudo desea ser satisfecho, y puede fácilmente controlar a una persona. Afortunadamente, esto no le ocurre a todos los seres humanos, ya que el centro no es el mismo en todos. Es fuerte en algunas personas al tiempo que es débil en otras. Sin embargo, aquellas que tienen incluso una necesidad leve de grasa se sienten atraídas por la carne y otros alimentos grasos. Puedes verlas llenando los restaurantes especializados en carne, y los sitios y restaurantes donde venden hamburguesas. Las ves comprando productos cárnicos; las escuchas cuando describen con orgullo cómo su congelador está lleno de carne. Ocurre lo mismo en cada país, y lo único que varía es el tipo de producto.

Así pues, ahora que lo comprendes, puedes ver el conflicto que esto conlleva: el instinto de tu cuerpo te llamará a que consumas alimentos que contienen grasas saturadas, aunque, de hecho, esta clase de comida te dañe.

El consumo de alimentos que contienen grasas saturadas es, sin duda alguna, una fuente de problemas para la salud y debería restringirse en la dieta de toda persona, y, particularmente, en la de quienes sufren de artritis, enfermedades inflamatorias, dolores y lesiones.

Las tres grasas malas

Haciendo un repaso de lo anterior, las tres grasas malas con ácidos grasos omega-6 son:

1. La grasa saturada, que es la grasa procedente de los productos animales que acabamos de describir.
2. Alimentos fritos o cocinados con aceite o grasa.
3. Ácidos grasos trans o grasas procesadas contenidas en alimentos procesados.

La grasa buena

Las grasas buenas proporcionan ácidos grasos omega-3 útiles. Es la grasa que encontramos en el pescado, especialmente en los pescados grasos como el salmón, la trucha, el atún, el bacalao, las sardinas, las anchoas, el pez azulejo y la macarela. También viene en el aceite de oliva, en las aceitunas, en la linaza, en el aceite de linaza, el aguacate, las nueces y el aceite de nuez.

Evita el omega-6

Los alimentos que contienen ácidos grasos omega-6 y aquellos que activan las secuencias metabólicas tóxicas de omega-6 deben evitarse.

Fuentes de omega-6:

- Carne y productos cárnicos (en especial la carne roja: puerco, carne de res, cordero y ternera)
- Productos lácteos
- Aves de corral
- Aceite de sésamo
- Maíz
- Cacahuates, aceite de cacahuate y mantequilla de cacahuate
- Aceite vegetal (frijol de soya, cártamo, maíz y semilla de algodón)
- Las tres grasas malas: grasas saturadas procedentes de productos animales, grasas procedentes de alimentos fritos y ácidos grasos trans procedentes de alimentos procesados

Activadores de omega-6 tóxicos:

- Déficit de antioxidantes (exceso de radicales libres)
- Consumo excesivo de alcohol
- Cantidades excesivas de café y azúcar
- Productos a base de harina (pan, pasta, pasteles, hojaldre, donas, *bagels* y productos de panadería)
- Jugos de frutas
- Dietas altas en carbohidratos simples
- Carbohidratos procesados (carbohidratos simples)
- Estrés
- Diabetes no controlada

Permíteme darte algunos ejemplos. El *Lo Mein* de cerdo con una cerveza y un postre, o pasta con carne con un par de cervezas son, todas ellas, comidas omega-6. Pollo frito con aceite de maíz, tortas de arroz con mantequilla de cacahuate, un desayuno con jugo de naranja, cereal y leche sin grasa, son también ejemplos de comidas omega-6. Trabajar bajo estrés mientras se toman grandes cantidades de café y se comen como refrigerios donas y pastel, o disfrutar de un partido de fútbol un domingo con mucha cerveza, papas fritas y *dips*, son activadores de omega-6. Una hamburguesa grande con papas a la francesa, un bistec grande con puré de papa, una comida típica mexicana, un enorme sánd-wich de pastrami, un par de cócteles acompañados con unos cuantos cacahuates, fetuchini Alfredo, o *bagels* con queso crema, son activado-res de omega-6. Todos te empujan al estado proinflamatorio omega-6/radicales libres, el cual, cuando se vuelve crónico, manifiesta una enfer-medad, incluyendo dolor e inflamación.

El colesterol y la PCR

Para disminuir los niveles de colesterol y de LDL, el colesterol malo

Es muy sencillo. Para disminuir el colesterol y el LDL (lipoproteína de baja densidad), evita los alimentos con omega-6 y sigue la Dieta Medite-rránea. Sin embargo, puedes tener una tendencia congénita a padecer de colesterol elevado. Si este programa dietético no reduce tu coleste-rol en seis semanas, quizás necesites un ajuste en tu dieta, y si eso no funciona, puedes necesitar medicamentos. En este caso, acude con tu doctor.

Para elevar los niveles de HDL, el colesterol bueno

El HDL, o lipoproteína de alta densidad, es el colesterol bueno y trabaja como un detergente que limpia las tuberías (arterias y coronarias). Entre más elevado sea el HDL, mejor, ya que previene la enfermedad corona-ria, los ataques al corazón y los derrames cerebrales.

Estas son algunas recomendaciones para incrementar el HDL:

- Ejercicio regular
- Nueces (principalmente nuez de castilla, pero también macadamias y semillas de calabaza, y, en ocasiones, algunas almendras y avellanas)
- Aceitunas, negras o verdes
- Aceite de oliva, al menos una o dos cucharadas grandes dos veces al día
- Dieta Mediterránea
- Pescado (principalmente pescado graso como las anchoas, el pez azulejo, el bacalao, el halibut, la macarela, el salmón, las sardinas, la trucha y el atún)
- Cápsulas de gel de aceite de pescado, cápsulas de gel de aceite de salmón o aceite de hígado de bacalao
- Linaza molida y aceite de linaza, líquido o en cápsulas de gel
- Alimentos ricos en omega-3, como las algas y los vegetales de hoja verde (germinado de alfalfa, arúgula, brócoli, coliflor, col silvestre, col rizada, lechuga, brotes de mostaza, lechuga romana, espinaca y berro)

Para disminuir los niveles de PCR

La proteína C reactiva (PCR) es un indicador de inflamación en el cuerpo, y se detecta mediante una prueba de sangre. Cuando está elevada, es un indicador de inflamación activa y de una enfermedad en curso, o de una amenaza de enfermedad. Así como la lava puede salir a chorros de un volcán en cualquier parte de la tierra, esta inflamación puede brotar en cualquier parte del cuerpo y puede hacer explosión como colitis, un ataque al corazón, artritis o una lesión que no sana. También puede aparecer dolor, aterosclerosis severa, falta de inmunidad y muchos otros desórdenes metabólicos.

Estas son las recomendaciones para disminuir los niveles de PCR:

- Disminuye la ingesta de omega-6
- Aumenta la ingesta de omega-3

- Toma antioxidantes, ya sea a partir de alimentos frescos (frutas, ver-duras, hierbas) o suplementos.
- Si tomas suplementos de omega-3 (aceite de pescado, aceite de sal-món), vitaminas y pastillas de antioxidantes, toma solo las marcas recomendadas y evita las que no son confiables.
- Evita las tres grasas malas.
- Considera tomar suplementos de AGL (ácido gamma-linolénico). Véase el capítulo 9 para obtener mayor información, o pregunta a tu doctor al respecto.
- Controla la diabetes, las infecciones y las enfermedades mentales.
- Sigue la Dieta Mediterránea.
- Toma aceite de oliva dos veces al día.

Algunas cosas para recordar

— Los comedores de carne no viven mucho.
— Las dietas libres de grasa son peligrosas; todo mundo necesita grasas buenas.
— Si el omega-3 empuja tu auto hacia el oeste y el omega-6 empuja tu auto al este, quizás no llegues a ninguna parte.
— El juego de póquer llamado "tu vida" quizá dependa de tus cartas de ácidos grasos esenciales. Si tienes demasiados seises y solo unos cuantos tres, estás perdido; pero muchos tres y solo unos cuantos seises, ganas la partida. Algunas personas hacen trampa y ganan, pero la mayor parte de los que hacen trampa lo pierden todo. ¿Quieres jugar con tu vida?

El estilo de vida antinutritivo

Las articulaciones, el corazón, los músculos, las arterias coronarias y todos los órganos del cuerpo están compuestos por tejido vivo, fibras, células y proteínas complejas. El uso diario provoca deterioro, y exige un suministro diario de nutrientes para ayudar con la reparación. Un fuma-dor que abusa del alcohol, por ejemplo, vive en un estado de estrés físico permanente. Por definición, su sistema contendrá cantidades excesivas de radicales libres. En ausencia de una nutrición adecuada obtenida a partir de frutas y verduras frescas, ácidos grasos omega-3, proteínas, vitaminas y minerales apropiados, el exceso de radicales libres no será neutralizado por los antioxidantes y ocurrirá un daño a los tejidos. Adicionalmente, si esa persona come demasiada grasa saturada y grandes cantidades de azúcares y productos hechos a base de harina, productos lácteos, carnes, papas, comidas fritas, comida rápida, comida congelada, alimentos procesados, grasas procesadas, aceites vegetales y jugos (todos los cuales son alimentos fabricados o hechos por el hombre, en lugar de alimentos naturales), su dieta estará llena de los ácidos grasos dañinos omega-6, los cuales generan eicosanoides malos. Aun si esta persona come mucho, él o ella tendrá una deficiencia nutricional porque existen muy pocos nutrientes buenos en estos alimentos. Es, en esencia, una dieta antinutritiva, y es dañina para el corazón, las articulaciones, las arterias coronarias, el cartílago, los ligamentos, los músculos y para todos los órganos del cuerpo.

Una persona que sigue esta dieta antinutritiva está llena de radicales libres y eicosanoides malos, lo cual produce daños a los tejidos, promueve la inflamación y la artritis, y favorece problemas cardíacos en la forma de enfermedad coronaria y aterosclerosis.

La situación empeora cuando la persona es afectada por los químicos y aditivos que se encuentran en estos alimentos, en las carnes procesadas y en los refrescos. El maíz, los productos de maíz, las comidas rápidas (como las hamburguesas, la *pizza* y los *hot dogs*), los cacahuates, la mantequilla de cacahuate, el aceite vegetal, los refrigerios grasosos, los *dips* grasosos y los aderezos son particularmente altos en omega-6, generando aún más eicosanoides malos (prostaglandinas malas) e inflamación.

Si pensabas que la carne y las papas, el jugo de naranja, las hamburguesas con queso, un *bagel* con queso crema, el cereal con leche, la leche que ves en los comerciales, los aderezos para ensalada, las papas fritas y los *dips* que se consumen durante los programas deportivos dominicales televisados eran buenos para ti, ¡piénsalo dos veces! Todos son alimentos con omega-6 que promueven la artritis y el dolor. También son enemigos del corazón. Al igual que la cerveza, los productos de panadería, las galletas y la crema, son proinflamatorios.

Por si todo esto no fuera suficiente, ciertas clases de alimentos crean más acidez en el cuerpo haciendo que el daño a los tejidos sea aún peor. Estos alimentos son el alcohol, los quesos, el cacao, el maíz y los productos de maíz, el café, los productos hechos a base de harina, la pasta, la carne, el azúcar, los productos azucarados (por ejemplo, los dulces, los hojaldres y los refrigerios), el vinagre, los cacahuates y la mantequilla de cacahuate; estos alimentos crean una acidez que atacará a los órganos y tejidos de nuestro cuerpo, duplicando sus efectos adversos sobre los tejidos. Por lo tanto, deben ser eliminados de la dieta.

Otras opciones alimenticias pobres (debido a su contenido de omega-6) son los pasteles, las sopas cremosas enlatadas, las donas, la comida frita, la comida congelada, la margarina, la mayonesa, los alimentos enlatados con contenido de grasas, los productos de panadería (*muffins*, *bagels*, pan, hojaldres, galletas), papas fritas, *dips*, comida para llevar, pan empaquetado, *waffles*, productos cárnicos procesados (salami, *hot dogs*, *pepperoni*, mortadela, etcétera.)

Alimentos proinflamatorios

Ciertos alimentos son precursores de la inflamación porque crean acidez en los tejidos, tienen exceso de omega-6, carecen de omega-3 o antioxidantes, o debido a todas esas razones. Aunque ya lo mencioné anteriormente, estos alimentos proinflamatorios necesitan mencionarse una vez más:

Alimentos con altos niveles de omega-6 (también conocido como ácido linolénico) como la carne roja (puerco, carne de res, cordero y ternera), pollo, pavo, aceites vegetales (aceite de maíz, de cártamo, de girasol, de cacahuate, de semilla de algodón y de soya) así como los aceites que se encuentran en los alimentos procesados y envasados. Este grupo también incluye a los cacahuates y la mantequilla de cacahuate, el anacardo y la pacana, y las semillas de girasol y de ajonjolí. Los alimentos cocinados en aceite de cacahuate, ajonjolí y girasol, como los alimentos de restaurantes, la comida étnica, la comida frita y la comida rápida, también se consideran proinflamatorios.

La grasa saturada procedente de la grasa animal, los productos lácteos, la mantequilla y los aceites tropicales.

Los ácidos grasos trans, que son grasas hechas por el hombre (fabricadas), las cuales se encuentran en alimentos procesados, aderezos para ensalada, margarina, productos de panadería (galletas, pan, *muffins*, *bagels*, donas, galletas saladas, etc.), salsas y *dips*.

Verduras como chícharos, garbanzos y maíz que también tienen omega-6.

Carbohidratos procesados como productos hechos a base de harinas, azúcares, bebidas azucaradas y jugos, dulces, *snacks*, *dips*, todos los productos de panadería, pastas, cereales, cereal para el desayuno, alcohol (cerveza, licor). Todos ellos estimulan la secuencia de omega-6 también.

Comida rápida, incluyendo la comida frita y la comida culturalmente específica; es especialmente mala debido a que contiene fuertes cantidades de los alimentos arriba mencionados. Estos alimentos a menudo combinan carbohidratos procesados con aceite vegetal frito, carne, grasas animales o granos con ácidos grasos trans y aceite vegetal frito. La comida rápida es comida antinutritiva y es, quizás, la peor. Ocupan este lugar dudosamente honroso debido a que combinan dos o tres de los peores agresores: los carbohidratos procesados y el aceite calentado en la forma de alimentos fritos.

Alimentos fritos. La peor clase de comida es la que se cocina en aceite que es reutilizado, el cual comúnmente se encuentra en las ferias, restaurantes de hamburguesas, restaurantes de comida rápida, puestos de vendedores callejeros, etcétera.

Ciertas condiciones generan radicales libres y eicosanoides malos: fumar, estar expuesto a contaminantes y químicos, el estrés, el consumo excesivo de cafeína, las infecciones virales y bacterianas, la obesidad y la diabetes.

Una dieta antinflamatoria

La Dieta Omega del Instituto Júpiter es un programa rico en ácidos grasos omega-3, los cuales son nutrientes antinflamatorios naturales. Provienen del pescado, de los productos a base de pescado, del aceite de pescado, de la linaza, de ciertos tipos de nueces, de suplementos y de los vegetales. La dieta contiene aceite de oliva, bien conocido por sus propiedades antinflamatorias, y también hierbas, frutas y vegetales frescos conocidos por su poderoso efecto antioxidante. Los antioxidantes son verdaderamente importantes porque neutralizan a los dañinos radicales libres que provocan tanto daño al tejido lesionado.

Una de las metas de nuestro programa consiste en desvincular a la persona de los alimentos que proporcionan ácidos grasos omega-6, los cuales producen inflamación en articulaciones, tendones, músculos y en los demás tejidos y órganos del cuerpo. Sin embargo, el solo hecho de aumentar la ingesta de ácidos grasos omega-3 buenos no es suficiente. Necesita disminuirse la ingesta de omega-6. Si acabas de comerte un elote (maíz) con margarina y pollo frito, no puedes compensarlo comiéndote unas espinacas con aceite de oliva cuando llegues a casa. Unas cuantas cápsulas de aceite de salmón no pueden borrar los efectos adversos de las hamburguesas con queso acompañadas de papas a la francesa. Si deseas disfrutar los beneficios del programa y evitar el efecto dañino de los antinutrientes, debes aumentar la ingesta de alimentos que contienen omega-3 al tiempo que disminuyes o evitas por completo la ingesta de alimentos con omega-6. Voy a decirlo una vez más: no puedes esperar atiborrarte de *pizzas* y pasteles, o papas fritas y cerveza, y luego llegar a casa y enmendar tu error tomando dos cucharadas soperas de aceite de oliva y unas cuantas cápsulas de gel de aceite de salmón.

La inflamación: ¿la "madre de todas las enfermedades"?

En la actualidad contamos con evidencias sólidas respecto a la existencia de un lazo común entre los orígenes de la enfermedad cardíaca, la artritis, los derrames cerebrales, el cáncer y muchos otros padecimientos. Es la inflamación crónica provocada por una nutrición deficiente que dispara el estado tóxico omega-6/radicales libres en el cuerpo.

Las investigaciones muestran que un estado avanzado omega-6/radicales libres induce la aterosclerosis y un cierre lento de las coronarias, disminuyendo el flujo de sangre hacia el corazón. Esto alienta el desarrollo de la enfermedad de arteria coronaria, la cual puede llevar a una angina de pecho, un ataque al corazón o incluso, a una muerte cardíaca repentina. Este mismo estado tóxico crea compuestos proinflamatorios que atacan las articulaciones, dañan el cartílago y los ligamentos, disminuyendo la reparación e induciendo la osteoartritis.

En una persona lesionada, este estado inflamatorio obstaculizará la curación. Un exceso de ácidos grasos omega-6 y radicales libres produce artritis e interfiere con la curación de articulaciones y lesiones, y, por tanto, aumenta la necesidad de tomar fármacos y acudir al doctor.

Este estado inflamatorio incrementa el riesgo de un derrame cerebral y cáncer, y disminuye la capacidad de las células de estar sanas y de repararse a sí mismas. Otros desórdenes provocados por el estado inflamatorio omega-6/radicales libres son la diabetes y enfermedades mentales como la depresión y otros desórdenes psiquiátricos. Este estado omega-6/radicales libres es un lazo común, una raíz común, una fuente común de todas las enfermedades que mencioné antes: enfermedad cardiaca, enfermedad coronaria, enfermedad de las articulaciones, enfermedades musculoesqueléticas y, muchos, muchos desórdenes orgánicos.

¿Cómo es que todas estas condiciones están ligadas a una sola causa? Imagina que el cuerpo es la Tierra y el estado inflamatorio es la lava, mantenida bajo presión en alguna parte en el núcleo del planeta. Pasa el tiempo y la presión de la lava crece. Puede tomar una cantidad impredecible de tiempo, pero, con toda seguridad, un día esa lava va a salir disparada. El día que esto ocurra, un volcán puede hacer erupción en cualquier parte. Puede hacer erupción en Iowa, en Italia, en México, en China o en Portugal.

En algún momento, en algún lugar, la presión de la lava provocará una erupción. Así es como la inflamación se acumula en nuestro cuerpo, y puede hacer erupción en las articulaciones, en el corazón, en el cerebro o en la próstata. Puede ser una erupción larga y lenta, como en el caso de la fatiga, la depresión, los dolores de cabeza y los dolores de espalda, o una erupción repentina y brutal como una colitis aguda, un ataque al corazón o una artritis aguda, o algo peor.

Aunque los volcanes aparecen en diferentes momentos y tienen diferentes intensidades, el daño que provocan varía mucho. El lazo común de todos estos eventos es la presión de la lava. Lo mismo ocurre en nuestro cuerpo con la inflamación.

Aunque la artritis, los derrames cerebrales, la colitis, los dolores y los problemas digestivos parecen no tener un lazo común, de hecho, sí lo tienen. El estado inflamatorio crónico (el estado omega-6/radicales libres) es el lazo. Los estudios confirman que si la proporción entre omega-3 y omega-6 mejora, la biología del cuerpo también mejora. Si la ingesta de omega-6 disminuye de manera significativa, los radicales libres son neutralizados por los antioxidantes y la ingesta de alimentos ricos en omega-3 y aceite de pescado se incrementa, entonces la curación se incrementa y las enfermedades se retrasan o se previenen.

Repaso: alimentos antinflamatorios

Los alimentos antinflamatorios son:

Alimentos que proporcionan ácidos grasos omega-3:

- Pescados de agua fría (anchoas, pescados azules, bacalao, halibut, arenque, salmón, sardinas, trucha y atún).
- Vegetales de hojas verdes como la arúgula, el brócoli, la col silvestre, la col rizada, las hierbas (como la menta), lechuga, brotes de mostaza, espinaca y berro.

- Nueces y semillas que contienen omega-3, como la nuez de castilla, la linaza y el aceite de linaza, las macadamias y, ocasionalmente, almendras y avellanas.
- Pollo y huevos enriquecidos con omega-3.

Alimentos que combinan omega-3 y omega 9:

- Aceitunas
- Aceite de oliva
- Aguacate
- Nueces de macadamia

Alimentos ricos en antioxidantes (que se encuentran en hierbas frescas y secas, frutas y vegetales frescos, y en el vino tinto):

- Vitaminas A, C, E y las vitaminas del complejo B
- Minerales como el selenio, el cobre y el zinc
- AGL (ácido gamma-linolénico, que se encuentra en el aceite de semilla de borraja, en el aceite de onagra y en el aceite de grosella negra)

Pasos prácticos para cambiar tu dieta

A continuación te presento algunos lineamientos y consejos para ayudarte a poner en práctica todas las teorías que has leído en las páginas precedentes:

- Reduce la cantidad de alimentos procesados en tu dieta y agrega alimentos frescos y naturales.
- Come más pescado, especialmente pescado que contenga omega-3.
- Compra huevos cuya etiqueta diga que contienen omega-3 o que sean de granja.
- Compra pollo y carne de res de animales de granja o alimentados con pasto.

- Prepara una ensalada colorida utilizando vegetales de diferentes tipos.
- Consume condimentos secos y grandes cantidades de hierbas frescas; agrégalas a tus comidas todos los días.
- Planea tus comidas con anticipación de modo que evites las comidas dañinas.
- El aceite de oliva y las aceitunas contienen aceite omega bueno. Ingiérelos en grandes cantidades; son buenos para ti. Sin embargo, los aceites de maíz, cacahuate, girasol, soya, cártamo y semilla de algodón tienen demasiados omega-6, que son malos para ti y necesitas evitar. Algunos autores recomiendan el aceite de canola, el cual contiene tanto omega-6 como omega-3. Sin embargo, su proceso de refinamiento produce impurezas: ciertos compuestos que lo hacen indeseable para su consumo. El aceite de nuez está bien.
- Los aceites vegetales y la manteca vegetal, la mantequilla, la margarina y los aderezos para ensalada que no están libres de grasa no se permiten. Por otra parte, las nueces de castilla y las semillas de linaza son extraordinarias fuentes de omega-3 y puedes consumirlas libremente.
- Evita el azúcar y las bebidas azucaradas, los refrescos, las gaseosas y los jugos de fruta comerciales. Evita los dulces y los postres. Las bebidas energéticas y las bebidas para apagar la sed no son buenas en lo absoluto.
- Reduce el consumo de productos hechos a base de harina como el pan, la pasta, las galletas y los productos de panadería.
- En general, evita los productos lácteos. Está bien ponerle un poco de leche a tu café de la mañana, comer un poco de crema agria o yogur un par de veces a la semana, pero no más. (La media crema y la leche en polvo que no está hecha a base de lácteos no es más que un craso error nutricional). Está bien comer pequeñas porciones de queso sin grasa o queso cottage.
- La comida rápida, ya sea que la comas en locales de comida rápida, restaurantes o en tu propia casa, no se recomienda. El hecho de que prepares tus propias hamburguesas, *pizza* o tacos no hace que estos

alimentos sean buenos para ti. Siguen siendo dañinos para el cuerpo. Así pues, elimina de tu dieta la *pizza*, la pasta, el queso *mozzarella*, las hamburguesas, las papas a la francesa, el pollo frito y los *hot dogs*.

- Cuando tengas antojo de algún refrigerio, come aceitunas, frutas y nueces, especialmente nuez de castilla. La nuez de castilla y las semillas de calabaza son las ganadoras de esta carrera. Las almendras y las avellanas llegan en segundo lugar; todos los demás tipos de nueces están en tercer lugar, excepto los cacahuates y las pacanas, ¡que no participan en la carrera en lo absoluto!

- Mantente alejado de los alimentos precursores de la inflamación. Los alimentos con omega-6, como los aceites vegetales, la comida frita, los alimentos procesados, toda la comida rápida, la comida envasada, la comida preparada, los refrigerios empacados preparados con azúcar, la mayoría de los aderezos para ensalada, el pan y los productos de pastelería y la mayoría de los alimentos empacados para microondas deben evitarse. Lo mismo ocurre con los ácidos grasos trans como los aderezos para ensalada, los quesos procesados, las salsas procesadas, los *dips*, la comida envasada, la comida congelada, la comida hecha con manteca o margarina, los pasteles y las galletas.

- Evita el "estado omega-6/radicales libres" discutido previamente. Los radicales libres se producen constantemente, aun si llevas una vida normal y tienes un metabolismo normal. Además, el cigarro, el alcohol, las drogas, la comida procesada, la comida antinutritiva, los contaminantes, las grasas malas y el estrés generan más radicales libres. Los radicales libres interfieren con el metabolismo de los ácidos grasos omega y atacan a los omega-3 buenos, provocando daños en los tejidos e inflamación. Evitar todas las cosas mencionadas arriba disminuye la cantidad de radicales libres, dando a los antioxidantes una mejor oportunidad de neutralizarlos. Los antioxidantes son tus anticuerpos diarios contra los radicales libres; son muy buenos para ti. Los mejores antioxidantes proceden de la naturaleza: frutas frescas, verduras y hierbas frescas. ¡Cómelas! También puedes aumentar tu ingesta de antioxidantes tomando suplementos: consulta el capítulo 9.

• El vino tinto se permite y se recomienda en nuestro programa, en cantidades pequeñas a moderadas. Es el único tipo de bebida alcohólica que se te permite tomar. Jamás tomes más de 4 onzas por día, y hazlo siempre con la comida o la cena, y no antes.

Pon atención a la proporción de omega-3 y omega-6

Siempre debes enfocar tu dieta a los alimentos que proporcionan omega-3 y antioxidantes. Cuando comes la típica comida norteamericana obtienes grandes cantidades de omega-6 y muy pocos omega-3 (algunas veces la relación entre los omega-6 malos y los omega-3 buenos es tan alta como 30 o 40 a 1). Dos cosas ocurren como resultado: la cantidad excesiva de ácidos grasos omega-6 neutraliza los pocos omega-3 que se encuentran en la dieta, y los pocos omega-3 que quedan serán atacados por los radicales libres. El resultado final es que tendrás una proporción final entre omega-6 y omega-3 en ocasiones tan elevado como ¡60:1 o 80:1! Esto te mantiene en un estado omega-6/radicales libres "proinflamatorio".

Así pues, aunque modifiques tu dieta para incluir buenas fuentes de omega-3 (agregas aceite de oliva a una ensalada o comes salmón o nueces de castilla de vez en cuando, por ejemplo), mientras no hagas algo por disminuir los radicales libres y el abuso de alimentos con omega-6, tus omega-3 serán neutralizados. Ten en mente que los omega-3 y los omega-6 compiten, de modo que el cuerpo no puede utilizar el omega-3 de forma eficiente si existen demasiados omega-6 en el cuerpo, y si esto ocurre, el camino de los eicosanoides buenos se bloquea.

No obstante, puedes cambiar esa circunstancia. Si comes pollo con aceite de oliva sobre una cama de ensalada colorida y como postre, una fruta, estarás cambiando la proporción. Estarás teniendo menos omega-6 y más omega-3 y antioxidantes protectores. Esto disminuirá tu proporción de omega-6 y omega-3 a 10:1, y si intercambias el pollo por salmón puedes terminar con una proporción sumamente benéfica de 5:1, lo cual es excelente. Otro ejemplo: si cambias tu desayuno y consumes huevos con omega-3 con un poco de aceite de oliva en lugar de cereal con leche o de pan con jalea y mantequilla de cacahuate, estás cambiando tu proporción de omega-6 y omega-3. Si estás acostumbrado a comer pasta con salsa y carne, cómela mejor con aceite de oliva y hierbas frescas, acompañada por una ensalada; una vez más, estarás logrando que la proporción entre omega-6 y omega-3 sea más benéfica.

Recuerda lo que dije anteriormente: el solo hecho de comer alimentos con omega-3 no es suficiente. Necesitas disminuir tu ingesta de alimentos con omega-6 para que la proporción mejore significativamente. También necesitas evitar los alimentos, bebidas y situaciones que disparan los radicales libres, e incrementar tu ingesta de antioxidantes. Disminuir los radicales libres y aumentar los antioxidantes protegerá a tus omega-3. Si cambias tus cocteles y cacahuates por vino tinto y aceitunas, tendrás una mejoría en tu proporción de omegas. Intercambiar una hamburguesa con papas a la francesa por carne asada sobre una cama de ensalada, e intercambiar el pollo a la *barbecue* con mucho puré de papa por la mitad de ese pollo con arroz y frijoles y aceite de oliva también mejora tu proporción. Regresaré a este tema en el capítulo 11 y te mostraré cómo preparar algunos platillos "mediterranizados".

Si sigues la Dieta Omega del Instituto Júpiter consumirás alimentos ricos en omega-3 y antioxidantes y evitarás los alimentos con omega-6. La Dieta Omega del Instituto Júpiter es, básicamente, una Dieta Mediterránea mejorada, fortalecida con ciertas modificaciones y adiciones descritas anteriormente.

La Dieta Mediterránea es un campo fascinante para explorar. No solo varían los granos y las fuentes de proteína de un país a otro, sino también las especias y los condimentos. Te invitamos a que aprendas más visitando tu biblioteca o librería local. Visita nuestro sitio web (www.jupiterinstitute.com) donde encontrarás los libros que leemos y recomendamos relacionados con esta dieta.

Capítulo 8

Por qué las terapias alternativas son efectivas

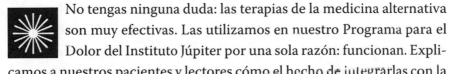No tengas ninguna duda: las terapias de la medicina alternativa son muy efectivas. Las utilizamos en nuestro Programa para el Dolor del Instituto Júpiter por una sola razón: funcionan. Explicamos a nuestros pacientes y lectores cómo el hecho de integrarlas con la medicina convencional brinda alivio y mejora la reparación en personas que sufren de dolor, artritis y lesiones.

La medicina alternativa ofrece a los pacientes otro camino para obtener el control de su enfermedad. Millones de personas que sufren de dolor, artritis y lesiones han abrazado las terapias alternativas con excelentes resultados. Aunque no con éxito en todos los casos, la medicina alternativa nos ofrece la oportunidad de encontrar alivio de los padecimientos sin tener que lidiar con los aspectos negativos de los fármacos (y sus efectos secundarios) y de las cirugías tan comunes en la medicina convencional.

Sin embargo, deseo hacer énfasis en que no existe sustituto alguno para la medicina convencional en el caso de muchas condiciones de salud. La medicina alternativa no debe reemplazar a los tratamientos médicos comprobados. A pesar de que apoyamos y alentamos la medicina alternativa, en casos como sepsis (infecciones), fracturas, condiciones quirúrgicas, ataques cardiacos, neumonía, enfermedades del corazón, sangrados, derrames cerebrales y muchas otras enfermedades agudas o crónicas, la medicina convencional no puede ser reemplazada. Cientos de enfermedades de ojos, oídos, nariz, garganta, pecho y abdomen solo pueden ser tratadas por lo que sigue siendo uno de los avances más maravillosos de la humanidad: la medicina convencional.

En verdad, no hay sustituto para el hecho de que una persona se cuide a sí misma y haga de un estilo de vida saludable y libre de inflamación —tal y como se describe en este libro— una prioridad. Esto sería dar un gran paso para prevenir muchas de las enfermedades que afectan a millones de personas en Estados Unidos y el mundo en la actualidad.

Sin embargo, ha habido y sigue habiendo una creciente insatisfacción hacia la medicina convencional. Muchos dicen que este sistema de salud es impersonal porque los doctores practican una medicina influenciada por abogados y compañías farmacéuticas. Muchos también dicen que es ineficaz debido a su falta de éxito en el tratamiento de las condiciones crónicas que nos afligen en la actualidad, incluyendo enfermedades relacionadas con el estilo de vida como el cáncer, la artritis, la diabetes, la obesidad y las enfermedades cardiacas. La invasión de seguros médicos, el precio siempre a la alza de los seguros de salud y las crecientes decepciones tanto por parte de doctores como de pacientes, solo ha hecho que las cosas empeoren. Los ciudadanos (incluyendo los profesionales del cuidado de la salud) lamentan que la calidad general de los tratamientos médicos haya venido disminuyendo a lo largo de los últimos años y que el gobierno y las principales compañías médicas no hayan hecho nada por arreglarlo. Cuando se enfrentan con estos problemas reales —y a la luz de los descubrimientos positivos relacionados con las terapias alternativas— cada vez a más pacientes se les hace difícil de creer que la mayoría de los doctores no reconozcan el beneficio de la medicina alternativa.

Estas desilusiones han creado un terreno fértil para las terapias médicas alternativas, las cuales han estado creciendo firmemente en Estados Unidos a lo largo de varios años. Las personas comenzaron a recurrir a las terapias alternativas y descubrieron que, en muchos casos, el profesional es una persona muy agradable (a diferencia de muchos doctores) y que el tratamiento es sumamente cómodo y efectivo. Se lo contaron a sus vecinos y familiares. A medida que se fue pasando la voz, la popularidad de estas terapias se extendió por todo el país y se están llevando a cabo aún más estudios para apoyar su eficacia.

El hecho es que los norteamericanos están encontrando en la medicina alternativa un alivio que no han encontrado en la medicina convencional. Ya sea que se utilice sola o en combinación con la medicina tradicional o con otras terapias convencionales, la medicina alternativa ofrece herramientas y remedios que funcionan. Brinda alivio para el dolor y para síntomas de otras condiciones como la artritis, al tiempo que proporciona beneficios para la salud general.

La mayoría de las personas que sufren de dolor, artritis y lesiones consultan primero a un médico. Este sigue siendo el mejor camino inicial, ya que una combinación de medicamentos de prescripción (AINEs, medicamentos para el dolor, etc.), terapia física y algunas veces una inyección de cortisona puede brindar alivio significativo a condiciones agudas, a la vez que nos compra tiempo para investigar las causas raíz del desorden.

En algunos casos este tratamiento inicial puede brindar un alivio permanente. Sin embargo, en la mayoría de los casos los síntomas y condiciones persisten, particularmente si la persona no está consumiendo una dieta de estilo mediterráneo. Este es un verdadero "cruce de caminos": el momento correcto para detenerse, pensar y considerar cómo puede ayudar la medicina alternativa.

Tanto el médico como el paciente pueden elegir seguir el camino convencional, incluso después de que las placas de rayos X, los exámenes de laboratorio, una resonancia magnética y un diagnóstico exacto muestren que no existen lesiones importantes o desórdenes patológicos. Siguiendo este camino, después de una, dos, tres pruebas con medicamentos, inyecciones o terapia física, los pacientes serán enviados a especialistas para recibir más terapia, más medicinas, estudios de conducción nerviosa, otra resonancia magnética, quizás, y exámenes de laboratorio extra. Aunque esto podría ser el camino correcto para algunos pacientes, a menudo trae más sufrimiento. Someter a una persona a fuertes medicamentos, inyecciones innecesarias, terapia asidua y larga y un exceso de pruebas puede provocar un gran estrés. Con mucha frecuencia pierden la esperanza de encontrar algún día una cura. Muchas personas que siguen este camino pierden su independencia y, algunas veces, incluso su trabajo y sus relaciones. Van de un doctor a otro —sin conseguir alivio— y terminan hundiéndose en un mar de narcóticos. Es por estas razones que creé el Programa para el Dolor del Instituto Júpiter.

Hay otra elección en el cruce de caminos. Tanto el paciente como el doctor pueden reconocer el valor de las terapias alternativas y el hecho de que es más probable que la condición mejore si se les incluye. En esta etapa (generalmente, la segunda o tercera visita), el doctor que está considerando recetar medicamentos y tratamientos convencionales adicionales también debe contemplar la integración de terapias alternativas como el tratamiento quiropráctico, la acupuntura y el ajuste nutricional. Paciente y doctor podrán discutir los protocolos de tratamiento e integrar a algunos expertos si así fuera necesario. Existen suficientes pruebas científicas del éxito de las terapias alternativas para apoyar y alentar esta opción. Mi mensaje a pacientes y doctores por igual es este: sí, hay otra opción —un visión nueva y extremadamente positiva— que está teniendo éxito y constituye una promesa de curación consistente. Estos terapeutas no están en competencia con los doctores o con otros terapeutas, y pueden ser extremadamente eficaces para ayudar a los doctores a que sus pacientes mejoren y a que la mejoría sea más rápida.

El problema que podría surgir es que quizás no haya un centro como el nuestro cerca de ti que te brinde protocolos de tratamiento integrados. Los profesionales de las terapias de la medicina alternativa pueden estar diseminados por toda tu ciudad o incluso estar en otra ciudad. En este caso lo que te aconsejo es que hagas lo que puedas. Busca profesionales altamente calificados de las diferentes alternativas en tu área y visítalos. (Por lo regular, las tiendas de alimentos saludables son un buen recurso). Pregúntales cómo tratarían tu condición, y, si te sientes cómodo, prueba su tratamiento. Los quiroprácticos, acupunturistas, reflexólogos, fisioterapeutas y nutriólogos pueden ayudar a establecer un programa eficaz de tratamiento para las condiciones dolorosas, así como para una infinidad de enfermedades y padecimientos. Muchos de estos profesionales compartirán contigo 10 minutos de su tiempo para decirte qué hacer. Algunos incluso te proporcionarán indicaciones de tratamiento sin costo alguno.

Terapias alternativas que pueden ayudar a la artritis y a otras condiciones dolorosas

Las terapias alternativas están conformadas por un grupo de distintas modalidades de tratamiento desarrolladas en distintos países y apoyadas por una amplia experiencia. No todas las terapias alternativas están indicadas para la artritis, el dolor y las lesiones.

A continuación se mencionan algunas de las formas más recomendadas de medicina alternativa que brindan beneficios en el tratamiento de la artritis, el dolor, las lesiones, el dolor de cuello y espalda, el dolor de músculos y tendones, la bursitis y la fatiga:

- Terapia nutricional
- Acupuntura
- Tratamiento quiropráctico
- Suplementos alimenticios
- Tai chi
- Reflexología
- Masaje terapéutico
- Acupresión

Algunas otras formas de medicina alternativa pueden brindar un beneficio adicional a personas que padecen estas condiciones y otras enfermedades, y pueden mejorar su bienestar general. Estas terapias son:

- Técnica Alexander
- Medicina herbal
- Medicina ayurvédica
- Qi gong
- Homeopatía
- Terapia craneosacral

- Meditación
- Reiki
- Yoga

Te animamos a que aprendas sobre estas terapias, ya que puedes encontrar alivio significativo, curación y reducción de tus molestias en una o más de ellas.

He descubierto que el libro *Clinician's Complete Reference to Complementary and Alternative Medicine [Libro de referencias completas para el médico clínico sobre medicina complementaria y alternativa]* escrito por Donald Novey, M.D. (publicado por Mosby) es una excelente referencia.

Reconocimiento oficial

En respuesta a la expansión de la medicina alternativa e integrativa, el gobierno creó la Comisión de la Casa Blanca sobre Medicina Alternativa y Complementaria (WHCCAM, por sus siglas en inglés). Su propósito consiste en estudiar y evaluar las terapias alternativas y la efectividad de los programas médicos complementarios. Esta comisión evaluó los datos publicados en revistas y libros, y escuchó exposiciones por parte de profesores, personas laicas, médicos, científicos, pacientes y profesionales de la medicina. La conclusión fue clara: se descubrió que la medicina alternativa es muy eficaz en el tratamiento del dolor, la artritis y las lesiones. En consecuencia, la Comisión creó el Centro Nacional para la Medicina Complementaria y Alternativa, reconociendo a la medicina alternativa e integrativa como parte de un sistema completo de cuidado de la salud. Puedes visitar este sitio en los Institutos Nacionales de la Salud (www.nih.gov).

Programa para el Dolor del Instituto Júpiter

Yo elegí integrar a nuestro programa de alivio para el dolor, tres de las terapias de medicina alternativa más importantes: la acupuntura, los cuidados quiroprácticos y los suplementos alimenticios. Los primeros dos se discuten más abajo, y el último, en el capítulo 9. Escogí las primeras dos porque han probado ser consistentemente útiles para aliviar el dolor, y, la tercera, porque la alimentación es una consideración clave para eliminar y evitar las condiciones de dolor.

Nuestro programa integra estas tres terapias con otras cuatro: los cuidados convencionales de la medicina interna, los ajustes alimenticios (nuestra versión modificada de la Dieta Mediterránea, la Dieta Omega del Instituto Júpiter, la cual se aborda en el capítulo 7), la terapia física, y consejería sobre ejercicio, para un total de siete terapias. Estas terapias se utilizan de distinta manera dependiendo de la condición de cada persona. No recomendamos los siete tratamientos para cada paciente, y cada tratamiento se da con distintas intensidades y frecuencia de acuerdo con las necesidades de cada uno.

Puedes visitar nuestro centro en línea en www.jupiterinstitute.com. Esperamos que nuestras iniciativas en esta área proporcionen a los doctores que trabajan en otras áreas la inspiración para crear programas similares para sus comunidades. Es sabio ir más allá de los límites ortodoxos de la medicina convencional y resulta rentable pues pone como prioridad la meta común: curar.

Invitamos a pacientes de otros estados a que busquen centros médicos integrales como el nuestro. Si no hay disponibles, pueden contactar a un profesional local de la salud que tenga la reputación de poseer una mentalidad abierta con respecto al cuidado y el manejo coordinado. También invitamos a pacientes y médicos a que lean algunos de los excelentes libros que se mencionan en nuestro sitio web.

Recomendaciones

Sigue estos pasos cuando estés considerando acudir a la medicina alternativa o a la medicina integrativa:

Toma una decisión informada. Obtén información en librerías y bibliotecas locales, y en Internet. Pregunta. Contacta a las organizaciones de profesionales que mencionamos al final de este libro y en nuestro sitio web.

Utiliza el sentido común. Las terapias no convencionales son remedios que pueden o no ser exitosos; sopesa los riesgos y beneficios. Pide a tu doctor que te ayude mientras exploras otras alternativas a tu plan de tratamiento.

No esperes una cura milagrosa. La medicina integral puede proporcionar alivio, pero, al igual que la medicina convencional, puede no curar la condición. Ten perspectivas realistas y paciencia.

Obtén un diagnóstico preciso. Asegúrate de que tu médico te informe qué tipo de condición padeces, de modo que sepas lo que se está tratando.

No dudes en hacer preguntas. Haz preguntas; por ejemplo, si una terapia en particular ayudará a tu condición.

Consulta referencias. Habla con otras personas que padecen condiciones similares y que han pasado por el mismo tratamiento.

Sé suspicaz si el profesional médico no pudo mostrarte una licencia profesional, si te pide que abandones tus medicamentos, si te promete una cura o te dice que no comentes nada con tu doctor.

Aun si sigues la medicina alternativa para tratar tu condición, no abandones las terapias de la medicina convencional si las necesitas. Puedes tener una condición que requiera un cuidado médico rápido, y debes actuar conforme a él.

Acupuntura

La acupuntura es una poderosa técnica médica que ayuda a fortalecer el sistema inmune, a reducir la inflamación, a controlar el dolor y mejorar la calidad de vida. La acupuntura es altamente eficaz en la curación de lesiones y en el tratamiento de múltiples condiciones dolorosas. Como afecta la bioenergética interna de una persona, quienes reciben acupuntura no solo se sanan físicamente, sino que, muy a menudo, experimentan nuevos y profundos estados de paz, claridad y armonía.

Se ha determinado que el cuerpo humano es un sistema bioenergético. Cuando este sistema se altera, entran en escena el dolor o la enfermedad. El tratamiento con acupuntura restablece el equilibrio energético mediante la estimulación de la capacidad natural del cuerpo para sanarse a sí mismo sin el uso de fármacos o cirugía.

Historia

La acupuntura es una de las formas de medicina conocida más antiguas. Se desarrolló en China hace más de 3 000 años, donde se utilizaba para mantener la salud y tratar las enfermedades. La acupuntura fue llevada a Europa a finales del siglo XVII y de ahí se ha diseminado a otros países, incluyendo Estados Unidos. Cuando China abrió sus puertas en los años setenta, los norteamericanos pudieron tener una mayor exposición a esta técnica de curación.

Aunque el público norteamericano rápidamente se entusiasmó con el potencial de tratamiento del dolor y las enfermedades por parte de la acupuntura, los médicos norteamericanos estaban renuentes a respaldarla. Aún ahora, muchos doctores en Estados Unidos se rehúsan a aceptarla como una forma viable de cuidado médico. Existen dos razones para esta actitud. En primer lugar, a muchos doctores se les ha hecho difícil aceptar el principio subyacente de la acupuntura: la salud y la enfermedad se relacionan directamente con el flujo de la energía (Qi) a lo largo de los canales energéticos del cuerpo (meridianos). Aunque la medicina energética está ganando popularidad en las culturas occidentales actualmente, no se describe en los libros clásicos de anatomía. En segundo lugar, los intentos por parte de los médicos norteamericanos de replicar la técnica china practicando la acupuntura por sí mismos, ha probado ser, en su mayor parte, fallida.

Para muchos doctores occidentales la acupuntura sigue siendo algo demasiado nuevo, muy poco tradicional y demasiado difícil de entender y practicar. Sin embargo, el escepticismo inicial por parte de la institución médica comenzó a moderarse a principios de los ochenta. Numerosos artículos que aparecieron en revistas y libros de medicina sobre la acupuntura demuestran su eficacia, incluyendo su éxito en el tratamiento de las condiciones dolorosas.

En la actualidad, la acupuntura se utiliza para tratar a cientos de millones de personas en todo el mundo casi de cualquier enfermedad. Está documentado que más de 15 millones de norteamericanos han recibido tratamientos de acupuntura, principalmente para el control del dolor. Ya que el dolor es el síntoma número uno que afecta a las personas que padecen artritis, se ha utilizado la acupuntura para tratar muchas clases de artritis, incluyendo osteoartritis, fibromialgia y artritis reumatoide.

La acupuntura está siendo respaldada por los Institutos Nacionales de la Salud, por la Comisión de la Casa Blanca sobre Medicina Alternativa y Complementaria, y por muchas organizaciones médicas de Estados Unidos.

Cómo funciona

La fuerza o energía vital de una persona, llamada Qi (se pronuncia chi), no permanece estacionaria sino que fluye constantemente a lo largo de los canales que se encuentran en el cuerpo, muy parecidos a ríos de agua. Estos ríos de Qi se llaman meridianos y se conectan dentro del cuerpo entre sí y con los órganos profundos. La acupuntura se realiza utilizando agujas del grueso de un cabello que penetran la piel en lugares específicos llamados puntos de acupuntura.

La estimulación provocada por la aguja afecta el flujo de energía que va hacia un órgano o área del cuerpo particular y puede modificar y corregir el flujo del Qi a lo largo de un meridiano en particular. La aguja trabaja como una válvula que controla el flujo de agua a través de un tubo.

Existen muchos sistemas de meridianos en la acupuntura, y se accede a cada uno por distintas razones. Del mismo modo, existen alrededor de 360 puntos básicos de acupuntura en la superficie del cuerpo que tienen nombres y funciones específicas. Además, existen varios cientos de "puntos gatillo" que también pueden estimularse con las agujas.

Todos estos meridianos, puntos de acupuntura y puntos gatillo están interconectados por medio de aproximadamente 70 canales adicionales, formando una compleja red de actividad energética. Utilizando este conocimiento, un acupunturista habilidoso puede abrir o cerrar las válvulas de energía en los puntos de acupuntura. Puede disminuir el exceso de flujo en áreas de energía elevada, mientras aumenta el flujo de la energía sanadora hacia áreas de presión baja. No obstante, los meridianos son invisibles y no se correlacionan con las gráficas anatómicas que le son familiares a la medicina occidental.

En la medicina china, la enfermedad es una manifestación de la relación entre la composición constitutiva del paciente y el estímulo que viene del medio ambiente. Todas las enfermedades y los síntomas son producto de desequilibrios en la cantidad, la distribución y el flujo de la energía vital llamada Qi.

Un área dañada o con algún padecimiento acumula sangre, fluidos y Qi, y se estanca. La medicina china especifica que debe haber movimiento de Qi, sangre y fluidos si un órgano enfermo ha de sanarse y regresar al equilibrio. Donde hay dolor y una lesión, el flujo está bloqueado. Ese bloqueo impide que esa área reciba sangre rica en oxígeno, entre otras cosas que ayudan a la curación. La acupuntura mejora el flujo y facilita la curación mediante la eliminación de la obstrucción y aliviando la presión que hay en el área.

Para definir el movimiento, los excesos, las deficiencias y la distribución del Qi en el cuerpo, los chinos aplican el concepto del yin y el yang. El yin y el yang representan la expresión del equilibrio dinámico entre el exceso y la deficiencia de Qi. Mientras una condición yin es pasiva, inferior, crónica, fría, y pobremente definida, una condición yang es brillante, superior, activa, caliente y aguda. Una enfermedad yang puede presentar fiebre, calor y dolor severo.

De acuerdo con la medicina china, el equilibrio entre el yin y el yang dentro de un individuo debe estar en armonía. El Qi debe fluir en la dirección correcta, permitiendo que el yin y el yang estén en equilibrio.

Los acupunturistas primero identifican el equilibrio del yin y el yang, diagnosticando el patrón y tipo de desarmonía en un individuo en particular. Una vez que hace el diagnóstico, el acupunturista busca los meridianos apropiados y los puntos de acupuntura en esos meridianos que controlan el flujo del Qi hacia el área problemática. Luego, inserta las agujas, las cuales, como válvulas, disminuyen o aumentan el flujo de energía y restablecen el equilibrio en el área afectada.

Técnica

Las agujas de acupuntura solían ser de oro o plata, pero en la actualidad son hechas de acero inoxidable, están esterilizadas y vienen en paquetes individuales. Se utilizan para penetrar la piel en puntos de acupuntura y algunas veces se rotan o se mueven para tener una mayor eficacia.

La estimulación eléctrica se utiliza frecuentemente en combinación con la acupuntura. En estos casos, se conectan unos cables cortos a unidades de baja intensidad para liberar una corriente fija hacia los puntos de acupuntura y brindar una mayor estimulación.

En otras ocasiones, se aplica la acupuntura junto con la moxibustión, donde una pasta seca hecha a base de hojas picadas de artemisa (Artemisia vulgaris) se pega a las agujas y se enciende. Este procedimiento calienta el mango de la aguja, el cual transmite el calor a los puntos de acupuntura, aumentando la efectividad del tratamiento. Todos estos procedimientos son relativamente indoloros.

En promedio, los pacientes requieren entre tres y seis tratamientos de acupuntura para comenzar a sentir alivio; sin embargo, el número de sesiones puede variar. Las condiciones crónicas complejas y de larga duración pueden necesitar uno o dos tratamientos por semana durante varias semanas. Las condiciones nuevas pueden presentar alivio después de una o dos sesiones.

Acupuntura para el dolor, la artritis y las lesiones

La acupuntura es sumamente eficaz en el tratamiento tanto del dolor agudo como del crónico y en lesiones, y puede utilizarse sola o como parte de un programa más amplio.

La lista de condiciones tratadas de manera eficaz con la acupuntura es extensa e incluye:

- Artritis aguda
- Dolor producido por cáncer
- Síndrome del túnel carpiano
- Artritis crónica
- Enfermedad degenerativa de disco
- Fibromialgia
- Dolores de cabeza
- Dolor en articulaciones
- Lesiones musculares
- Dolor miofascial
- Dolor de cuello y espalda
- Neuropatía
- Atrapamiento de nervio
- Neuralgia postherpética
- Ciática
- Lesiones deportivas
- Lesiones por esguince
- Codo de tenista
- Neuralgia del trigémino
- Lesiones por latigazo cervical

Las ventajas de integrar la acupuntura en un programa amplio de manejo del dolor son numerosas. En algunos casos, la acupuntura por sí misma puede resolver el dolor mientras que, en otros, simplemente lo reducirá. Sin embargo, en ambos casos ayudará tanto al paciente como al doctor a tener un tratamiento más exitoso para una condición médica. Ya sea para brindar curación o para facilitarla, el papel de la acupuntura en la medicina es enorme.

La artritis es algo que los acupunturistas tratan a menudo. Existen diversos tipos de artritis, y la medicina china las clasifica de acuerdo con sus síntomas. La tipo "viento" va de una articulación a la siguiente; la tipo "húmeda" es donde se manifiesta hinchazón; la tipo "fría" es fría al toque; la tipo "caliente" está hinchada y caliente, y la "ósea" es un tipo de artritis en etapa avanzada.

Estos distintos tipos de artritis requieren distintos tratamientos de acupuntura y responden de manera diferente al tratamiento. Aunque la respuesta puede variar de un caso a otro, la acupuntura proporciona a muchos pacientes con artritis una alternativa a la terapia moderna para la artritis. La acupuntura puede dar como resultado un poderoso alivio del dolor, las lesiones y la artritis.

"¡Pero si la acupuntura no funciona!" He escuchado esta clase de comentario en numerosas ocasiones por parte de personas que han padecido una condición médica durante muchos, muchos años. Específicamente, un paciente había estado sufriendo de artritis en la cadera izquierda por más de 25 años. Él comentó después de su segunda sesión de acupuntura: "Mire, doctor Nuchovich, lo intenté, pero la acupuntura simplemente no funciona." Lo que ocurre es que las personas esperan obtener con la acupuntura el mismo alivio inmediato que obtienen con las pastillas. Esta es una conclusión incorrecta basada en la falta de información. Si una articulación ha estado degenerándose por un lapso de 20 años y ha estado hinchada constantemente, no hay forma de que una o dos sesiones de acupuntura lo reviertan. Por otra parte, tomar dos Celebrex y un Darvocet brindará un alivio rápido, pero no una curación verdadera. La acupuntura y las pastillas son cosas completamente distintas: una es una técnica de curación, mientras que la otra es simplemente una máscara para los síntomas. La acupuntura aborda el desequilibrio que provoca el dolor; las pastillas solamente enmascaran el dolor. Comprende que el cuerpo necesita tiempo para borrar años de anormalidades y ten paciencia con el proceso de curación.

Otras indicaciones para la acupuntura

La acupuntura también se utiliza para tratar de manera efectiva otras muchas condiciones:

Problemas respiratorios

- Fiebre del heno
- Asma
- Bronquitis
- Rinitis
- Alergias
- Sinusitis

Problemas neurológicos

- Dolor facial
- Fatiga
- Derrames cerebrales

- Parálisis
- Problemas de la memoria

Problemas de audición
- Tinnitus
- Desórdenes auditivos

Problemas emocionales
- Ansiedad
- Depresión
- Insomnio
- Nerviosismo

Problemas digestivos
- Dolor abdominal
- Diarrea crónica
- Colitis
- Estreñimiento
- Gastritis
- Síndrome del intestino irritable (SII)
- Indigestión
- Náuseas

Problemas ginecológicos
- Espasmos
- Bochornos
- Infertilidad
- SPM
- Menopausia
- Hemorragias disfuncionales

Otras condiciones
- Adicciones (cigarro, alcohol, drogas)
- Fatiga crónica

- Gota
- Dolor de talones
- Impotencia
- Incontinencia
- Control del dolor
- Reducción del estrés
- Desórdenes urinarios
- Control de peso

Se ha demostrado a través de muchos libros, estudios y publicaciones que la acupuntura es un auxiliar eficaz para los tratamientos médicos convencionales y puede emplearse con éxito de manera independiente o como parte de un abordaje médico multidisciplinario.

La acupuntura también se ha utilizado en lesiones de la médula espinal y se ha descubierto que contribuye a la recuperación significativa neurológica y funcional.

Cómo encontrar un acupunturista

Es más probable que los acupunturistas con licencia y con credenciales otorgadas por el Estado brinden mejor cuidado que aquellos que no las tienen. Aunque las credenciales no aseguran la competencia, indican que el profesional cumplió con ciertos estándares para tratar a los pacientes. Sin embargo, un certificado colgado en la pared no garantiza la experiencia. Recomendamos seleccionar a profesionales que cuenten con entrenamiento formal, en vez de aquellos que simplemente han asistido a algunos cursos y seminarios.

Asegúrate de que el doctor haya completado un programa de entrenamiento en acupuntura reconocido. Los acupunturista de la Medicina Tradicional China (MTC) afirman que muchos doctores que practican la acupuntura no tienen un entrenamiento adecuado. Recomiendan encontrar a un terapeuta que tenga muchos años de experiencia y que esté entrenado en la MTC.

Se considera que los acupunturista orientales, nacidos y entrenados en el Lejano Oriente, son los mejores. Algunos, como el doctor Pan-Jau

Chi de nuestro Instituto Júpiter, son considerados sanadores excepcionales. El doctor Chi, graduado del China Medical College, se convirtió en el director médico del famoso Hospital de Acupuntura de Keelung en Taiwán. Después de mudarse a Estados Unidos, se convirtió en un miembro valorado de la Alianza de Acupuntura y Medicina Oriental así como de la Asociación Estadunidense de Medicina Oriental. Es un acupunturista ideal.

No necesariamente acudas con el primer acupunturista que encuentres; más bien, busca acupunturistas en tu área. Cuando los encuentres, pregúntales sobre su experiencia, sobre su entrenamiento y sus antecedentes antes de considerar seguir un tratamiento con ellos. Si te es posible, haz arreglos para tener una reunión con ellos antes de comprometerte a una sesión.

La acupuntura es reconocida y recomendada por las siguientes organizaciones: Los Institutos Nacionales de la Salud, Centro Nacional para la Medicina Complementaria y Alternativa (una subdivisión del Departamento de Salud y Servicios Humanos de Estados Unidos), la Comisión de la Casa Blanca de Medicina Complementaria y Alternativa, la Escuela de Medicina de Harvard, la Universidad de Maryland y numerosos colegios y universidades en todo el país.

La Fundación para la Artritis y organizaciones para el manejo del dolor también reconocen a la acupuntura como una modalidad de tratamiento importante. Algunas otras recomendaciones vienen del Hospital de Rehabilitación Spaulding (Boston), del Colegio de Medicina Albert Einstein (Nueva York), de la Universidad de Massachusetts, de la Universidad de Columbia (Nueva York), de la Universidad de Arizona y de muchas publicaciones y libros científicos.

Una nota final: La acupuntura ofrece la promesa de un tratamiento que en algunos casos reducirá o eliminará la necesidad de tomar medicamentos y, en otros, aminorará las condiciones para las cuales la medicina occidental resulta un fracaso o resulta incompleta. La acupuntura, como modalidad, es ampliamente reconocida como un procedimiento seguro. En las manos de un profesional bien entrenado son muy raras las complicaciones.

Cuidado quiropráctico

El cuidado quiropráctico es, quizás, uno de los tratamientos más populares de medicina alternativa en Estados Unidos. El cuidado quiropráctico trata enfermedades mediante el movimiento y el ajuste de los huesos de la columna y de otras estructuras. Estas manipulaciones se basan en la creencia de que las enfermedades son provocadas por la presión, especialmente de las vértebras y los discos, sobre los nervios.

Los médicos quiroprácticos no utilizan fármacos, inyecciones ni cirugía en su práctica. También creen que el cuerpo responde a las condiciones estresantes en una forma que afecta al sistema nervioso, al sistema inmunológico y al sistema metabólico simultáneamente. Por ejemplo, trabajar sobre la columna vertebral puede, de hecho, proporcionar beneficios a los órganos y sistemas metabólicos de todo el cuerpo.

El tratamiento quiropráctico es una técnica maravillosa que brinda un enorme alivio en condiciones tales como artritis, dolor y lesiones. El tratamiento quiropráctico, criticado por los médicos que eran demasiado obstinados como para investigar sobre él, o quizás que tenían demasiado miedo como para aceptarlo, ha sobrevivido a los desafíos de nuestra sociedad médica moderna. Ha probado ser una técnica que proporciona alivio y mejora la calidad de vida, y ha salvado a incontables personas de cirugías innecesarias.

Existen más de 60 000 quiroprácticos en Estados Unidos. De acuerdo con encuestas recientes, ha habido un incremento significativo en el uso de los cuidados médicos quiroprácticos por parte de la población en general. Los quiroprácticos típicamente reciben entrenamiento durante ocho años antes de abrir un consultorio particular. Existe un programa de estudios universitarios y otro de posgrado así como un internado clínico. Las áreas de la ciencia y los estudios clínicos son los apropiados para el cuidado integral de la salud de los seres humanos, e incluyen la anatomía, la fisiología, el diagnóstico, la nutrición, la patología, la radiología y la terapéutica.

Se ha reconocido que los doctores en quiropráctica proporcionan cuidados excepcionales para el dolor de espalda, dolores de cabeza, dolores de cuello, desórdenes nerviosos y otras condiciones relacionadas con la columna. Además, los quiroprácticos son defensores del reconocimiento de la capacidad e integridad del cuerpo y la mente para lidiar con el estrés y las enfermedades. Han criticado de forma colectiva el sobreuso y abuso de fármacos, inyecciones y cirugías.

El cuidado quiropráctico busca restablecer la función fisiológica normal y, por tanto, mejora la salud del individuo. El principio de tratamiento se basa en la idea de que una desalineación de las vértebras, llamada subluxación, provoca muchas enfermedades, y que la realineación quiropráctica de la columna es la cura. Los quiroprácticos están entrenados en la técnica altamente efectiva de "desbloquear" la columna, aliviando su disfunción y mejorando la conductividad bioeléctrica del sistema nervioso. Los ajustes quiroprácticos tienen como finalidad restablecer el movimiento adecuado de la columna, influyendo de esta forma directamente en los desórdenes relacionados con ella. Diversas publicaciones sugieren que el ajuste a la columna también tiene el potencial de influir en la integridad neural (nerviosa), lo cual afecta de manera positiva a los órganos disfuncionales.

Durante más de un siglo los quiroprácticos han defendido que para una buena salud es necesario un sistema nervioso con un funcionamiento óptimo. La importancia del sistema nervioso y su influencia sobre la capacidad del cuerpo de adaptarse al medio ambiente se está volviendo cada vez más relevante a medida que avanzan las investigaciones. Es más, cada vez hay una mayor conciencia de la necesidad de considerar la prevención y el mantenimiento de la salud y de no esperar a que ocurra una enfermedad. Los quiroprácticos comprenden este importante concepto, aunque muchos médicos no. Esa es la razón por la que el cuidado quiropráctico está convirtiéndose en un tratamiento elegido por decenas de millones de estadunidenses que buscan una mejor salud y un alivio libre de fármacos.

Indicaciones

El tratamiento quiropráctico se recomienda para las siguientes condiciones:

- Dolor de brazo
- Artritis
- Asma
- Dolor de espalda
- Bursitis
- Colitis
- Calambres
- Enfermedad degenerativa de disco
- Lesiones
- Subluxaciones de las articulaciones
- Dolores menstruales
- Desgarros musculares
- Dolor de cuello
- Neuralgia
- Neuropatías
- Desórdenes alimenticios
- Nervios comprimidos
- Enfermedades respiratorias
- Ciática
- Tendinitis
- Tinnitus
- Problemas de ATM (articulación temporomandibular)

Técnica

Aunque los quiroprácticos toman el historial médico del paciente y llevan a cabo un examen físico estándar, es la examinación de la columna y del sistema muscular lo que hace que el abordaje quiropráctico sea distinto al de cualquier otro profesional del cuidado de la salud. Se llevará a cabo una cuidadosa examinación de la columna y un análisis de la misma para detectar cualquier anormalidad estructural. En algunos casos, las placas de rayos X de la columna pueden resultar necesarias. El examen de la columna, cuando se analiza a través de la habilidad y la experiencia del quiropráctico, ayuda enormemente a la identificación de áreas problemáticas en el sistema musculoesquelético que pueden estar contribuyendo al padecimiento.

La evaluación va seguida de la manipulación de una o más áreas espinales, y se presta particular atención a las áreas de la columna donde se ha detectado una disfunción espinal (subluxación). El ajuste por lo regular se realiza con las manos. Consiste en colocar al paciente en una mesa de ajuste diseñada específicamente para ello y luego se aplica presión a las áreas de la columna que están fuera de alineación.

Los doctores en quiropráctica emplean una amplia variedad de métodos de tratamiento. La experiencia y el conocimiento del quiropráctico determinarán el tipo de manipulación y la frecuencia de las manipulaciones subsecuentes.

Asesoría

Además de la manipulación de la columna, muchos quiroprácticos dan consejos sobre nutrición. También aconsejan sobre postura, sobre el tipo de deportes o ejercicios que son mejores, e incluso sobre buenos hábitos de sueño. Los quiroprácticos pueden recomendar ejercicios de rehabilitación y almohadas de soporte cervical. En muchas ocasiones, el tratamiento se complementa con terapia física y masaje para aumentar los beneficios curativos.

Los consejos a los pacientes en áreas como nutrición, ejercicio y dieta apropiada, cambios en el estilo de vida y asuntos de salud general demuestran la preocupación del doctor en quiropráctica sobre la "persona integral".

La efectividad del tratamiento quiropráctico queda comprobada por estudios que demuestran que los pacientes quiroprácticos quedan más satisfechos con el tratamiento quiropráctico que con el tratamiento médico. La quiropráctica seguirá creciendo en este nuevo siglo, y los beneficios de este enfoque de mejoramiento de la salud hacia la rehabilitación alcanzarán nuevos niveles de reconocimiento público.

Capítulo 9

El papel de los suplementos en la curación

 Los suplementos alimenticios se han convertido en una herramienta esencial en la caja de herramientas de los tratamientos que utilizamos para sanar las lesiones, la artritis y el dolor. Un buen ejemplo del papel que estas vitaminas, minerales y ácidos grasos esenciales pueden jugar en la curación proviene de la experiencia de un hombre retirado de 67 años de edad llamado James, quien desarrolló un dolor entre las caderas y recibió diagnósticos contradictorios.

Un médico dijo a James que tenía la próstata agrandada; un urólogo diagnosticó el dolor como una hernia, y otro doctor dijo que era un tirón muscular. Para cuando James visitó nuestra clínica se encontraba confundido y estaba tomando cinco medicamentos diferentes con una amplia gama de molestos efectos secundarios. Le habían dicho que necesitaba cirugía para corregir el problema, y la sola idea le producía pesadillas.

Examinamos a James y encontramos una enfermedad degenerativa de disco en su columna y un sacro desplazado, condiciones que estaban afectando a un nervio y produciendo el dolor. Aunque a James le parecía difícil de creer que nuestro tratamiento funcionara sin la prescripción de medicamentos, accedió a nuestro enfoque y comenzó a trabajar con nuestro fisioterapeuta y nuestro quiropráctico, quien le realineó la columna. Mientras tanto, le di un régimen diario de complejo B y suplementos multivitamínicos para nutrir y ayudar a reparar el nervio afectado.

Después de menos de tres semanas, todos los síntomas de James habían desaparecido y estaba libre de dolor por primera vez en muchos meses. Nos dijo adiós dejándonos una bolsa que contenía todos sus medicamentos de venta libre. "Oiga, doctor", bromeó mientras se marchaba, "puede quedarse con todo esto. ¡Ya no lo necesito!"

Ningún alimento contiene todas las vitaminas y minerales que necesita una persona. Las técnicas de cultivo industriales modernas —el sobreuso de las tierras, los fertilizantes artificiales, la cosecha temprana y el procesamiento de los alimentos— da como resultado frutas y vegetales que no tienen todos los nutrientes que deberían tener. Por ello las personas necesitan tomar vitaminas y otros suplementos con el fin de obtener los nutrientes necesarios para permanecer saludables. Sin embargo, durante las enfermedades y cuando se tienen lesiones la necesidad de esos nutrientes se incrementa. En consecuencia, una deficiencia de vitaminas o minerales puede afectar el proceso de curación. Es más, si una persona está siguiendo una dieta para bajar de peso, las deficiencias pueden ser más pronunciadas ya que las dietas típicas para perder peso por lo regular privan al cuerpo de diversas vitaminas y minerales esenciales. Cuando hay un déficit de nutrientes vitales el proceso total de reparación de la lesión se hace más lento, prolongando el dolor y la hinchazón así como el sufrimiento de los tejidos afectados.

Estados Unidos es un país de personas bien alimentadas pero con deficiencias nutricionales. En general, aunque las personas comen en abundancia, no tienen todas las vitaminas y suplementos que su cuerpo necesita. La deficiencia de vitaminas y minerales es un problema común entre los habitantes de este país, y la necesidad de suplementación es grande.

Como ejemplo, una encuesta nacional de consumo de alimentos que se llevó a cabo en 1977 y 1978 mostró que más del 25 % de la población tenía deficiencia de vitamina B6, vitamina A o vitamina C. La deficiencia de vitaminas y minerales es más pronunciada en diversos subgrupos de la población. Además de encontrarse deficiencias en personas con enfermedades crónicas y personas que están bajo un régimen de dieta, también se encontraron entre adolescentes, personas que consumen alcohol, personas que consumen drogas, veganos, diabéticos, mujeres embarazadas o mujeres en periodo de lactancia, entre las personas de edad avanzada y las personas pobres. El consumo de calorías vacías, como los alimentos procesados y la comida de restaurantes, es otro factor de riesgo para una mala nutrición. El problema es aún peor cuando más de uno de estos factores están presentes.

La mayoría de las veces las deficiencias nutricionales son solo marginales, sin provocar señales o síntomas significativos y sin mostrar evidencia de enfermedad orgánica alguna. Sin embargo, estas deficiencias afectan de manera negativa la capacidad del cuerpo de mantener la salud frente a los factores estresantes.

Ahora se sabe que numerosos cambios biológicos están asociados con las deficiencias marginales. Entre estos están una mayor susceptibilidad a las infecciones, la promoción de cambios degenerativos en los tejidos y la curación más lenta de tejidos lesionados o degenerados.

Con la edad se incrementa la necesidad de ciertos nutrientes pero, desafortunadamente, la capacidad de absorber estos nutrientes disminuye. Este fenómeno contribuye a la propensión de las personas de edad avanzada a padecer enfermedades crónicas. De hecho, algunas de estas enfermedades crónicas ocurren a las personas en su edad madura. Simplemente pregunta por ahí y te darás cuenta que muchas personas que conoces ya han sido diagnosticadas con deficiencia de vitamina B, vitamina A, calcio, hierro, omega-3 y otros.

Las deficiencias de importantes nutrientes tienen una consecuencia inmediata y directa sobre las estructuras cartilaginosas, musculoesqueléticas y neurológicas.

En resumen, es necesario corregir las deficiencias nutricionales de las personas que viven en Estados Unidos y en todo el mundo. Existen dos maneras de hacerlo: mediante una repleción de nutrientes y mediante la terapia nutricional.

La repleción de nutrientes se logra mediante una mejora en la dieta. Una dieta variada, rica en nutrientes y pobre en "antinutrientes" es el primer paso para corregir estas deficiencias. Esta es la dieta a la cual nos referimos como la Dieta Omega del Instituto Júpiter y que se describe en el capítulo 7, una dieta que debería mantener a las personas en el estado "omega-3/antioxidantes" (al cual también llamo estado "omega-3/eicosanoides buenos-antioxidantes"), en lugar de en el estado "omega-6/radicales libres" (al cual también llamo "estado omega-6/eicosanoides malos-radicales libres").

No obstante, algunas veces no es suficiente mejorar la dieta para tener como resultado una adecuada repleción nutricional. Un paciente puede no seguir la dieta a largo plazo, quizás debido a una falta de motivación, conocimiento o medios para hacerlo. Cuando las recomendaciones dietéticas no son adecuadas para corregir las deficiencias nutricionales, lo que se requiere es la terapia de nutrientes.

La terapia de nutrientes se refiere a tomar pastillas de nutrientes, a menudo en dosis mucho mayores al Consumo Diario Recomendado, con el propósito de prevenir o tratar las deficiencias nutricionales. Esto se logra mediante la ingesta de vitaminas, minerales y suplementos, también conocidos como micronutrientes, en la forma de tabletas o cápsulas.

Aunque miles de artículos apoyan el uso de los micronutrientes, la mayoría de las publicaciones concuerdan en que un consumo libre sin una guía es irresponsable y peligroso, y puede hacer más daño que bien. La terapia de nutrientes no es cuestión de tomar unas cuantas vitaminas porque leíste que son buenas para ti, sino más bien consiste en buscar una guía para encontrar qué suplementos son los que más necesitas.

No quiero que te quedes con la idea de que con solo tomar una vitamina en particular todo estará bien. Si sufres de dolor crónico, artritis, lesiones, dolor de cuello y espalda o de neuropatías, tomar vitaminas y suplementos NO es la solución, sino parte de un programa sólido.

Así pues, por favor no cometas el error de pensar que un manojo de pastillas arreglará tu problema. Esa es la actitud pasiva del tomador de píldoras que raramente funciona en la erradicación de las condiciones dolorosas. Más bien, asume la actitud activa de incorporar las diversas terapias y cambios en el estilo de vida que alentamos

Nuestro programa combina siete enfoques: atención médica, ajuste en la dieta, terapia física, ejercicio, acupuntura, cuidado quiropráctico y suplementación nutricional. Tomar suplementos sin considerar los otros tratamientos puede no proporcionar ninguna mejoría; el uso de suplementos nutricionales es solo una de las varias terapias simultáneas que necesitas seguir. Puedes encontrar una lista actualizada de libros recomendados sobre vitaminas y suplementos en nuestro sitio web (www.jupiterinstitute.com).

Vitaminas

Las vitaminas que tienen el mayor efecto terapéutico sobre la artritis son aquellas que poseen propiedades antioxidantes activas: la vitamina A, la vitamina C, la vitamina E y algunas de las vitaminas del complejo B.

Las vitaminas B1, B6 y B12 juegan un papel importante en el funcionamiento de los nervios y son adiciones importantes en el tratamiento de las neuropatías dolorosas. Adicionalmente, la vitamina B12 nutre a la médula ósea, lo cual previene la anemia. Por encima de todo, las vitaminas del complejo B son conocidas porque alivian los dolores de cabeza: en particular, se sabe que la vitamina B6 combate el dolor. Suplementar la dieta con vitaminas del complejo B es recomendable para cualquier persona que está sufriendo de dolores y lesiones. Por lo regular se recomienda que se tomen suplementos que contengan todas las vitaminas B (complejo B) pues son más efectivas cuando la totalidad del complejo se toma junto.

La combinación de complejo B, vitamina A, vitamina C y vitamina E es el núcleo de la mayoría de los programas de suplementos nutricionales. Sin embargo, las cantidades excesivas de complejo B o las marcas de origen dudoso pueden provocar reacciones adversas. Lo mismo ocurre con las vitaminas de mala calidad.

La vitamina C y la vitamina E tienen poderosos efectos antioxidantes y antinflamatorios, pero deben tomarse en cantidades correctas para que sean eficaces. No es inteligente hacer en exceso algo bueno. La vitamina C ayuda a la reparación de los tejidos en la curación de las lesiones. La vitamina E protege a los tejidos del daño provocado por los radicales libres y mejora la función nerviosa. También se sabe que la vitamina E protege a los ácidos grasos omega-3 contra los ataques de los radicales libres.

Precauciones

Debido a que los niveles elevados de vitamina A pueden ser tóxicos, es más seguro tomar carotenos mezclados que se convierten en vitamina A en el cuerpo. Las vitaminas B, especialmente la vitamina B3 (niacina), la vitamina B5 (ácido pantoténico) y la vitamina B6 (piridoxina) juegan un papel importante en el mantenimiento de múltiples tejidos, pero una ingesta excesiva puede provocar reacciones adversas.

La vitamina D y el ácido fólico son dos vitaminas que, aunque son esenciales para la estructura de los tejidos, causan reacciones adversas cuando se toman en exceso.

El problema cuando se compran vitaminas es que aunque existen cientos de marcas, la mayoría de los productos no contienen lo que dice la etiqueta. Muchas marcas de vitamina C no tienen absolutamente nada de vitamina C en la tableta. Muchas botellas de vitamina B y vitamina E contienen solo una fracción de lo que dice la etiqueta. Al no estar consciente de esto, una persona puede tomar cuatro o cinco tabletas de vitaminas al día, pero su contenido nutricional mínimo no proporciona beneficio alguno. Algunas marcas de origen dudoso pueden incluso tener impurezas que pueden provocar reacciones inmunoalérgicas.

Animamos a los lectores a que acudan con sus doctores o a una tienda de alimentos naturales para aprender sobre los productos hechos con suplementos de alta calidad. También los invitamos a que consulten la sección de "Vitaminas y suplementos" en nuestro sitio web (www.jupiterinstitute.com) donde mencionamos algunas de las marcas que hemos visto son confiables. Ahorrar unos cuantos dólares cada mes por comprar vitaminas baratas puede afectar de manera negativa tu salud.

Del mismo modo, no te dejes engañar por las estrategias mercadológicas que te llevarán a tomar suplementos que no necesitas y en dosis que deberías evitar: lee, reúne información, habla con tu doctor y aprende antes de poner un químico desconocido en tu cuerpo.

Exceso de vitaminas

Tomar cantidades excesivas de vitaminas puede ser riesgoso y contraproducente. Hacer esto por unos cuantos días quizás no provoque un problema. Sin embargo, cuando una persona que sufre de una enfermedad o que está debilitada por la edad o por condiciones inflamatorias o degenerativas toma cantidades excesivas de vitaminas (especialmente las de mala calidad), pueden ocurrir efectos adversos impredecibles. El viejo dicho "entre más, mejor", no se aplica a las vitaminas. Las megadosis de vitaminas o suplementos pueden ser peligrosas.

Si comienzas a tomar una nueva vitamina o un nuevo suplemento y desarrollas nuevos síntomas, deja de tomarlo y consulta a tu médico. Sin embargo, algunos efectos secundarios como daño hepático y renal pueden no mostrar síntomas; por eso te animamos a que te mantengas en contacto con tu doctor cuando comiences un nuevo programa de vitaminas, aun si te sientes bien. Una vez más, te invitamos a consultar nuestro sitio web, donde te recomendamos diversos libros sobre vitaminas y suplementos, o platica con el gerente de tu tienda local de alimentos naturales. En general, las personas que están asociadas con tiendas independientes de alimentos naturales están mejor educadas sobre temas de salud y suplementación. Asegúrate lo más que puedas de que el gerente esté más preocupado por la salud que por ganar unos cuantos dólares más.

Suplementos para la formación de cartílago

Glucosamina

La glucosamina es un suplemento que brinda materia prima para reconstruir el cartílago dañado. La glucosamina no actúa tan rápido como los AINEs; de hecho, es bastante lenta. En lugar de simplemente eliminar los síntomas, trabaja curando los tejidos dañados que son la causa raíz de esos síntomas. También disminuye la actividad de las enzimas que atacan al cartílago, ayudando a restablecer el cartílago erosionado. Las personas que toman glucosamina disminuyen la pérdida de cartílago en las articulaciones y, en muchas ocasiones, incluso obtienen cartílago nuevo.

La glucosamina calma la osteoartritis normalizando el metabolismo del cartílago y promoviendo su curación. El tipo de glucosamina más recomendado es el sulfato de glucosamina. El cloruro de glucosamina, otra variedad, es mucho menos efectivo y solo deberían utilizarlo las personas que tienen alergia al azufre.

Muchos libros y publicaciones reconocen a la glucosamina como un medicamento efectivo para la artritis, el dolor y la inflamación. Como se mencionó más arriba, los efectos benéficos de la glucosamina son de aparición lenta pero de larga duración. Se requieren 6 a 8 semanas antes de que lleguen a sentirse los beneficios de la glucosamina.

Aunque quienes toman AINEs como el Ibuprofeno y el Naprosyn ven que el efecto del medicamento desaparece después de uno a tres días, quienes han estado tomando glucosamina durante un tiempo descubren que su efecto dura de 100 a 120 días después de que se ha interrumpido la ingesta de glucosamina.

Precaución: la mayoría de las preparaciones de glucosamina no son confiables e incluso pueden contener impurezas, así que solo ciertas marcas se recomiendan. Muchas de las marcas que se encuentran en los supermercados y en las farmacias no contienen lo que dicen las etiquetas, o contienen el tipo equivocado de glucosamina. Algunas marcas que se compran por correo procedentes de fuentes no confiables también son de mala calidad.

Un estudio muestra que el 80 % de las marcas que se venden en las tiendas no son confiables. Los consumidores de glucosamina, vitaminas y suplementos deberían estar conscientes de las estrategias mercadológicas engañosas que pueden hacerlos comprar un producto de mala calidad. Recomendamos que las personas eviten las marcas baratas que se venden en las tiendas o las etiquetas con una propaganda atractiva. Es aceptable ahorrar en toallas de papel y detergente para ropa, pero no es seguro ahorrar en un producto que ingieres oralmente todos los días. Una vez más, por favor consulta a tu doctor, o acude a la tienda de alimentos naturales de tu localidad para conocer más sobre los productos de alta calidad.

Condroitina

La condroitina es un glicano compuesto necesario para la formación de las proteínas del cartílago. Al parecer protege a las articulaciones del deterioro y su actividad ayuda al cartílago lesionado. Inhibe la acción de las enzimas destructivas en la articulación. Muchas publicaciones describen a la condroitina como un protector del cartílago que trabaja estimulando la producción de cartílago sano e inhibiendo la acción adversa de los eicosanoides. La condroitina disminuye la inflamación y promueve la reparación del cartílago en la articulación artrítica. La dosis recomendada es de 600 mg dos veces al día o 400 mg tres veces al día.

Algunas publicaciones afirman que la condroitina no se absorbe en el tracto digestivo y que resulta inútil tomarla, y que solo las inyecciones de condroitina son efectivas en la disminución del dolor y la inflamación. No obstante, ya sea que pueda probarse, o no, que los suplementos se absorben, hemos visto una y otra vez cómo la condroitina alivia los síntomas de la artritis. Igual que en el caso de la glucosamina, muchas marcas de condroitina no son confiables e incluso pueden contener impurezas; así pues, consulta a un profesional antes de comprar alguna.

Glucosamina y condroitina combinadas

Muchos libros y publicaciones afirman que la combinación de glucosamina y condroitina tiene un gran éxito en el tratamiento del dolor y la osteoartritis. Algunos médicos, como el doctor Jason Theodosakis, afirman que juntos pueden detener, revertir e incluso curar la artritis. Lo que es importante sobre la condroitina y la glucosamina es que, a diferencia de los AINEs, promueven el trabajo y la curación de la articulación dañada, aunque de manera lenta. Alteran favorablemente la estructura de la articulación e interfieren con el avance de la enfermedad. Numerosas pruebas clínicas han evaluado esta combinación y han demostrado estos beneficios.

Por encima de todo, la combinación de glucosamina y condroitina tiene un efecto estructural positivo sobre las articulaciones, lo cual la hace muy efectiva en el tratamiento de la osteoartritis y el dolor de articulaciones.

Como ocurre con la glucosamina, muchos de los productos hechos a base de condroitina y de la combinación glucosamina/condroitina que se venden en el mercado en la actualidad presentan los mismos desafíos en cuanto a pureza, integridad y efectividad.

Esta falta de consistencia es tan alarmante que la Revista de Reumatología evaluó esos productos en relación con su calidad, pureza y concentración de ingredientes. El resultado de este estudio mostró que solo 8 % de los productos de glucosamina y condroitina proporcionan lo que dice la etiqueta mientras que más del 90 % no son confiables. Las marcas no confiables no solo ofrecen productos con una menor calidad y potencia, sino que es muy probable que contengan impurezas que puedan producir reacciones adversas. Solo unas cuantas de las 200 marcas de glucosamina y condroitina son aceptables.

Te recomendamos que primero verifiques la etiqueta y te asegures que el producto diga "Hecho en Estados Unidos" o "Fabricado por XXX, E. U. A." Luego, como mencionamos anteriormente, consulta con un profesional confiable —tu médico, un quiropráctico o el gerente de la tienda de alimentos naturales de tu localidad— para que te guíen al respecto. También puedes visitar nuestro sitio web para tener una guía sobre vitaminas y suplementos.

SAM-e

La SAM-e (s-adenosilmetionina) es un compuesto de azufre que el cuerpo utiliza para regenerar células y reducir el dolor y la osteoartritis.

También disminuye la inflamación y juega un papel importante en muchas reacciones químicas que se llevan a cabo en el cuerpo. La SAM-e a menudo se recomienda para tratar la inflamación, la artritis y otras condiciones dolorosas. Se cree que mejora la movilidad de las articulaciones. Los estudios clínicos muestran que la SAM-e alivia la osteoartritis, es bien tolerada y es una terapia prometedora para el alivio del dolor y la hinchazón. La dosis usual es de 300 a 400 mg tres o cuatro veces al día.

MSM

El MSM (metilsulfonilmetano) se produce de manera natural en el cuerpo, pero sus niveles disminuyen con la edad y con las enfermedades degenerativas. Algunas publicaciones afirman que los productos con MSM disminuyen la inflamación, alivian el dolor y los espasmos, y mejoran la función celular en el sitio de la lesión. Se piensa que el azufre que se encuentra en el MSM trabaja como una especie de "cemento" biológico para ayudar a reparar el tejido dañado.

Otras publicaciones niegan estas declaraciones diciendo que el MSM no ha mostrado tener ningún beneficio claro. Estas publicaciones aseveran que no existen estudios en humanos que muestren que el MSM sea efectivo en la reparación de las articulaciones.

Nuestra posición con respecto a este argumento es que puede brindar beneficios a muchas personas. Sin embargo, solo las marcas reconocidas se recomiendan. La dosis recomendada es, por lo regular, de 1 000 a 1 500 mg al día en dosis divididas.

Minerales

Boro

El boro es un mineral que ayuda en el metabolismo del calcio y el magnesio y es importante para la salud de los huesos. Mejora la osteoartritis y las articulaciones dolorosas y tiene una acción antinflamatoria directa. La dosis recomendada es de 2-3 mg al día. Precaución: puede elevar los niveles de estrógeno.

Cobre

El cobre es un mineral esencial, importante en la síntesis de las fibras para el soporte de los tejidos. Una ingesta excesiva de zinc y hierro puede producir deficiencia de cobre. La dosis recomendada es de 1-3 mg al día.

Selenio

El selenio es un mineral esencial y un poderoso antioxidante, y a menudo es deficiente en las personas con condiciones inflamatorias. El selenio combate a los radicales libres y protege a las células. Se recomienda una ingesta adecuada, pero una ingesta excesiva puede producir toxicidad. El selenio también se une al mercurio (que se ingiere cuando se come pescado contaminado) y bloquea su toxicidad.

Zinc

El zinc es esencial para muchas funciones corporales y su deficiencia puede producir dolor en las articulaciones.

Magnesio, hierro, manganeso y cobre

Estos minerales trabajan en conjunto para ayudar a controlar el metabolismo de las articulaciones, activar enzimas y promover un efecto antinflamatorio. Alivian el dolor influyendo en las causas que lo disparan.

Hierro

Una enfermedad puede ser resultado ya sea de una ingesta excesivamente baja o excesivamente alta de hierro. Algunas personas necesitan tomar suplementos de hierro junto con sus vitaminas, pero no lo recomendamos a menos que sea necesario. Hay mucho hierro en los vegetales de hojas verdes.

Yodo

Las deficiencias de yodo pueden llevar a enfermedades degenerativas, incluyendo debilidad muscular y artritis.

Enzimas

Bromelaína

La bromelaína es una enzima que se encuentra en la piña y que se ha usado ampliamente para tratar lesiones artríticas. Los estudios han mostrado que la bromelaína tiene propiedades antinflamatorias. Ayuda a desintegrar las fibras que se acumulan en el área inflamada. Al parecer la bromelaína también disminuye la formación de eicosanoides inflamatorios dañinos y promueve la acción de los eicosanoides buenos antinflamatorios. Precaución: puede intensificar el efecto de los medicamentos que adelgazan la sangre, y puede provocar sangrado excesivo en el caso de una cortada o lesión en personas que toman estos medicamentos. La dosis recomendada es de 400 -1 000 mg al día.

Hierbas

Boswellia Serrata

Se trata de un producto botánico que ha sido utilizado durante siglos para tratar las condiciones artríticas, y se sabe que tiene propiedades antirreumáticas. Inhibe a los eicosanoides malos producidos por los glóbulos blancos (llamados leucotrienos), favoreciendo así la acción de los eicosanoides antinflamatorios buenos.

Antioxidantes

Las sustancias inestables conocidas como radicales libres son dañinas para los tejidos de nuestro cuerpo. Muchas publicaciones confirman que las cantidades excesivas de radicales libres dañan a las células sanas a través de su potente efecto oxidativo.

Los antioxidantes, que se encuentran en los alimentos y vegetales frescos y crudos, neutralizan ese nocivo efecto oxidativo. Aunque una dieta bien balanceada proporciona una variedad de antioxidantes, muy probablemente no proporcionará la cantidad suficiente. De ahí que sea necesario suplementar nuestra ingesta de antioxidantes. Los suplementos antioxidantes son la vitamina A, la vitamina B, la vitamina C, la vitamina E, el selenio, el cobre, el manganeso, el zinc, el té verde, los bioflavonoides, el ajo, el arándano, el astrágalo y el ácido alfa lipoico.

El ácido alfa lipoico mejora la función de la insulina, disminuye el azúcar en la sangre y ayuda a la función metabólica. Mejora la energía celular, la reparación celular y tiene un efecto protector sobre la vitamina C y la vitamina E. Es útil en muchas lesiones y es un suplemento ideal para las personas que sufren de neuropatía diabética.

Ácidos grasos omega

El papel curativo que desempeñan los ácidos grasos omega-3, omega-6 y omega-9 en las lesiones, la artritis y el dolor es bien conocido y se ha analizado en los capítulos previos.

Existen tres fuentes principales de omega-3: la fuente marina (EPA y DHA), presente en el pescado y en las cápsulas de gel de aceite de pescado; la fuente de las semillas y las nueces (ácido alfalinolénico), presente en las semillas de linaza, el aceite de semilla de linaza, las nueces de castilla y las semillas de calabaza; y la fuente vegetal, que incluyen las algas y los vegetales con omega-3 (véase página 165).

El omega-6 procede de muchas fuentes. Como se explicó en capítulos anteriores, los ácidos grasos omega-6 son, por lo regular, precursores de la inflamación, y su ingesta necesita restringirse. Sin embargo, el ácido gamma-linolénico (AGL) es un omega-6 que se comporta como omega-3, y tiene propiedades antiinflamatorias. Se encuentra en el aceite de semilla de borraja, en el aceite de grosella negra y en el aceite de onagra. Es bueno para ti y puedes encontrarlo en la mayoría de las tiendas de alimentos naturales. Un par de cápsulas al día son una adición excelente para la Dieta Omega del Instituto Júpiter y ayudan al cuerpo a permanecer en un estado antiinflamatorio. Dependiendo de las condiciones y necesidades del cuerpo, la dosis usual recomendada de AGL es de 1-3 g al día.

El omega-9 (ácido oleico), presente en el aceite de oliva y las aceitunas, en el aguacate y en la macadamia, también reduce los síntomas de la inflamación.

La combinación de los tres tipos de ácidos grasos omega tiene un poderoso efecto antinflamatorio y a favor de la reparación de los tejidos.

Todos los ácidos grasos omega son mejores cuando se toman directamente de la naturaleza. Algunas veces es difícil establecer la cantidad de omega-3 que hay en un plato de comida debido a las variaciones en el contenido de EPA y DHA en distintas clases de pescado. Del mismo modo, ya que los métodos de preparación afectan el contenido de omega, no hay manera de decir si una persona está obteniendo una cantidad suficiente o muy baja de omegas buenos.

Así pues, animamos a nuestros pacientes y lectores a que suplementen su dieta con cápsulas de gel de aceite de pescado o aceite de salmón. Esa es una forma fácil de asegurar que se satisfaga el requerimiento diario y evitar la preocupación sobre qué tanto pescado debe consumirse diariamente. Además, estas cápsulas de gel son muy prácticas y fáciles de tragar, y las buenas marcas no dejan un sabor residual. Algunas personas pueden experimentar ligeros efectos secundarios a nivel intestinal debido a estos suplementos; los más comunes son flatulencias, eructos y diarrea. Sin embargo, estos efectos secundarios ocurren solo en alrededor del 5% de la población y pueden disminuirse cambiando a una marca alternativa.

Para las personas a las que no les gusta ningún tipo de pescado o que tienen un efecto adverso con las cápsulas de gel de aceite de pescado, la solución consiste en tomar aceite de semilla de linaza, nueces de castilla y aceite de nuez. Sin embargo, estos aceites deben pasar por una conversión enzimática en el cuerpo y transformarse en EPA y DHA para ser útiles. No toda persona tiene la capacidad metabólica de llevar a cabo esta conversión. En ocasiones, esto puede determinarse evaluando los niveles de HDL en sangre. En consecuencia, estas personas no disfrutarán los beneficios de estos ácidos grasos.

Así pues, recomendamos utilizar linaza molida, aceite de semilla de linaza —solo o en cápsula de gel— aceite de nuez y ciertas nueces como complemento y no como la fuente primordial de EPA y DHA. En nuestra opinión, los aceites de pescado y de salmón siguen siendo las mejores fuentes de ácidos grasos omega-3 para el cuerpo humano.

Cualesquiera que sea la fuente de ácidos grasos omega-3 que se tome, la cantidad mínima regular es una o dos cápsulas de gel al día. Sin embargo, esto depende de la situación. Si una persona está enfrentando un proceso inflamatorio agudo debido a una lesión, o experimenta una enfermedad articular degenerativa avanzada, la cantidad tiene que incrementarse a 5, 10, 15 e incluso más cápsulas al día.

Estas son las conversiones si se toman por cucharadas. Una cucharada es igual a 3 cucharaditas, y una cucharadita equivale a 4-5 cápsulas de gel. Por lo tanto, una cucharada de aceite de semilla de linaza o de aceite de salmón es más o menos el equivalente a 12-15 cápsulas de gel.

Es necesario agregar AGL en los procesos inflamatorios: se encuentra en el aceite de semilla de borraja, en el aceite de semilla de grosella negra y en el aceite de onagra, siendo el aceite de semilla de borraja el mejor de todos. La dosis utilizada en condiciones inflamatorias (artritis, etc.) se encuentra en el rango de 1.2-2.8 gramos al día. Necesitas checar la etiqueta y calcular la cantidad de AGL que hay en cada cápsula para saber el número de cápsulas que debes tomar. Ya que las distintas marcas varían en cuanto a la cantidad de AGL por cápsula de gel, la ingesta puede variar de 5 a 25 cápsulas al día. Sugerimos que comiences con 1.2 gramos al día (necesitas checar la cantidad de AGL que tiene cada cápsula) y luego ir aumentando de acuerdo con la tolerancia que tengas, las instrucciones y tu condición.

Recomendamos 100-200 UI de vitamina E y 500-1 000 mg de vitamina C, tomadas en conjunto para proteger a los omega-3 de los radicales libres.

El aceite de semilla de linaza debe almacenarse en contenedores oscuros o en cápsulas oscuras. Cuando compres aceite líquido de semilla de linaza, cómpralo en contenedores oscuros que hayan sido sellados herméticamente. Compra botellas pequeñas porque se echa a perder fácilmente. Huélelo antes de utilizarlo: está bien si huele a nuez, pero no está bien si huele a pintura.

Solo ciertas marcas de cápsulas de gel de salmón y aceite de pescado se recomiendan. Consulta con tu médico, quiropráctico o con los profesionales de las tiendas de alimentos naturales para decidir qué marcas de cápsulas de gel de aceite omega-3 se recomiendan. Puedes consultar nuestro sitio web (www.jupiterinstitute.com), donde indicamos algunas marcas recomendadas.

¿Qué suplementos debo tomar, y en qué cantidad?

Aunque la cantidad diaria recomendada de vitaminas y minerales es muy pequeña, para las personas que tienen dolor, lesiones y artritis estas cantidades no son apropiadas; es necesaria la suplementación. Sin embargo, la necesidad de tomar suplementos y vitaminas variará dependiendo del problema que la persona esté enfrentando.

Distintas condiciones requieren distintas clases y cantidades. Como la persona va a tomar estos productos diariamente y durante un tiempo largo, es importante que comprenda qué se toma y por qué. Las librerías y bibliotecas, donde puede obtenerse conocimiento más detallado, son excelentes fuentes de información sobre vitaminas y suplementos, y sobre sus aplicaciones y dosis. No requiere mucho tiempo y solo es necesario llevar una libreta y una pluma. Cuando revises esos libros quizás te abrume la cantidad de condiciones y enfermedades que se mencionan. Enfócate en tu condición y busca su tratamiento. Repite el proceso con otros libros y busca un consenso general con respecto al tratamiento. Si todos los libros concuerdan en que el Producto A es bueno para tu condición, habrás descubierto algo útil. También se recomienda que consultes con un médico, quiropráctico, o con un profesional de una tienda de alimentos naturales. También puedes consultar nuestro sitio web (www.jupiterinstitute.com) para conocer productos y libros recomendados para complementar y mejorar tu conocimiento sobre suplementos.

Nuestras recomendaciones con respecto a las vitaminas y los suplementos no son rígidas, sino que se adaptan a la persona. El requisito, tolerabilidad y cantidad del suplemento puede variar de acuerdo con la altura, peso, alergias y sensibilidades de una persona, con su programa actual de medicamentos y otros problemas médicos. Es sumamente importante que todos estos factores se tomen en consideración, y es la razón por la que alentamos a que se consulte a profesionales locales.

Lo que sigue son nuestras recomendaciones generales. Una vez más, tienen que adaptarse a cada persona. Las mujeres embarazadas, las personas con debilidad, y quienes están tomando medicamentos con receta deben evitar tomar algo a menos que sea aprobado por su doctor.

Una vez más, ponemos énfasis en que la suplementación es solo una parte de nuestro programa de siete puntos. El lector puede o no seguir los otros seis tratamientos que también recomendamos, pero al menos 3 son obligatorios si se desea tener una reparación apropiada y un alivio de las condiciones inflamatorias.

La cantidad de suplementos a tomar y la duración del tratamiento dependerán de la mejoría de los síntomas, la durabilidad, las reacciones adversas y la opinión de tu médico.

Las dosis también varían de acuerdo con la calidad de la nutrición del individuo. Las personas cuya dieta está compuesta principalmente por carne, productos lácteos y alimentos fritos, sin vegetales crudos, frutas o pescado requieren una dosis más grande y más frecuente de suplementos. Quienes siguen un programa dietético como la Dieta Omega del Instituto Júpiter necesitan mucho menos suplementos. Ciertas condiciones pueden exigir una ingesta mayor de suplementos específicos, aun si la persona sigue una dieta apropiada. Por tanto, las dosis que describimos aquí deben utilizarse únicamente como una guía. Discute los detalles con un médico, nutriólogo o gerente confiable de una tienda de alimentos saludables.

Permíteme darte algunos ejemplos. Una persona que fuma una cajetilla y media de cigarros al día y que come muy poca ensalada y fruta necesita una suplementación mucho mayor de antioxidantes que un vegetariano no fumador. Una mujer de mediana edad que sigue nuestra dieta recomendada de vegetales, pescado, granos, aceite de oliva, nueces y frutas necesita una suplementación mucho menor de omega y vitaminas que una mujer cuya dieta principal está compuesta por refrigerios, cerveza, comida chatarra, pasta, pastelillos, bebidas azucaradas y comida frita.

Dosis generales recomendadas

Calcio -1 000-2 000 mg al día

Condroitina -300-400 mg 3 veces al día o 400-600 mg dos veces al día

Ácido fólico -200-1 000 mcg (microgramos) al día

Sulfato de glucosamina -500 mg 3 veces al día o 750 mg dos veces al día

Manganeso -1-2 mg al día

MSM - 500 mg 3 veces al día

Selenio -25-100 mcg al día

Vitamina A -3 000-10 000 UI al día, o betacaroteno natural 5 000-10 000 UI/día (UI = Unidades Internacionales)

Vitamina B1 (tiamina) -5-10 mg al día

Vitamina B12 (cianocobalamina) -25-50 mcg al día

Vitamina B2 (riboflavina) - 5-8 mg al día

Vitamina B3 (niacina) -25-100 mg al día

Vitamina B5 (ácido pantoténico) -25-50 mg al día

Vitamina B6 (piridoxina) -1 020 mg al día

Vitamina C -250-2 000 mg al día; algunas personas pueden beneficiarse de una dosis aún mayor

Vitamina D -200-400 UI al día

Vitamina E -100 -400 UI al día

Zinc - 15-50 mg al día

En las siguientes secciones se proporcionan recomendaciones para condiciones específicas.

Lesiones

En el caso de las lesiones musculares, lesiones de ligamentos y tendones o lesiones de alguna extremidad, se recomienda suplementar el tratamiento médico con aceite de pescado o salmón para suministrar ácidos grasos omega-3. También se recomienda tomar antioxidantes todos los días, pero la cantidad de cada uno depende de la magnitud de la lesión y la inflamación. De 3 a 15 e incluso 20 cápsulas de aceite de salmón pueden requerirse todos los días en dosis apropiadamente divididas para cada persona. El tratamiento es corto: dos a tres semanas. Nuestra Dieta Omega del Instituto Júpiter es indispensable.

Neuropatías y nervios comprimidos

Las personas que padecen estas condiciones necesitan agregar complejo B. Dependiendo del caso, puede ser necesaria de media tableta a una tableta completa al día (de la preparación B-50), pero la duración del tratamiento la determinará tu médico. Verifica si tienes alergias antes de tomar cualquier producto. Es una buena idea complementar el complejo B con antioxidantes. Puedes tomar B5 una o dos veces al día. Si estás batallando con un disco abultado activo, con dolor en el brazo, el hombro o la pierna (ciática), puedes tomar una de B5, un antioxidante, y de tres a cinco cápsulas de gel de aceite de salmón mientras tu doctor de atención primaria coordina el resto del tratamiento.

Agregar aceite de pescado o de salmón depende de la causa de la neuropatía y la situación de la columna. Es necesario evaluar qué tanta degeneración, desviación e inflamación están presentes.

Artritis

En el caso de la osteoartritis y la enfermedad crónica articular, se recomiendan fuertemente la glucosamina y la condroitina. La dosis estándar de sulfato de glucosamina es de 500 mg y de condroitina es de 400 miligramos, cada una tomada tres veces al día.

El aceite de pescado o de salmón debe tomarse también dependiendo de qué tanta degeneración haya en la articulación y de si hay más degeneración o inflamación presente. Las dosis de 3 a 12 cápsulas de gel al día, divididas en dos o tres dosis deberían ser suficientes. Las personas que son alérgicas a los aceites de pescado deben tomar en su lugar aceite de semilla de linaza. La dosis de este aceite debe comenzar con 3 cápsulas de gel al día y luego incrementar de acuerdo con la condición del paciente. Algunos autores recomiendan dar 2 cápsulas y luego 3, posteriormente 4 y 5 cápsulas, tres veces al día. Algunos recomiendan

215 El papel de los suplementos en la curación

aún más, llegando hasta 25 cápsulas al día. Recuerda, esto equivale a alrededor de 1 ½ a 2 cucharadas de aceite líquido, y depende de qué tan inflamadas estén las articulaciones.

En casos severos de neuropatías o artritis puedes utilizar aceite líquido de pescado (o aceite líquido de salmón), una cucharada grande dos veces al día, con las comidas, durante varias semanas. La conversión es: 4-5 cápsulas de gel equivalen a una cucharadita, y 3 cucharaditas equivalen a una cucharada.

Se recomienda un antioxidante diario para proteger a los omega-3 y bloquear a los radicales libres. Algunas personas pueden también beneficiarse de la ingesta de AGL (aceite de semilla de borraja o aceite de onagra) por sus propiedades antinflamatorias. Un buen tratamiento inicial podría ser: una cápsula de glucosamina/condroitina, una cápsula de aceite de semilla de borraja, un antioxidante, y dos cápsulas de gel de aceite de salmón tres veces al día. Posteriormente, duplica la cantidad de aceite de salmón.

Los resultados no se verán rápidamente; requiere tiempo que todos estos compuestos trabajen a nivel molecular. Es aceptable tomar AINEs durante este periodo de espera ya que no solo alivian los síntomas, sino que también disminuyen la inflamación y permiten que los suplementos trabajen.

Tendinitis, bursitis y ligamentos inflamados

Cuando estas condiciones son de aparición reciente tienen un fuerte componente inflamatorio en su núcleo. En consecuencia, además del tratamiento médico, recomendamos agregar aceite de pescado o de salmón, antioxidantes y AGL en la forma de aceite de semilla de borraja, grosella negra u onagra. Los protocolos dependen de qué tanta inflamación esté presente. Un plan inicial recomendado es un antioxidante completo al día, cuatro a seis cápsulas de gel de aceite de salmón al día, y AGL dos veces al día, incrementándolo según se aconseja. Debes acudir con un médico, quiropráctico o fisioterapeuta para tener un diagnóstico apropiado, teniendo en mente que, en ocasiones, una inyección de cortisona puede ayudar significativamente a estas condiciones. (Puede recetártela un reumatólogo o un ortopedista).

Áreas considerables de inflamación

Las condiciones inflamatorias significativas, tales como la artritis severa, músculos y tendones inflamados, lesiones musculares, desgarres agudos y la bursitis puedan beneficiarse de las siguientes combinaciones:

Aceite de omega-3 (pescado, salmón o aceite de semilla de linaza):

- Para personas que pesan hasta 57 kg -4-8 cápsulas de gel al día
- Para personas que pesan entre 57 y 68 kg -8-14 cápsulas de gel al día
- Para personas que pesan entre 68 y 90 kg -14-20 cápsulas de gel al día

  (Si lo prefieres en la forma líquida: 1 cucharada cafetera = 5 cápsulas de gel; 1 cucharada sopera = 3 cucharadas cafeteras = 15 cápsulas de gel)

Complejo multivitamínico/antioxidante que contenga: (si es posible, todo en la misma tableta):

- Cobre y zinc – rastros
- Ácido fólico – 0.5-1 g
- Selenio -5-25 mg
- Vitamina A -10 000 unidades de betacaroteno
- Vitamina B1 (tiamina) - 5-6 mg
- Vitamina B2 (riboflavina) -5-7 mg
- Vitamina B3 (niacina) - 40-80 mg
- Vitamina B5 (ácido pantoténico) -6-8 mg
- Vitamina B12 (cianocobalamina) – 25-50 mcg
- Vitamina C -500 -2 000 mg
- Vitamina E -50-250 UI

También:

- Ácido gamma-linolénico (AGL): mínimo 240-320 mg al día, hasta 1.2-2.8 gramos al día

- Omega-9 (aceite de oliva): 2 cucharadas soperas dos veces al día
- Considera también añadir dosis bajas de boro, MSM (metilsulfonil-metano) y cobre.

Dolor de cuello, dolor de espalda y osteoartritis crónica

Estas condiciones requieren ácidos grasos omega-3 y antioxidantes, pero la dosis depende de la severidad de la condición y de qué tan avanzada esté; especialmente, qué tanta inflamación exista. Entre más reciente y más activa sea la condición, más antioxidantes y más omega-3 se necesitan para combatir la inflamación. Además de las otras terapias mencionadas, comienza con dosis bajas de AGL, omega-3, omega-9 y antioxidantes, y aumenta lentamente la dosis. Una buena combinación es uno de AGL, uno de B-50, tres de omega-3 y un antioxidante, dos veces al día. Nuestra Dieta Omega del Instituto Júpiter es indispensable, junto con una visita al doctor, pues quizás necesites placas de rayos X, una manipulación quiropráctica, terapia física, acupuntura, un collar cervical o una almohada especial.

Otros suplementos para la artritis incluyen la bromelaína, el zinc, el cobre, el boro y el MSM, todos los cuales tienen propiedades antinflamatorias que pueden ayudar a las condiciones inflamatorias. La dosis de MSM es de 1 000-1 500 mg al día, lo cual puede causar diarrea. En este caso, reduce a la mitad la dosis recomendada. La bromelaína puede suministrarse a una dosis de 400-500 mg, tres veces al día. La dosis de boro es de 1-2 g al día. Como todos los seres humanos son diferentes, algunos pueden tener un mejor alivio con la bromelaína y el MSM que con la glucosamina/condroitina.

Una vez más, si tienes alguna de las condiciones aquí mencionadas, no tiene caso que tomes solamente pastillas si no estás también ajustando tu dieta como describimos en el capítulo sobre la Dieta Mediterránea, y si no estás participando en tres o más de las terapias que describimos en este libro. Las vitaminas y los suplementos NO son la solución; son solo parte del programa. Consultar a un médico es imperativo.

La importancia fundamental de elegir marcas confiables

Los productos no confiables, comprados por conveniencia o por su bajo precio, no solo pueden resultar ineficaces, sino que pueden causar reacciones adversas e incluso alergias. Las compañías dedicadas a proveer marcas de alta calidad por lo regular prueban sus productos utilizando protocolos nacionales. También emplean técnicas de fabricación que evitan el uso de contaminantes y solventes, y controlan la calidad de los ingredientes. Solo unas cuantas compañías proporcionan productos de buena calidad. Recuerda que estás tomando estos productos todos los días con el propósito de curarte, así que necesitas utilizar un buen producto.

Como ocurre con los autos y con los muebles, lo barato cuesta caro. El público general necesita estar consciente de que muchos de los fabricantes de glucosamina, condroitina, vitaminas y minerales tienen su sede en países extranjeros, los cuales pueden no tener agencias gubernamentales como la U. S. Food and Drug Administration que responde por la seguridad y eficacia de productos de este tipo.

Muchos de los proveedores extranjeros no solo proporcionan suplementos de mala calidad, sino que tienen problemas con la higiene de sus trabajadores y de la planta. Como no pueden ser tocados por las autoridades estadunidenses, logran poblar nuestro mercado con productos inferiores y, algunas veces, inseguros. Algunos autores mencionan que entre un 80 y un 90 % de los suplementos que se venden en las farmacias, en los supermercados e incluso en las tiendas de alimentos naturales deberían evitarse.

Una vez más, te recomendamos que verifiques con tu médico, quiropráctico, con otros profesionales médicos, o con el gerente de un tienda de alimentos naturales local para determinar cuáles son las mejores marcas.

Hace apenas unas semanas convencí a un hombre que tenía fibrilación cardiaca que dejara de tomar esas vitaminas de "alta calidad" que le llegaban por correo por parte de un sitio de Internet maravillosamente publicitado. Diez días después su corazón dejó de fibrilar. También vemos personas con indigestión, intestino irritable, desórdenes hepáticos, problemas en la piel, etc., todo debido al efecto adverso y a la reacción cruzada de las múltiples pastillas de vitaminas que toman. Algunas de las reacciones son, probablemente, debidas a las interacciones de posibles contaminantes e impurezas.

Puntos a recordar

Recuerda, tomar vitaminas y suplementos podría resultar inútil si:

- Eso es todo lo que haces para mejorar tu condición y no te ocupas de los otros seis puntos de nuestro programa: cambio en la dieta, cuidados médicos, terapia física, tratamiento quiropráctico, acupuntura y ejercicio.
- Consumes marcas baratas, no confiables, que te proporcionan cantidades inciertas del ingrediente activo. Compra suplementos por parte de fuentes confiables que claramente indiquen "Hecho en Estados Unidos", y no te dejes llevar por la publicidad atractiva.
- Ingieres cantidades incorrectas. Si tomas dosis muy bajas, estás perdiéndote del beneficio nutricional que se necesita para sanar tu condición; si tomas dosis excesivas, corres el riesgo de sufrir toxicidad.
- Las pastillas están caducas. Verifica la fecha de caducidad.
- Estás tomando los nutrientes equivocados para tu condición. Un ejemplo sería tomar grandes cantidades de complejo B y vitamina C para una enfermedad degenerativa de la rodilla, pero no tomar también glucosamina.

Capítulo 10

Ejercicios mente/cuerpo
para la recuperación

 Los beneficios del ejercicio son enormes, pero el potencial de tener lesiones y daños causados por el ejercicio también es muy grande. En otras palabras, el ejercicio puede ayudarte pero también lastimarte. ¿Qué hacer, entonces?

Pues bien, esto es lo que no tienes que hacer: permitir que el miedo a tener una lesión te impida hacer ejercicio. Escoger no hacer ejercicio trabajará en tu contra. Aunque en la mayoría de los casos se recomienda tener la guía de un profesional, solo se necesitan instrucciones mínimas cuando emprendes un régimen de ejercicios.

Un programa regular de ejercicios es benéfico para cualquier persona que padezca una condición artrítica.

A lo largo de la última década, diversos estudios han mostrado que el ejercicio reduce la rigidez y el dolor en las articulaciones al tiempo que aumenta la fuerza y la flexibilidad muscular. De acuerdo con la Fundación para la Artritis, los estudios confirman que las personas que hacen ejercicio son más sanas, viven más tiempo y enfrentan mejor el dolor y las lesiones producidas por la artritis.

- En un estudio importante, un grupo de personas fueron incluidas en un programa supervisado de ejercicios compuesto por ejercicios de flexibilidad y fortalecimiento así como por ejercicios aeróbicos. Se utilizaron imágenes de resonancia magnética para medir el grosor del cartílago de la rodilla antes de comenzar el programa de ejercicios y también varias semanas después. Las nuevas imágenes de resonancia magnética mostraron que el ejercicio había incrementado el grosor del cartílago: un cambio benéfico significativo, ya que un cartílago más grueso mejora la fisiología de la articulación.

- En un estudio llevado a cabo en la Universidad Wake Forest, cerca de 300 personas de edad avanzada con osteoartritis de rodilla fueron divididas en tres grupos. Cada grupo estuvo confinado a un solo tipo de terapia. El primer grupo solo recibió educación para la salud; el segundo grupo llevó a cabo ejercicios de caminata aeróbica y el tercer grupo hizo entrenamiento de fuerza. Después de 18 meses, quienes recibieron educación para la salud siguieron en la misma condición que antes, mientras que los dos grupos activos reportaron haberse sentido mejor, tener menos dolor y rigidez y un mejor funcionamiento de sus articulaciones.

- Un estudio similar en el Centro para la Actividad Física y la Nutrición de la Universidad de Tufts reclutó a 46 personas con artritis severa, quienes experimentaban dolor y rigidez todos los días. Este estudio fue único, ya que un terapeuta visitaba a los pacientes en su casa, les daba instrucciones y los entrenaba en ejercicios que consistían principalmente en estiramiento y flexibilidad en combinación con ejercicios de entrenamiento de fuerza. La mitad de los participantes llevó a cabo este ejercicio activo, pero la otra mitad —el grupo de control— recibió, principalmente, una charla breve y apoyo emocional. No se utilizaron herramientas y equipo especializado.

Después de cuatro meses, la diferencia entre los dos grupos era sorprendente. Los pacientes que se encontraban en el grupo que hacía ejercicio tenían considerablemente menos dolor, y sus funciones físicas habían mejorado significativamente. Podían caminar, ir de paseo, entrar y salir de su auto, sentarse, ponerse de pie e incluso subir escaleras con mucha mayor facilidad. Dormían mejor, y hubo una mejoría notable en la calidad general de vida. Aquellos que no hacían ejercicio y solo recibieron apoyo emocional y educación en la salud —".alguien que los escuchara"— mostraron muy poca mejoría.

La conclusión que podemos sacar de estos estudios es clara: debes hacer ejercicio para mejorar una condición artrítica.

> Descansa y tu artritis empeorará;
> haz ejercicio y tu artritis mejorará.

¡Actúa!

A medida que leas con detenimiento este capítulo, es importante que comprendas que el simple hecho de leerlo no te traerá ninguna mejoría. Lo digo porque he visto personas obesas que asisten a charlas sobre control de peso y luego no llevan a cabo ningún tipo de acción. Conozco a personas que van a conferencias sobre finanzas y no hacen nada con los consejos que reciben. He conocido pacientes con problemas del corazón que toman diuréticos y que se sientan en una conferencia de dos horas donde todo se reduce a "seminario y panecillos". Escuchan y dicen: "Vaya, eso suena muy interesante", o "Vaya, qué buen orador es", pero no hacen nada para cambiar sus hábitos.

En general, las personas parecen pensar: "Fui a la charla y con eso es suficiente". O dicen: "Oye, lo estoy intentando." Sin embargo, el único esfuerzo que han hecho es asistir a la charla; llegan a casa y no hacen nada con lo que aprendieron.

Si esa es tu actitud, por favor no sigas leyendo. Nada de lo que leas va a hacerte ningún tipo de bien. Sin embargo, si estás leyendo con la intención de cambiar y mejorar, este libro es una herramienta extremadamente valiosa. Hay otros libros que recomendamos: *Strong Women and Men Who Beat Arthritis* escrito por Miriam Nelson, Ph.D. (G. P. Putnam's Sons, Nueva York), *Reverse Arthritis & Pain Naturally: A Proven Approach to an Anti-inflammatory, Pain-free Life*, escrito por Gary Null, Ph.D. (Essential Publishing, North Palm Beach), *The Arthritis*

Foundation's Guide to Good Living with Osteoarthritis, y otros muchos libros que se mencionan en mi sitio web (www.jupiterinstitute.com).

Para poder mejorar, hay dos cosas que necesitas:

1. Necesitas comprender el proceso de la artritis, las lesiones y la inflamación, todo lo cual he descrito anteriormente en este libro. Entre mejor lo entiendas, mejor podrás abordarlo.
2. Necesitas asumir una actitud y un estilo de vida activo en el que reconozcas que tienes responsabilidad plena de tu propio cuidado. Necesitas decirte a ti mismo "Quiero mejorar, y para poder mejorar necesito hacer algunos cambios". Si no lo haces tú, entonces ¿quién? Y si no lo haces ahora, ¿entonces, cuándo?

Beneficios

Los beneficios del ejercicio están documentados en muchos libros y publicaciones. Los pacientes con osteoartritis, dolor de espalda y lesiones graves adjudican la reducción de su dolor y la mejoría de su funcionalidad a los programas de ejercicios. La mayoría de los autores animan a las personas que padecen de dolor crónico (independientemente de cuál sea la causa) a que hagan algún tipo de ejercicio y estiramiento de manera regular. A las personas que tienen dolor, rigidez y estrés, el ejercicio les proporciona una combinación benéfica de curación y relajación que contribuye al proceso de reparación.

El ejercicio regular disminuye el dolor y las limitaciones de la artritis y también puede revertir un poco la degeneración de la articulación. Ahora se reconoce que algunos de los síntomas asociados con la artritis pueden, de hecho, deberse a la inactividad.

El ejercicio beneficia al organismo entero mediante:

- la mejora de la fuerza y la flexibilidad;
- la disminución de la rigidez y el dolor;
- la mejora del equilibrio y la fortaleza muscular;
- La mejoría de los sistemas cardiovascular y pulmonar;

- la promoción de la relajación y la reducción del estrés;
- la mejora de la sensibilidad a la insulina, la función sexual, el sueño e incluso la resistencia a las enfermedades;
- la mejora de la presión arterial y el manejo de la hipertensión;
- la asistencia en el control de peso y la reversión de la obesidad; y
- la mejora del estado mental de alerta y los patrones del sueño.

Más allá de estos beneficios generales, el ejercicio ayuda a las articulaciones a través de:

- mejorar la biomecánica de las articulaciones;
- la estimulación del flujo de los líquidos de la articulación;
- el fortalecimiento de los músculos, tendones y ligamentos alrededor de las articulaciones;
- mantener las articulaciones sanas y funcionales; y
- mejorar el flujo sanguíneo a las áreas afectadas por la artritis y la inflamación.

Al parecer en la opinión de muchos doctores y pacientes, el ejercicio es contraproducente para una articulación artrítica. Parecería que cuando una articulación está hinchada, sensible o rígida, el ejercicio va a empeorarla. Sin embargo, como se mencionó anteriormente, muchos estudios han mostrado que esta suposición es falsa. Es más, he tenido innumerables testimonios por parte de mis pacientes con respecto al enorme beneficio del ejercicio para la articulación con artritis.

> Ahora se reconoce que algunos
> de los síntomas asociados con la artritis pueden,
> de hecho, deberse a la falta de ejercicio

Por supuesto, el descanso apropiado ayuda a reducir la inflamación de las articulaciones. Sin embargo, también es un hecho comprobado que el descanso excesivo disminuye la capacidad funcional de la extremidad y es dañino para la salud. Demasiado descanso reduce la buena condición física: el tejido muscular se deteriora o se convierte en grasa; los tendones y los ligamentos se debilitan y se contraen; el cartílago de las articulaciones se degenera. Viendo todo esto, resulta paradójico que los médicos recomienden descanso para una artritis crónica y para las condiciones de dolor.

Con un programa de ejercicios apropiado, los pacientes artríticos pueden mejorar sin riesgo su fortaleza y fortalecer su capacidad funcional. El hecho de incrementar la fuerza del músculo mejora el desempeño de muchas actividades cotidianas y alivia la incomodidad física y psicológica.

Ayuda a tus músculos

A medida que vamos discutiendo los múltiples beneficios del ejercicio, también necesitamos tomar en cuenta el efecto que este tiene sobre el tejido muscular. El ejercicio incrementa la actividad muscular, demandando un mayor suministro de oxígeno, glucosa, nutrientes, minerales y vitaminas. La nutrición adecuada es esencial para satisfacer los requisitos de agua, proteínas y carbohidratos naturales que tienen los músculos. Los alimentos que se recomiendan son las carnes magras y los quesos bajos en grasa, verduras frescas, nueces, arroz enriquecido con calcio, leche de soya, granos integrales, pescado y vegetales de hojas verdes.

Para aquellos que llevan a cabo ejercicio vigoroso o sudan mucho, recomendamos que restituyan el potasio comiendo frutas, semillas de calabaza, papas (de preferencia el camote, y siempre con la cáscara), y plátanos. En el caso de las personas que hacen ejercicio de manera regular, también recomendamos la ingesta de suplementos. Es difícil seguir una dieta que proporcione todas las vitaminas y minerales que el músculo necesita si no se toman suplementos. La vitamina E fácilmente puede agotarse, y lo mismo podría ocurrir con la vitamina C y otras vitaminas. Tomar vitaminas nutrirá los músculos y los protegerá contra posibles daños durante el ejercicio.

Adicionalmente, los antioxidantes protegen al tejido muscular contra el efecto dañino de los radicales libres. La vitamina C, un antioxidante bien conocido, reduce la hinchazón y repara los tejidos. Los ácidos grasos omega-3 reducen la inflamación del músculo y promueven la curación del tejido. Una tableta multivitamínica proporciona numerosas vitaminas requeridas para la curación de ligamentos y tendones. La glucosamina proporciona la materia prima que el cuerpo requiere para regenerar ligamentos y tendones y reparar el cartílago, los cuales se tensan durante la actividad intensa.

Si has leído las secciones anteriores en las que hablo sobre los suplementos, sabes que considero de suma importancia elegir marcas de suplementos de alta calidad. Explico por qué en el capítulo 9, donde puedes encontrar la discusión principal sobre suplementos.

Encuentra el tipo correcto de ejercicio para ti

Aliento a todos los pacientes del Programa para el Dolor del Instituto Júpiter a que hagan ejercicio de manera regular. Sin embargo, a toda persona que sufra de dolor, artritis y tenga una lesión, le digo: escoge tu ejercicio con inteligencia. No importa qué tan bueno sea un ejercicio, en muchas situaciones, puede incrementar el daño a una articulación, ligamento o tendón que ya presenta dolor. La clase inadecuada de ejercicio puede aumentar la irritación de una bursa y puede empeorar la bursitis. Un estiramiento inadecuado puede crear más tensión o producir un esguince en un ligamento o músculo que ya esté dañado. Un disco enfermo o un cartílago hinchado pueden empeorar con el ejercicio inadecuado. Si tienes obesidad, trotar o caminar cinco millas puede agravar las condiciones de cadera y espalda, y si tienes una lesión por latigazo cervical puedes empeorar las cosas si vas al gimnasio.

La solución a todos estos problemas potenciales consiste en participar en la clase correcta de ejercicio con una frecuencia e intensidad apropiadas. Sin embargo, ¿cómo sabe una persona no entrenada qué ejercicio es mejor, y con cuánta frecuencia e intensidad debe practicarlo? ¿Deberías consultar a tu doctor? Muchos médicos internistas y médicos familiares saben poco sobre el tema, y, desafortunadamente, tratan de adivinar. ¿Deberías buscar la respuesta en un libro? Los libros pueden darte tantas opciones que puedes terminar sintiéndote abrumado y no tener ni idea de qué hacer.

La solución consiste en preguntar a dos tipos de profesionales que conozcan más sobre el tema del ejercicio: los quiroprácticos y los fisioterapeutas. ¡No preguntes a nadie más! Pocos profesionales saben tanto acerca de anatomía neuromuscular, fisiología de las articulaciones, mecánica corporal, biofísica humana y técnicas de curación.

Tarde o temprano es probable que visites (o al menos consideres visitar) a un quiropráctico o a un fisioterapeuta para recibir atención para tu dolor, artritis o lesión. Utiliza esta maravillosa oportunidad para preguntar qué tipo de ejercicio es mejor para ti y cuál debes evitar. También pregunta con cuánta intensidad, con cuánta frecuencia y durante cuánto tiempo debes participar en un tipo particular de ejercicio, así como la mejor combinación de estiramiento, ejercicio aeróbico y entrenamiento en fuerza. Pregunta una y otra vez, y toma notas.

Lo ideal es que integres este ejercicio a un plan de tratamiento diseñado por un fisioterapeuta y/o un quiropráctico. Tu ejercicio debe formar parte de este plan de tratamiento, y debes seguir las recomendaciones de quienes están tratándote.

Por supuesto, es importante encontrar a un buen quiropráctico y fisioterapeuta. Pregunta a tu doctor, a tus amigos, familiares o vecinos. No te dejes llevar por la mercadotecnia atractiva. Busca, visita y pregunta. El hecho de informarte bien puede determinar si te recuperas, o no

¡No todos los dolores son iguales!

Hablo de los distintos tipos de ejercicios en la siguiente sección: ejercicios de flexibilidad, ejercicios de fortalecimiento, ejercicios aeróbicos, incluso, deportes. Sin embargo, no quiero ahondar demasiado en el tema por tres razones. En primer lugar, no es el objetivo principal de este libro. En segundo, necesitaría todo un libro, con imágenes, para enseñarte ejercicios y la forma de hacerlos. En tercer lugar, considero que los ejercicios tiene que enseñarlos un terapeuta en persona o un entrenador cualificado. Sí, puedes utilizar libros como guía, pero un programa individual diseñado para ti —que incluyan qué clases de ejercicios escoger, cuántos ejercicios diferentes, cuándo ejercitarte y durante cuánto tiempo, qué ejercicios no hacer y cuándo no hacer ejercicio— necesita enseñarse en persona y debe hacerlo alguien que conozca este campo muy, muy bien.

Tomemos a los hombros como ejemplo: un hombro derecho rígido y sensible no es el mismo en una mujer de 78 años que se queda en casa que en un hombre de 55 años que trabaja en un supermercado y juega tenis. Estos dos individuos, ambos con quejas similares de dolor y rigidez, tienen que ser evaluados por un médico y luego ser enviados a terapia física (y, quizás, también con un quiropráctico) para ser evaluados, tratados y para recibir instrucción relacionada con ejercicios. Uno de ellos puede tener ligamentos desgarrados y tendinitis; el otro puede tener un desgarre parcial en un músculo con degeneración significativa del cartílago. Los síntomas —dolor y rigidez— pueden ser similares, pero el problema es diferente y requiere un abordaje distinto.

En el caso de la rodilla, imaginemos a tres personas: Bobby, un cirujano que juega fútbol los fines de semana; Jeannie, una paisajista muy ocupada, y Martin, de 60 años, que solía jugar basquetbol dos veces por semana hasta hace seis años cuando se convirtió en empresario. Ahora no realiza ningún tipo de actividad física. Los tres vienen a mi consultorio con la misma queja: dolor, rigidez e hinchazón leve en la rodilla izquierda. Pues bien, la rodilla puede verse muy similar en los tres. ¿El tratamiento y el ejercicio deben ser iguales? Veamos.

La rodilla de Bobby es fuerte y no tiene ningún tipo de degeneración, pero tiene un desgarre parcial en el ligamento medial y bursitis cerca de la rótula. El ligamento y el tendón de Jeannie están bien, pero tiene degeneración del cartílago con inflamación y espolones. Por otra parte, Martin tiene un menisco parcialmente desgarrado junto con tendinitis. El tratamiento para estos tres pacientes no debe ser el mismo. El ejercicio prescrito tampoco debe ser el mismo.

Aunque disfruto mucho los libros de ejercicios, afirmo que no hay nada mejor que la guía personal de un terapeuta. Aunque leo libros y sé mucho sobre ejercicio, cuando me lesiono busco la guía de un profesional cualificado en recuperación e instrucción sobre ejercicios. Comento dos casos: cacería de un tiburón en Islamorada, lo cual me llevó a tener un hombro derecho congelado, y arrancar un árbol de mi patio (que mi esposa me había advertido que no hiciera), lo cual produjo un desgarre en la corva ("¡Que te aproveche!", dijo). Recurrimos a los esfuerzos combinados de un fisioterapeuta y un quiropráctico. Ellos me ayudaron a mejorar más rápidamente.

Tipos de ejercicios

Aunque existen múltiples clases de ejercicios, podemos dividirlos razonablemente en cuatro grupos: *de flexibilidad, de fortalecimiento, aeróbicos* y *deportivos.*

Los ejercicios de flexibilidad mueven las articulaciones y los músculos a lo largo de su rango completo de movimiento, incrementando gradualmente lo lejos que pueden llegar y la facilidad con la que se mueven. A medida que las articulaciones se hacen más móviles, pueden funcionar de manera más efectiva y con menos dolor. Estos ejercicios ayudan a aliviar la rigidez, y cuando se hacen correctamente, tienen efectos benéficos sobre las articulaciones, tendones y ligamentos inflamados.

Los ejercicios de flexibilidad involucran, primordialmente, el estiramiento para disminuir la tensión, ayudan a sanar lesiones en los músculos, mejoran la postura y brindan alivio. Sin embargo, un sobrestiramiento o un estiramiento con un movimiento inapropiado puede provocar lesión en músculos y ligamentos. Pide a tu terapeuta que te instruya en la técnica apropiada.

Los ejercicios de fortalecimiento aumentan la fuerza de los músculos que mueven, protegen y sostienen a las articulaciones. Contrarrestan el desgaste y debilidad muscular que a menudo acompañan a las articulaciones dolorosas. Los ejercicios de fortalecimiento mejoran la masa muscular y la función muscular, lo cual, directa e indirectamente, mejora la función fisiológica de la articulación. Se mejora el flujo de sangre hacia los tejidos, suministrando oxígeno y glucosa y eliminando productos de desecho. Esto es extremadamente benéfico para la curación de lesiones, artritis y áreas inflamadas.

Los ejercicios de fortalecimiento mejoran notablemente la función de la articulación y disminuyen el dolor. A menudo en esta fase se utilizan pesas de poco peso y son muy útiles. Pide a tu terapeuta que te instruya sobre el tipo de ejercicios de fortalecimiento que son mejores para tu condición.

Los ejercicios aeróbicos mejoran la condición física general mediante la estimulación de los pulmones y el sistema cardiovascular. Mejoran el equilibrio energético del cuerpo mediante la energetización de articulaciones, músculos y tejidos en general. El término "aeróbico", cuando se aplica al ejercicio, significa que la persona puede respirar normalmente al tiempo que realiza esta actividad. Se trata de un tipo moderado de ejercicio en el cual estarás respirando de una manera más profunda y plena pero sin la respiración rápida y jadeante del ejercicio rápido ("anaeróbico"). Durante los ejercicios aeróbicos, el corazón y los pulmones trabajan más fuerte, respiras con mayor intensidad y tu frecuencia cardiaca aumenta.

Las actividades deportivas pueden hacerse a solas o en grupo. Incrementan la actividad de los músculos adyacentes al corazón y los pulmones trabajan mucho más fuerte. Esto puede ser benéfico en muchas situaciones, pero puede resultar contraproducente. Las actividades deportivas grupales (basquetbol, fútbol soccer, nado por equipos) no se recomiendan porque pueden empujar a la persona a que se ejercite mucho más de lo que resulta permisible para las articulaciones artríticas, las lesiones o las áreas de inflamación. Los deportes solitarios (nadar, trotar, etc.) pueden proporcionar beneficios importantes siempre y cuando se sigan ciertos parámetros. Estos parámetros debe establecerlos un profesional de la salud (un médico, un quiropráctico o un fisioterapeuta) ya que dependen del tipo y ubicación de la lesión, del número de lesiones o articulaciones afectadas, del peso de la persona y del tipo de actividad deportiva.

Información adicional

Hemos descubierto que los siguientes libros son excelentes fuentes de información sobre ejercicios:

The Arthritis Foundation's Guide to Good Living with Osteoarthritis, una publicación de la Fundación para la Artritis.

Arthritis: Your Complete Exercise Guide, por Neil Gordon, M.D.

Exercise Beats Arthritis, por Valerie Sayce e Ian Frazer.

También enumeramos otros libros muy útiles en nuestro sitio web, que puedes encontrar en tu biblioteca o librería local (disponibles en inglés).

Como persona que padece artritis, dolor o una lesión, debes integrar el ejercicio con la terapia física o la terapia quiropráctica, con una excelente nutrición antinflamatoria (la Dieta Omega del Instituto Júpiter), dormir adecuadamente, tener quizás un periodo breve con medicamentos (tu tratamiento médico) y suplementos específicos. También es recomendable considerar la acupuntura, si se indica.

Precauciones y lineamientos

A continuación se presentan algunos puntos que debes tener en mente antes y durante el ejercicio:

1. Asegúrate de no tener ninguna **enfermedad** que pueda empeorar con el ejercicio inadecuado. Habla con tu doctor; puede ser necesaria una evaluación médica. No hagas ejercicio si tu doctor te dice que tienes una enfermedad cardiopulmonar activa, una enfermedad infecciosa o febril, o un desorden vascular severo.
2. **Comienza lentamente.** No lleves a cabo ejercicios con demasiada intensidad o con demasiada frecuencia en las primeras semanas del programa.

3. Elige formas de ejercicios que **minimicen el estrés** para las articulaciones y músculos dolorosos, inflamados o dañados.

4. **Aprende a reconocer cuándo detenerte**. No te fuerces más allá de tus límites. Si el movimiento te duele, detente y evalúa lo que ocurrió. El dolor es una advertencia de que estás causando daño a tu cuerpo. El antiguo cliché ("no hay miel sin hiel") es un concepto equivocado y peligroso.

5. **¡No te sobrepases!** Vas a estar aquí durante mucho tiempo, y no querrás abusar de tu cuerpo.

6. **No hagas ejercicios si tus articulaciones están severamente inflamadas**. Cuando las articulaciones, los músculos y los tendones están lastimados, inflamados y muy sensibles, el ejercicio podría, de hecho, empeorar la situación. Consulta con tu doctor o terapeuta si esto ocurre.

7. Jamás te ejercites para **causar una buena impresión**.

8. **Elige ejercicios y actividades que te atraigan**. No hagas ningún ejercicio simplemente porque sea popular.

9. **Los ejercicios competitivos no son buenos para la artritis**. Añaden una tensión extra a los tejidos y las articulaciones. Intentar hacer ejercicio como lo hacen los demás terminará llevando a tus músculos, ligamentos, articulaciones y tendones a niveles de funcionamiento para los que no están preparados.

10. **Respeta la gravedad**. Si sufres de dolor de espalda baja, problemas en las caderas o incluso algún problema de rodilla, trotar y caminar largas distancias puede provocar mayor daño; si eres obeso, los efectos por lo regular son peores.

11. **Nada de alcohol o comida** antes de hacer ejercicio.

12. No hagas ejercicio **antes de irte a dormir**, o el efecto energizante puede mantenerte despierto.

13. **Estiramiento**: no lo hagas a menos que sepas cómo hacerlo de manera apropiada. No improvises. Pregunta a tu terapeuta cómo y cuándo estirarte, o puedes terminar lastimando tus ligamentos, tendones y músculos.

14. **Calentar** es una fase importante del ejercicio (ver más abajo). Si no estás seguro de cómo hacer calentamiento, pregunta a tu terapeuta.

15. **Nadar y las actividades en el agua** son excelentes para las personas que padecen artritis, inflamación y lesiones.

16. **Ir al gimnasio** puede ser, o no, una buena idea. Por un lado, los gimnasios cuentan con herramientas para un buen ejercicio, como las colchonetas para hacer ejercicio, pesas, aparatos, bicicletas estacionarias, máquinas de remo, etcétera. Por el otro, a menudo están tan llenos de gente que está presumiendo, que su presencia podría hacerte sentir incómodo o fuera de lugar. Si deseas inscribirte en un gimnasio, elige uno donde te sientas cómodo.

17. **No dejes de hacer ejercicio** simplemente porque tienes poco tiempo. Aun si solo tienes 10 o 15 minutos para ejercitarte, hazlo. Hacer algo es mucho mejor que no hacer nada.

18. **Trata de ejercitar todo tu cuerpo**. Puedes lograr esto combinando tu rutina con algunos ejercicios de piso, o la bicicleta estacionaria con algunas pesas. Algunos parques ofrecen estaciones de ejercicio donde puedes combinar ejercicios para diferentes partes de tu cuerpo. No te olvides de los ejercicios abdominales y de espalda.

19. **No recomiendo las lagartijas**. Provocan tensión excesiva en articulaciones y músculos; no las hagas, pues puedes lastimarte.

Calentamiento

Es buena idea calentar tu cuerpo antes de comenzar a hacer ejercicio. Las articulaciones artríticas y los músculos o tendones lesionados pueden rigidizarse muy fácilmente, particularmente si no has hecho ejercicio durante un buen tiempo. Calentar es una forma suave de comenzar a moverte, y ayuda a que las articulaciones y los músculos se alisten para el ejercicio.

Una vez que los músculos comienzan a trabajar, el flujo sanguíneo se incrementa y los tejidos se preparan mejor para el ejercicio. No debes hacer estiramiento en esta etapa, porque estirar los tejidos fríos puede provocar microdesgarres y otros daños.

La fase de calentamiento puede iniciar mientras estás sentado o de pie. Luego, habiendo completado una repetición completa de cada uno, haz una serie de los siguientes: eleva los brazos por encima de los hombros, flexiona los brazos (tensa los músculos), levanta los hombros sin levantar los brazos, lleva las manos al frente y júntalas, levanta una rodilla y luego la otra, gira el cuerpo a la derecha y luego a la izquierda, inclínate lentamente hacia el frente y luego ligeramente hacia atrás, lleva a cabo una media sentadilla. En el suelo, siéntate con la espalda erguida y, abrazando tus rodillas, recuéstate lentamente sobre tu espalda; eleva una pierna 45 grados, y luego la otra. Haz todos estos ejercicios con movimientos muy lentos, provocando estiramientos mínimos. También puedes hacer una marcha militar lenta, moviendo los brazos en círculos y luego en círculos hacia el frente o hacia atrás. Una vez más, hazlo todo muy lentamente, al tiempo que haces inhalaciones lentas y luego fuerzas a que el aire salga de tus pulmones completamente mientras exhalas.

Tai chi y yoga

El tai chi y el yoga representan una clase de ejercicio que difiere de los programas clásicos de "estiramiento-flexibilidad-estiramiento" que actualmente emplea la medicina convencional. Traen muchos beneficios y son altamente recomendables para el paciente adecuado. Tanto el yoga como el tai chi tienen su origen en el sur de Asia; son terapias complementarias sumamente exitosas con siglos de conocimientos y experiencia detrás de ellas. Ambas incorporan un enfoque mente-cuerpo para la rehabilitación de padecimientos como dolor, lesiones, artritis y múltiples desórdenes neuromusculares. También son extremadamente efectivas para reducir el estrés.

El yoga y el tai chi incluyen movimientos lentos, posiciones corporales, meditación y técnicas de respiración, pero son mucho más que eso. Cuando se hacen de manera apropiada, tienen un efecto sobre la energía del cuerpo y la mente. De hecho, el yoga y el tai chi son como icebergs: son mucho más profundos de lo que parecen.

Para disfrutar los beneficios del yoga y el tai chi, debes comprenderlos y aceptar sus principios. Como primer paso, necesitas aceptar un concepto difícil de visualizar y comprender: tu bioelectricidad no es como una batería que hace funcionar tu corazón, sino más bien como un flujo de fuerzas vitales que recorren todo tu cuerpo como un río. Muchas personas no están conscientes de ella, pero ahí está, fluyendo como agua por todas tus extremidades, tu piel y tus órganos. El tai chi y el yoga, de distintas formas, ejercen una influencia sobre este flujo de energía, con resultados poderosos y altamente favorables. Ofrecen beneficios adicionales a cada una de las terapias del Programa para el Dolor del Instituto Júpiter que describimos en este libro. Ambos requieren instrucciones cuidadosas.

Tai chi

El tai chi es un programa de ejercicios suaves que forma parte de la medicina tradicional china. Derivado de las artes marciales, el tai chi está compuesto por movimientos lentos y coordinados, meditación y respiraciones profundas, todo lo cual ayuda a corregir desequilibrios en articulaciones, nervios y músculos y mejoran la salud física y psicoemocional. Practicarlo estimula resultados biológicos y psicológicos positivos para personas de todas las edades.

Muchos estudios, revistas y libros afirman que el tai chi mejora la función neuromuscular, disminuye el dolor de la artritis y la fibromialgia, y mejora también la flexibilidad y la fuerza. El tai chi es, además, una excelente terapia complementaria para una amplia gama de condiciones, incluyendo la gota, enfermedades cardiacas, hipertensión, dolores de cabeza, desórdenes del sueño, ansiedad, depresión, estrés e incluso asma.

Historia. Los principios del tai chi nacieron de la mezcla de las artes marciales chinas y la filosofía del taoísmo. Fue la combinación de dos ideas antagónicas: la sofisticación de las artes marciales, que intentan dominar y lastimar al enemigo, y los principios taoístas de la suavidad y el ceder. Esta síntesis tuvo su origen hace unos ocho siglos con un sacerdote taoísta que utilizó su sabiduría fundamental de autodefensa y la filosofía para crear movimientos suaves y lentos a partir de lo cual surgió un arte marcial no combativo.

Esta antigua forma de movimiento sigue siendo parte de la rutina diaria de millones de personas en toda China y fue introducida a Estados Unidos a principios de la década de los setenta, y desde entonces su popularidad ha crecido.

La idea detrás de este maravilloso ejercicio es que la energía del cuerpo humano, el chi, fluye por el cuerpo a través de muchos canales. Cuando el chi fluye de manera apropiada, el cuerpo, la mente y el espíritu están en equilibrio, y la salud se mantiene. Los lentos movimientos del tai chi facilitan el flujo de esta bioenergía esencial en todo el cuerpo. Los movimientos del tai chi ponen énfasis en la importancia de la transferencia del peso, que es un componente esencial del buen equilibrio. A través del movimiento suave y fluido, mejora la postura, la coordinación y la marcha.

El tai chi tiene tres componentes principales:

Movimiento: se trata de movimiento lento y suave, lleno de gracia y coordinación que parece una danza y una pelea de artes marciales chinas en cámara lenta.

Meditación: los practicantes meditan (enfoque mental agudo) mientras hacen ejercicio. Esto tranquiliza la mente, mejora la concentración y reduce la ansiedad. El tai chi es un ejercicio de "meditación en movimiento".

Respiración profunda: la inhalación y exhalación profundas suministran oxígeno fresco a los tejidos del cerebro al tiempo que mejoran la capacidad pulmonar y la circulación de la sangre.

El tai chi es un ejercicio que cualquier persona que pueda caminar puede llevar a cabo de manera segura, llevando a las articulaciones solamente por un rango de movimiento, estirando los músculos y los tendones, al mismo tiempo que hace énfasis en la respiración profunda y la meditación. Las clases no son costosas y puede practicarse casi en cualquier parte, en cualquier momento, sin ningún tipo de equipo o ropa especial. Los resultados benéficos del tai chi hacen de este ejercicio único de meditación en movimiento un gran elemento extra para cualquier programa de manejo del dolor o de la artritis.

El tai chi mejora la condición física general, la coordinación y la agilidad. Las personas que lo practican de manera regular tienden a tener una mejor postura, flexibilidad y coordinación. Están mentalmente más alertas, duermen mejor por las noches y sufren de menos dolores.

El tai chi está respaldado por la Fundación para la Artritis para el tratamiento del dolor y la artritis. Un estudio en la Case Wester Reserve University en Cleveland, Ohio, mostró que el tai chi reduce la intensidad del dolor artrítico y tiene un poderoso efecto benéfico sobre el dolor crónico de las articulaciones.

El tai chi mejora el equilibrio, disminuyendo, así, el riesgo de sufrir caídas; también proporciona una mejor estabilidad postural al tiempo que disminuye el dolor de cuello y espalda.

En marzo del 2004, los *Archivos de Medicina Interna* reportaron que el tai chi proporciona beneficios fisiológicos y psicosociales, y que es una forma segura y efectiva de promover el control del equilibrio, la flexibilidad y la coordinación.

En septiembre del año 2003, la Revista de Reumatología reportó que el tai chi mejora el dolor, la hinchazón y la rigidez producida por la artritis, mejorando también la función física y la calidad de vida de las personas que sufren de osteoartritis.

Ciertamente, el tai chi es una gran adición a la terapia que describimos en nuestro Programa para el Dolor del Instituto Júpiter. Complementa las terapias y realza sus efectos benéficos.

Puedes practicar tai chi además de tus ejercicios favoritos, y puedes hacerlo antes o después de tu rutina. También es una incorporación magnífica a los ejercicios que tu terapeuta físico o tu quiropráctico te enseñen.

Aprender tai chi. No trates de aprender tai chi con un video o un libro. Apréndelo de un maestro que pueda asegurarse de que estás haciendo los movimientos correctamente. Elige a tu instructor con cuidado. Cuenta a tu instructor sobre tus dolores, molestias, lesiones y artritis. Sé realista: el tai chi no es un tratamiento, sino, más bien, una terapia complementaria para el dolor, la artritis y las lesiones.

Yoga

El yoga no es ni una religión ni simplemente una serie de posturas. Es una filosofía de vida y un poderoso sistema de autoconciencia que utiliza actividades de bajo impacto. Los movimientos y posiciones tan típicos del yoga representan apenas una porción de este programa mente-cuerpo por demás complejo.

La capacidad del yoga de incrementar la buena salud y el bienestar está bien documentada, con numerosos libros y revistas médicas que dan testimonio de sus beneficios médicos. Para muchas personas, el yoga ha resultado ser una forma segura y efectiva de aliviar muchas formas de dolor de cuello y espalda.

El yoga puede brindar diversos beneficios curativos a personas con distintos tipos de distensiones. También puede ayudar en la curación de músculos lesionados y a disminuir el tiempo de recuperación de una lesión. Los estudios han mostrado que el yoga puede representar una opción de tratamiento para pacientes con osteoartritis mediante la disminución del dolor y la incapacidad. Se han publicado más de 75 pruebas experimentales sobre el yoga en revistas médicas importantes. Estos estudios han mostrado que el yoga es una forma segura y efectiva de incrementar la actividad física, aumentar la fuerza muscular, mejorar la flexibilidad y promover la relajación. Incrementa la energía corporal y disminuye los dolores y molestias.

El yoga es una forma meditativa de ejercicio que estira y fortalece los músculos, incrementa el rango de movimiento, mejora la circulación, potencia el poder natural del cuerpo humano y mejora significativamente la calidad de vida. Existen muchos estilos de yoga —desde el yoga suave hasta el atlético— que se practican en la actualidad. Los principiantes siempre deben apegarse a estilos suaves de yoga.

El yoga enseña el concepto básico de la unidad mente-cuerpo: si el cuerpo está enfermo y sufre, la salud mental se verá afectada, y si la mente está estresada y agitada, la salud del cuerpo se verá comprometida. De ahí que la curación integrada de mente y cuerpo sea el objetivo principal de la práctica del yoga.

Antecedentes. El yoga tuvo sus orígenes hace unos 5 000 años, lo cual lo hace, quizás, el programa de salud mente-cuerpo más antiguo conocido por el hombre. Combina ideas filosóficas, conceptos espirituales sobre bioenergía y ejercicios físicos que fueron tomados de la observación, la experiencia y un conocimiento inmenso. El yoga se desarrolló como una forma de tener acceso a, construir y nutrir nuestras energías naturales. Fue creado también como una compilación filosófica de técnicas, posiciones y movimientos que proporcionan un avance espiritual y una manera práctica de superación personal. Diversas escuelas de yoga ponen énfasis en distintas técnicas, pero todas ellas enseñan una práctica metódica de respiración, meditación, contemplación, posturas físicas, concentración mental y un sendero para el despertar de la conciencia espiritual.

Práctica. Muchos hospitales en nuestro país dan clases de yoga con propósitos múltiples. El Cedars Sinai Medical Center en Los Ángeles promueve el yoga como una manera de traer mejoría a las enfermedades cardiovasculares, disminuir la presión arterial y mejorar el control del azúcar en la sangre. Utiliza el yoga para sus pacientes en rehabilitación cardiaca.

La reducción del estrés y el alivio de la fatiga son dos de los principales beneficios del yoga. Algunos centros ofrecen yoga para mejorar la fertilidad; otros lo ofrecen a personas que sufren de dolor o que se recuperan de alguna lesión. Los investigadores del UCLA Medical Center en Los Ángeles descubrieron que tan solo cuatro semanas de sesiones regulares de yoga redujeron significativamente la frecuencia y severidad del dolor crónico.

Actualmente, quienes practican yoga son personas jóvenes y adultas, flexibles y rígidas, delgadas y con sobrepeso, hombres y mujeres. Son personas normales iguales a ti pero que desean tratar bien a su cuerpo y curar sus padecimientos sin pastillas, doctores o efectos secundarios. El yoga es especialmente bueno para las personas que padecen artritis y dolores porque estas condiciones tienden a reducir la confianza y la autoestima mientras que el yoga los incrementa.

Múltiples publicaciones han reportado que el yoga mejora la fortaleza y la flexibilidad, disminuye el estrés y la ansiedad, y es una excelente herramienta para el manejo del dolor. Un estudio llevado a cabo en la Escuela de Medicina de Virginia Occidental analizó el efecto de la terapia de yoga sobre el dolor de espalda baja y descubrió que los pacientes que practican yoga experimentan una reducción en la intensidad del dolor y la incapacidad funcional, y utilizan menos medicamentos para el dolor.

Algunos de los efectos clínicos benéficos del yoga incluyen:

- **Cardiovasculares**: una menor frecuencia cardiaca y menor presión arterial.
- **Musculoesqueléticos**: mayor fuerza, flexibilidad y rango de movimiento en las articulaciones, y un mejor equilibrio.
- **Articulaciones**: alivio de articulaciones rígidas, dañadas y artríticas.
- **Mente y sistema nervioso**: mayor sentido de alerta, memoria, concentración y enfoque, menos fatiga y estrés, mayor relajación y menos tensión emocional.
- **Pulmones**: respiración y oxigenación de la sangre más eficiente.
- **Digestión**: mejor digestión y menos estreñimiento.
- **Dolor**: reducción del dolor y mejoría en las condiciones dolorosas a través de una estimulación benéfica del centro del dolor (la parte del cerebro responsable de enviar mensajes a las áreas del cuerpo).

Una advertencia. Aunque practicar yoga trae muchos beneficios, el número de lesiones provocadas por este ejercicio va en aumento. Doctores y fisioterapeutas están reportando un aumento en el número de estudiantes sin experiencia que se provocan lesiones después de estirarse demasiado para lograr posiciones difíciles. Esto puede deberse a instructores con un entrenamiento inadecuado y a estudiantes demasiado motivados y demasiado deseosos de tener un buen desempeño. Las lesiones por la práctica de yoga son provocadas principalmente por distensiones y por un sobrestiramiento de ligamentos, tendones, nervios y músculos. Se recomienda inscribirse únicamente en centros de yoga en los cuales los instructores han sido plenamente entrenados, certificados y cuentan con gran experiencia; aprender de instructores con un entrenamiento deficiente en centros deportivos, no se recomienda. Busca un instructor calificado y evita forzar a tu cuerpo demasiado o demasiado rápido para lograr posiciones a las que no estás acostumbrado. Progresar lentamente al tiempo que abandonas la necesidad de competir son puntos extremadamente importantes en el yoga.

Capítulo 11

"Mediterraniza" tu dieta

 Este capítulo tiene como objetivo mostrarte otra manera de seguir la Dieta Omega del Instituto Júpiter de modo que puedas mejorar tu salud general. Estar en el estado omega-3/antioxidante ayudará a combatir tu dolor, tu artritis o tus lesiones con mayor éxito. En el capítulo 7 discutimos qué alimentos son buenos y cuáles, no. Ahora aprenderás cómo es que algunos alimentos que por lo regular se consideran "malos" o "no buenos" pueden convertirse ("mediterranizarse") para hacer que sean saludables. Así, puedes regresar a comer bistec y pasta siguiendo algunas sencillas reglas.

Los países que rodean al Mar Mediterráneo tienen una rica tradición de alimentos finos, una tradición que se ha extendido por todo el mundo. La cocina mediterránea ha alcanzado popularidad internacional no solo gracias a sus finos sabores y aromas sino porque se reconoce como la más sana en todo el mundo, sintonizada con las tendencias modernas en cuanto a nutrición y salud.

Quince países y tres continentes hacen frontera con el Mar Mediterráneo: al norte, los países europeos de España, Francia, Italia, Grecia y Turquía. Al este se encuentra el continente asiático con Líbano, Israel y Siria. Al sur está el continente africano con Marruecos, Egipto, Libia, Túnez y Argelia, y las naciones isla de Chipre y Malta. Cada uno de ellos es único en cuanto a idioma, cultura, tradición y también en cuanto a su cocina, especias y presentación de alimentos.

A pesar de estas diferencias en cultura y cocina, muchos ingredientes, especias y recetas son comunes a toda la región. De hecho, cuando hojeas libros sobre comida de Medio Oriente, comida francesa, española, italiana y marroquí resulta fascinante ver cómo algunos platillos han viajado por toda la región. Ligeramente modificados, sazonados con ingredientes locales, con distintos nombres asignados, se convierten en platillos típicos de muchas áreas diferentes.

Entre los ingredientes esenciales de la cocina mediterránea se encuentran el cuscús, el arroz, los vegetales, las especias, las aceitunas, el pescado y el aceite de oliva utilizado de manera copiosa.

De todos los países mediterráneos, Grecia es el país cuya dieta ha demostrado ofrecer los mejores beneficios para la salud. Por ello, vamos a tomar la cocina griega como el modelo de la Dieta Mediterránea.

Aunque también se considerarán platillos de otros países mediterráneos, los platillos que se desvían demasiado del estilo griego típico, o que ofrecen alimentos que están demasiado alejados de la corriente omega-3, no se recomiendan, aunque se consideren platillos mediterráneos.

Este es el concepto que distingue a la Dieta Omega del Instituto Júpiter de la Dieta Mediterránea: ciertos platillos, aunque son mediterráneos y generalmente se considera forman parte de la Dieta Mediterránea y de la cultura mediterránea, están tan cargados de omega-6 y carbohidratos que desalentamos su consumo. Algunos ejemplos son la pasta con albóndigas y salsa de tomate frita de Italia, los platillos hechos a base de puerco de España, el cochinillo de Segovia, el *falafel* con *hummus* de Israel, y el *tahini* y *pita* de Líbano y Egipto. Lo mismo ocurre con los *kebabs*, el *kibbeh*, los extravagantes *risottos*, y con muchos platillos fritos y postres, incluyendo los calamares fritos, la *baklava*, el queso frito, etc. Diversos platillos típicos griegos quedan fuera por esta misma razón: se desvían de la corriente omega-3.

Precaución: puedes encontrar muchos libros sobre la "Dieta Mediterránea" con maravillosos platillos y fotografías seductoramente hermosas. Sin embargo, el hecho de que un platillo se encuentre en ese tipo de libros, o que el platillo se etiquete como mediterráneo, no lo hace bueno para ti.

¡Que no te engañen! Cuando escojas un platillo mediterráneo en los libros que comúnmente encuentras en librerías, bibliotecas e incluso en nuestro sitio web (www.jupiterinstitute.com) debes tener en mente las clasificaciones que proporcionamos en el capítulo sobre Nutrición. Hacemos una división entre los alimentos que proporcionan ácidos grasos omega-3 y antioxidantes, y aquellos que inundan el cuerpo con ácidos grasos omega 6.

"Mediterranízate"

Cuando planees o prepares tu comida, recuerda los principios importantes de la Dieta Mediterránea: el bajo nivel de omega-6, el alto nivel de antioxidantes y la abundancia de ácidos grasos omega-3 y omega-9. A medida que vayas aprendiendo sobre los distintos platillos mediterráneos, analizarás cada receta y la ajustarás a lo que te enseñamos aquí. Algunos platillos, como los platillos fritos o los platillos a base de puerco, no podrás usarlos. Otros, sin embargo, puedes ajustarlos, reemplazando, por ejemplo, la mojarra frita por bacalao asado. Así pues, vas a "mediterranizar" los platillos para sustraer los omega-6 y agregar omega-3 y omega-9 (aceite de oliva). Incluso puedes comprar un libro de cocina de la Dieta Mediterránea y hacer ajustes a cada receta. Donde dice freír, escribe hornear, cocer o asar; donde dice puerco, táchalo; donde dice chícharos o garbanzos, disminuye su cantidad y añade frijoles, y donde dice pasta, sustitúyelo por arroz. Incrementa el aceite de oliva en cada receta. En pocas palabras, "mediterraniza" los platillos mediterráneos, o quizás podríamos decir, "omeganízalos".

A medida que pasas por este proceso deseamos recordarte la razón por la cual los antioxidantes son importantes: protegen a tus ácidos grasos esenciales omega-3. Si esto no se toma en consideración, puedes encontrarte con un platillo que contiene una buena cantidad de omega-3 pero nada de antioxidantes. Así, un buen manojo de ácidos grasos omega-3 que has consumido puede terminar siendo destruido por los omega-6 y los radicales libres. Por ello es importante consumir los omega-3 acompañados por sus "guardaespaldas", los antioxidantes.

Encontrarás antioxidantes en los siguientes alimentos:

- alimentos frescos y crudos
- hierbas frescas (albahaca, cebollino, cilantro, enebro, ajo, jengibre, perejil, romero, tomillo)
- frutas frescas
- vino tinto

Encontrarás los buenos ácidos grasos omega-3 y omega-9 en:

- pescados grasos (salmón, sardinas, atún, arenque, bacalao, macarela, pescado azul, trucha, anchoas)
- nueces (nuez de castilla, macadamia, avellana, almendras)
- aguacate
- aceitunas, aceite de oliva
- vegetales con omega-3 (espinaca, arúgula, lechuga, col rizada, col silvestre, germinado de alfalfa, brócoli, berro, coliflor, germinado de frijol)

¿Cómo puedes "mediterranizar" un bistec si es puro omega-6? Asegúrate de que sea asado y no frito, y cómelo con aceite de olivo y una ensalada de espinaca y brócoli.

¿Cómo puedes "mediterranizar" la pasta? Cómela con aceite de olivo y algunos de los buenos pescados que se mencionan arriba. O mézclala con la salsa hecha con aceite de olivo, nuez de castilla, albahaca fresca y un poco de queso parmesano.

¿Cómo puedes "mediterranizar" el pescado? Hiérvelo, cocínalo o hazlo asado, y luego, una vez que está en el plato, salpícalo con aceite de olivo y cómelo con vegetales frescos y crudos.

¿Cómo puedes "mediterranizar" el puerco o el pollo frito con elote? No puedes. Simplemente, olvídate de ellos: ¡La "mediterranización" tiene sus límites! ¿Un *hot dog*, una hamburguesa o una *pizza*? Lo siento, pero no.

Aquí te ofrecemos algunas noticias interesantes. Por las mismas razones, excluimos algunos platillos mediterráneos altos en omega-6, pues muchos platillos no mediterráneos de otras partes del mundo pueden "mediterranizarse" para que se adapten a nuestro programa. Existen formas de preparar platillos mexicanos y platillos de comida china de una manera mediterránea. Los platillos preferidos de la cocina japonesa, brasileña e incluso de Nueva Orleans pueden adaptarse al estilo mediterráneo-griego y, en un abrir y cerrar de ojos, transformarse en platillos saludables. Puedes leer un libro de cocina y "convertir" —"mediterranizar"— algunas de sus recetas para hacerlas aceptables.

Permíteme darte un ejemplo: la pasta con salsa de tomate frita y albóndigas de carne está claramente fuera de los límites, pero si picas ajo fresco, albahaca fresca y algunas aceitunas, las mezclas con aceite de oliva y viertes la mezcla sobre la pasta sola, habrás "mediterranizado" la pasta y, así, puedes comerla.

Como regla general, te recomendamos alejarte de aceites fritos de cualquier tipo. No obstante, está bien una que otra vez. Cocina al vapor ligeramente algunos vegetales picados, luego mézclalos con arroz integral y saltéalos ligeramente con aceite de oliva, salsa de soya, mirin y polvo de ajo para obtener "arroz frito estilo mediterráneo". ¡No te rías! Es más saludable que la versión estándar.

Necesitas aprender a hacer que tus platillos sean amigables con los omegas, lo cual significa disminuir los omega-6 e incrementar la cantidad de antioxidantes, omega-3 y omega-9. El bagre frito con un vaso de cerveza no es lo mismo que salmón cocido salpicado con aceite de oliva y un vaso de vino tinto.

A medida que vayas explorando todos estos conceptos, recuerda que los alimentos de restaurantes, cafeterías, establecimientos de comida para llevar y restaurantes de comida rápida, como regla, no son mediterráneos; son inseguros en términos de nutrición, y, por lo general, no son saludables.

Recetas de la Dieta Omega del Instituto Júpiter

El capítulo 7 te proporcionó la teoría detrás de nuestra Dieta Omega del Instituto Júpiter y ahora veremos algunos consejos prácticos. Mi propósito aquí no es escribir un libro de cocina, sino mostrarte algunos platillos para que te des una idea de lo fácil que es seguir los lineamientos mediterráneos. Te invito a pensar en la comida de manera diferente de aquí en adelante. "Mediterraniza" u "omeganiza" tus comidas porque eso es lo que produce un cuerpo saludable. También puedes describirlo como hacer que tu comida sea "amigable con los omegas".

Antes de pasar a las recetas, recapitulemos los puntos esenciales: la Dieta Omega del Instituto Júpiter es baja en ácidos grasos omega-6 y rica en ácidos grasos omega-3, omega-9 (aceite de oliva) y antioxidantes. Se basa, sí, en la Dieta Mediterránea, y es muy similar a ella.

Pero nuestra dieta es diferente porque:

A. Te dice, de frente, qué alimentos son buenos para ti y cuáles no, estableciendo claramente sus lineamientos desde el principio.
B. Modifica ("omeganiza") muchos platillos mediterráneos. Prohíbe y, por lo tanto, elimina, otros platillos mediterráneos (porque están fritos y tienen un contenido excesivo de carbohidratos y, por lo tanto, un desequilibrio de omegas). Permite muchos platillos no mediterráneos siempre y cuando sean "mediterranizados". Te hace consciente de estos principios de modo que sepas lo que estás haciendo.

Con la Dieta Omega del Instituto Júpiter sabes lo que estás comiendo y estás consciente del contenido de omega-3, omega-6, omega-9 y antioxidantes de cada comida.

Este no es un libro de cocina, pero puedes utilizar las siguientes recetas como una guía para ayudarte a tomar decisiones nutricionales.

Pastas para untar

Bruschetta Romana
Corta en trozos grandes y mezcla:
2-3 tomates medianos
2 cebollas verdes

2 tomates deshidratados
4 aceitunas negras
Albahaca fresca
2 cucharadas soperas de aceite de oliva

Mezcla y agrega sal y pimienta molida y añade un poco de queso parmesano rallado. Extiende sobre una tostada o un pan.

Tapenade (Pasta de aceitunas)
Pica finamente y mezcla bien:
¾ cucharada sopera de jugo de limón
1 cucharadita de mostaza de Dijon
4 aceitunas negras, 4 aceitunas verdes
½ taza de aceite de oliva
4 cucharadas de alcaparras
Una pizca de pimienta molida
½ lata de anchoas
1 cucharadita de vino blanco o brandy
1 diente de ajo picado

Mezcla bien y unta en un pan, una tostada o en huevos duros

¿Amas tu pan?

¿Simplemente te encanta el pan y no quieres dejarlo? Entonces "omeganízalo". Cada vez que comas pan, remójalo en aceite de oliva. Puedes preparar una salsa rápida con aceite de oliva y algunas hierbas o especias y luego humedecer el pan en esa mezcla. O utiliza aceite de pescado o aceite de semilla de linaza y acompáñalo con algunas nueces de castilla. Al hacer esto, estás enriqueciendo tu cuerpo con omega-3 y contrarrestando el efecto adverso de la harina.

Salsas para pasta

Salsa a las finas hierbas para pastas

Mezcla muy bien:

½ taza de aceite de oliva

Sal

Tus combinaciones favoritas de hierbas secas como romero, mejorana, orégano, tomillo, etcétera.

Déjala reposar de 10 a 15 minutos antes de servir.

Salsa siciliana para pasta

Pica finamente:

1 cebolla y 2 dientes de ajo

Saltea con aceite de oliva en spray sobre una sartén de teflón. Luego quítala del fuego y colócala en un recipiente para microondas añadiendo:

¼ de taza de aceite de oliva

1 o 2 cucharaditas de alcaparras

2 cucharadas de concentrado de tomate

4 cucharaditas de piñones picados

2 cucharaditas de aceitunas negras picadas

Sal

Mézclalo bien y caliéntalo en el microondas. (Puedes calentarlo en una sartén también, siempre y cuando lo saltees solo unos cuantos minutos y no a fuego alto). Si deseas puedes agregar más concentrado de tomate. Sírvelo sobre pasta.

Salsa para pasta bien sazonada

Mezcla muy bien:

½ taza de aceite de oliva

Sal

Agrega tus sazonadores favoritos en las combinaciones que prefieras como curry, comino molido, hojas molidas de laurel, tomillo, chile en polvo, cúrcuma, cebolla en polvo, páprika, etcétera.

Agrega 1 cucharada de salsa comercial para pasta y mezcla muy bien.

Salsa para pasta puttanesca

En una sartén pequeña, saltea con aceite de oliva en spray:
½ cebolla picada
3 dientes de ajo picados (no dejar que el ajo se queme)

Añade:
2 cucharadas soperas de tomate deshidratado, en trocitos.
1 lata (14 onzas) de puré de tomate.
Pimienta negra molida.
Sal
1 2 pizcas de pimienta roja
1-2 pizcas de pimienta blanca
2 cucharaditas de aceite de oliva
Puedes agregar un poco más de pimienta, roja y blanca, si lo deseas.

Sofríe ligeramente esta mezcla y añade:
1 lata (2 onzas) de anchoas
6 aceitunas negras picadas
1 cucharadita de orégano fresco
1 cucharadita de vinagre balsámico

Nuevamente sofríe ligera, pero rápidamente; retira la sartén del fuego y deja reposar.
Añade ¾ de taza de aceite de oliva y mezcla bien.

Salsa pesto

Mezcla bien:
3 cucharadas soperas de albahaca fresca, finamente picada.

½ taza de aceite de oliva.
2 dientes de ajo (picados)
Sal

*Agrega 2 cucharaditas de queso parmesano y ½ - ¼ de taza de nuez de
castilla picada.*

La pasta es, sin duda alguna, deliciosa. Sin embargo, también es
peligrosa. Todos sabemos que la pasta engorda, pero ese no es el
punto aquí. La pasta tiene un efecto adverso sobre la inflamación. Empuja al sistema de eicosanoides a producir eicosanoides
inflamatorios dañinos. Entre más pasta comas, peor será el efecto. En consecuencia, la única forma de comer pasta y evitar este
efecto consiste en equilibrarlo fuertemente con aceites grasos
omega-3 y omega-9. Olvídate de comer pasta con albóndigas de
carne y salsa de carne: eso es llamar a los problemas. Mezcla la
pasta con aceite de oliva (omega-9) y cómela con salmón o atún
(omega-3) y un poco de vino tinto.

Puedes saborizar el aceite de oliva con un poco de salsa comercial para pasta. En este capítulo te damos algunas salsas para
pasta, pero puedes encontrar muchas más en diversos libros de
cocina. ¡Simplemente recuerda "mediterranizar" la salsa!

Arroz

Paella de pollo a la española

- Usa una sartén grande con tapa.
- Pica y saltea con aceite de oliva en spray: 1 cebolla y tres dientes de ajo;
  luego agrega una lata de caldo de pollo (desgrasado), y una lata de agua.
- Añade una pizca de sal, pimienta negra recién molida, una cucharada de
  vino blanco y entre ¼ y ½ cucharadita de azafrán, o colorante vegetal amarillo (puedes encontrarlo en el supermercado, en la sección de especias).

- Mezcla y mide 1 ⅓ de taza de pimientos morrones verdes y rojos, picados, chícharos y cebollines y agrégalos a la sartén.
- Agrega la carne de pollo, en crudo, cortada en cubos, alrededor de ⅔ lb (300 g).
- Ponlo a hervir.
- Agrega 2 tazas de arroz sin cocinar; déjalo hervir otra vez, y luego ponlo a fuego bajo y tápalo. Si deseas agregar otras especias como curry, tomillo, orégano u hojas de laurel hazlo antes de que hierva por segunda vez.
- En 18 minutos está listo. Destápalo, agrega aceite de oliva, generosamente (⅓-½ taza) y mezcla bien.
- Para la paella mexicana agrega, antes de que suelte el hervor, un poco de maíz, cebolla picada, chile en polvo, comino molido, y justo antes de servir, un poco de cilantro fresco, picado.
- Toma nota de que los chícharos y el maíz se usan solo en pequeñas cantidades, como adorno.

Arroz y frijoles cubanos

- Para preparar el arroz: Hierve 3 tazas de agua con una pizca de sal y agrega ⅓ de taza de caldo de res sin sazonar.
- Añade 1 ⅔ taza de arroz blanco, crudo.
- Ponlo a hervir a flama baja, tápalo y cocínalo a fuego lento por 18 minutos.
- Retíralo del fuego. Agrega una lata de frijoles negros o rojos (drenados y bien lavados) y cuatro cucharadas de aceite de oliva. Agrega las especias y sazonadores a tu gusto (salsa picante, salsa de habanero, salsa de curry, salsa picante Louisiana, etc.)
- Mezcla perfectamente y sirve.

Arroz turco con pasas

Mezcla en una cacerola:

3 tazas de agua

⅓ de cucharadita de sal

½ cucharadita de colorante amarillo para alimentos, o cúrcuma

Después de mezclar todo, ponlo a hervir y agrega:

1 ½ taza de arroz crudo

2-3 cucharadas de pasas

2 cucharadas de piñones

Ponlo a hervir nuevamente, tápalo y cocínalo a fuego lento por 18 minutos. Destápalo y agrega 2-4 cucharadas de aceite de oliva, mezcla bien y sirve.

Arroz tailandés

Coloca dos cucharadas de coco rallado en una cacerola seca. Ponlo en la estufa a fuego medio y espónjalo con un tenedor. Se tostará rápidamente, así que vigílalo y sácalo del fuego cuando esté casi listo. ¡Es extremadamente fácil que se queme! El coco debe tener un ligero color café, no oscuro.

Cuando esté listo, agrega:

3 tazas de agua, y ponlo a hervir.

1 ½ tazas de arroz crudo

Sal

2 cucharaditas de jengibre molido

Cuando hierva, tápalo y cocínalo a fuego lento durante 18 minutos. Agrega generosamente aceite de oliva antes de servirlo. Puedes mezclar el aceite de oliva con curry y salsa Tabasco para enriquecer su sabor.

Arroz amarillo sencillo (Rinde 3 porciones)

Mezcla en una cacerola:

2 tazas de agua

Sal

Ajo en polvo

½ cucharadita de azafrán o de colorante amarillo para alimentos.

½ cubo de consomé de pollo, o caldo de vegetales.

Ponlo a hervir y mezcla, después agrega una taza de arroz blanco crudo, y deja que hierva por otros 15-20 minutos. (Nota: el arroz integral es más saludable, pero toma más tiempo para cocinarse: aproximadamente 45 minutos. Ajusta el tiempo de cocción de la receta cuando uses arroz integral.)

Deja que dé otro hervor, tapa y cocina a fuego lento por 18 minutos. Apártalo del fuego, agrega aceite de oliva, mezcla bien y sirve. Puedes enriquecer el sabor del aceite de oliva con alguna especia a tu elección.

Arroz chino frito

En una sartén grande, saltea con aceite de oliva en spray:
¼ de cebolla (picada)
3 dientes de ajo (picados)

Retira del fuego y deja reposar.

Añade:
3 tazas de arroz blanco cocido
¾ cucharadas de aceite de oliva
Salsa de soya (al gusto)
Mirin, vino para cocinar (al gusto)
1 taza de tus vegetales favoritos (previamente cocidos al vapor), como chícharos, zanahorias, pimiento verde, pimiento rojo, apio.
1 cucharadita de jengibre fresco, picado.

Opcional: Añade una lata pequeña de brotes de bambú, drenados, o castañas de agua. Regresa la sartén a la estufa y mezcla mientras se calienta, sin cocinarlo, y sirve inmediatamente.

Arroz jamaicano

Prepáralo como el anterior, pero agrega una cucharadita de curry en polvo, después del primer hervor.

Arroz cubano con pollo

Prepáralo como el anterior, pero antes que el agua empiece a hervir, añade:
2-3 tazas de pollo crudo en cubos.

Un poco más de sal.
Otra pizca de ajo en polvo.
1 cucharada de vino blanco.
1 cucharadita de aceite de oliva.

Después que hierva, agrega el arroz; en cuanto suelte el segundo hervor, deja que se cocine a fuego lento, tapado, por 18 minutos.

Retira del fuego agrega por lo menos 4 cucharadas (o más) de aceite de oliva, mezcla bien y sirve.

Ensaladas, salsas, aderezos y más

Ensalada sencilla
Mezcla vegetales crudos a tu gusto, cortados en trozos, procurando que sean, al menos, ¡de tres colores distintos! Agrega sal y una generosa porción de aceite de oliva. El aderezo comercial para ensaladas, el queso parmesano y los crotones, están prohibidos.

Ensalada mediterránea de hierbas
Como la anterior, agregando hierbas frescas, al gusto, troceadas (ver lista) y hierbas secas, al gusto (ver lista), y abundante aceite de oliva.

Coles silvestres Louisiana
(Cocina esto en el exterior: ¡Las coles tienen un fuerte olor cuando se cocinan!)
Saltea 3-4 puñados grandes de coles silvestres en aceite de oliva; añade 1-2 huevos batidos
Sal
½-¾ de manzana picada.

Está lista cuando los huevos revueltos están cocinados.

Ensalada mexicana

- En una charola o plato hondo, coloca una capa de lechuga troceada, otra capa de vegetales picados, de varios colores, incluyendo jitomate y 2-4 cucharadas de maíz.
- Luego espolvorea ½-1 cucharadita de comino y chile en polvo y dos cucharadas de cilantro picado; vierte generosamente aceite de oliva.
- Sal al gusto
- Extiende, de manera irregular, una capa de: 1-3 cucharadas de crema ácida libre de grasa, una lata de habichuelas; rocía 1-2 cucharaditas de jugo de lima, y vierte 6-8 aceitunas negras picadas.

Mezcla al momento de servir.

Ensalada Acrópolis

Mezcla 5 tazas de vegetales crudos picados, de diferentes colores (al menos de 3 colores diferentes) y prepara el aderezo:

½ taza de nuez de castilla
½ taza de aceite de oliva
2 cucharadas de vino blanco
1 cucharada de jugo de limón o lima
½ taza de aceitunas picadas (verdes o negras)
2 cucharaditas de alcaparras, sal y pimienta

Mezcla bien y sirve.

Salsa mexicana de piña

(Para añadir a ensaladas, pollo, pescado o frijoles)
1-2 tazas de piña madura, cruda, picada.
Sal
1 cucharada de cilantro fresco picado finamente
½-1 cucharadita de comino molido
2-3 cucharaditas de jugo de lima, una pizca de pimienta negra.

2-3 cucharaditas de cebolla finamente picada, cantidad generosa de aceite de oliva.
½-1 cucharadita de Salsa Tabasco, o de tu salsa picante favorita.

Mezcla bien y déjala reposar antes de agregarla a tu comida.

Cuscús

Prepara el grano, siguiendo las instrucciones de la caja; cuando termines, y en el plato, agrega por lo menos 2 cucharadas de aceite de oliva.

Cuscús con nuez

Añade una pizca de queso Parmesano rallado y una cucharada copeteada de nueces picadas, al agua, antes de agregar el cuscús.

Ensalada marroquí de cuscús

Pica finamente:
2 tomates
1 ramo de cebollines
Agrega:
¼ de taza de perejil picado
1 cucharada de cilantro fresco picado
½ taza de aceite de oliva
1 cucharada de jugo de limón
Sal y pimienta

Mezcla ligeramente y agrega 1 ½ tazas de cuscús cocido. Mezcla bien y sirve.

Variaciones: Usa menta picada en lugar de perejil, y agrega pepino picado. Puedes reemplazar el perejil y el cilantro por una cucharada de romero fresco picado y una pizca de mejorana.

Frijoles mediterráneos

1-15 oz. de frijoles rojos (ayocotes) de lata (28 a 425 g)
2-3 jitomates picados

Un poco de cebolla en rebanadas finas.
1 cucharada de albahaca picada
Sal y pimienta
4 cucharadas de aceite de oliva
¼-½ cucharadas de jugo de limón

Mezcla bien y sirve. Puedes reemplazar la albahaca picada por ½ cucharada de romero fresco picado, para un sabor más mediterráneo.

Ensalada de frijol seco

Igual que los Frijoles Mediterráneos, pero en lugar de la albahaca, puedes escoger entre:
a: Mezcla 2 cucharadas de romero fresco con una pizca de mejorana, o
b: Mezcla ½ cucharadita de tomillo y ½ cucharadita de orégano.

Ensalada mediterránea de Frijol

Agrega los Frijoles Mediterráneos a 3-6 tazas de vegetales de varios colores, picados, un poco más de sal y abundante aceite de oliva.

Jitomates españoles

Corta jitomates grandes a la mitad, retira la pulpa y colócala en un tazón.
Mezcla:
La pulpa de los jitomates
Atún de lata, picado
1-2 cucharadas de aceite de oliva, sal al gusto.
1-2 cucharaditas de mayonesa

Rellena las mitades de jitomate y sirve inmediatamente.

Ensalada griega

Pica:
1 cabeza de lechuga
2 jitomates

⅓ taza de cebolla morada
⅔ de taza de pepinos
½ taza de pimiento morrón rojo
½ taza de pimiento morrón verde

Mezcla y agrega:
1 cucharada de perejil fresco finamente picado
½ taza de queso feta, desmoronado
10-12 aceitunas picadas (verdes o negras)

Mezcla bien y deja reposar. Para aderezar, mezcla bien:
⅓ de taza de aceite de oliva
1 diente de ajo picado
2 cucharaditas de jugo fresco de limón
1-2 pizcas de romero fresco

Mezcla bien. Vierte el aderezo en la ensalada al momento.

Ensalada caribeña de mango y frijol
Mezcla:
2 tazas de lechuga picada
2 cucharadas de maíz
1-15 oz de frijoles rojos de lata (28 a 425 g)
½ taza de aceite de oliva y cilantro picado
⅓ de cucharadita de comino molido
1-2 tazas de mango picado
Sal
Jugo de lima

Opcional:
2 cucharadas de salsa, o
2 cucharadas de jitomate y cebolla, picados.

Mezcla bien y sirve.

Ensalada criolla Nueva Orleans

Mezcla bien y deja reposar:

5 jitomates grandes, muy maduros, rebanados y cortada cada rebanada a la mitad.

¾ de una cebolla mediana, finamente picada.

Aderezo:

1 diente de ajo, picado

1 cucharadita de salsa Worcestershire (salsa inglesa)

¼ de taza de salsa de tomate

½ cucharadita de Mostaza Criolla, o cualquier otra.

¼ de taza de vinagre de vino tinto.

1 cucharadita de azúcar

½ cucharadita de pimienta recién molida

½ cucharadita de sal

1 cucharada de albahaca picada

½ -1 cucharadita de salsa Tabasco

1 taza de aceite de oliva

Mezcla bien todos los ingredientes y déjalos reposar. Añádelos a tu ensalada, justo antes de servir.

Aderezos

Aderezo francés

½ cucharadita de sal

2-3 cucharadas de jugo de limón

1 pizca de pimienta negra

½ cucharadita de mostaza

Mezcla bien y agrega, gradualmente, ¾ de taza de aceite de oliva revolviendo suavemente.

Aderezo francés de hierbas finas para ensaladas

Prepara el aderezo francés como el anterior, agregando:

¼ de cucharadita de mostaza

¼ de cucharadita de sal

1 pizca de pimienta negra

¾ de cucharadita de cada una de las siguientes hierbas frescas: albahaca picada, tomillo y mejorana dulce.

Mezcla bien.

Aderezo de queso azul

Mezcla ½ taza de aderezo francés con:

2 cucharadas de aceite de oliva

2-4 cucharadas de queso azul desmoronado

Aderezo americano de queso azul

Mezcla bien:

3 cucharadas de aceite de oliva

2 cucharaditas de mayonesa

Agrega 2-3 cucharadas de queso azul desmoronado

Aderezo italiano

Mezcla:

¼ - ½ taza de vinagre de vino blanco o jugo de limón

2 dientes de ajo picados o machacados

½ cucharadita de orégano

¼ de cucharadita de eneldo seco

⅓ de taza de aceite de oliva

¼ de cucharadita de albahaca picada

1-2 cucharaditas de nueces molidas

Refrigera hasta el momento de servir.

Carnes, aves y pescados

Filete y hamburguesa

La mejor manera de comer estos productos que contienen omega-6 es balancearlos con alimentos con alto contenido de omega-3 y omega-9. Prepara una ensalada multicolor o cualquiera de las ensaladas que mencionamos aquí. Es todavía mejor si usas los vegetales con omega-3 que mencionamos en el capítulo 7, p.146. Luego agrega un par de cucharadas de aceite de oliva sobre el filete o hamburguesa.

De esta manera estarás balanceando los ácidos grasos omega.

Pollo estofado

Coloca 4-5 pechugas de pollo en una cacerola y agrega:

3 tazas de agua

2 zanahorias rebanadas

2 tallos de apio

1 cebolla grande, picada

8-10 champiñones

Sal

1 cucharada de vino blanco, 1 cucharadita de aceite de oliva.

Ponlo a hervir, después baja la flama, tápalo y cocínalo por 1 hora. Retira el pollo. Cuela el caldo. Mezcla los vegetales con ¼ de cucharadita de páprika y ⅓ de taza de aceite de oliva.

   Mezcla bien para hacer una pasta. Coloca el pollo sobre arroz y vierte la pasta sobre el pollo.

Salsa Remoudale Nueva Orleans

(para pollo y pavo)

Combina:

¼ de taza de mayonesa

½ cucharadita de pasta de anchoas

1 cucharada de alcaparras picadas, drenadas.

½ taza de aceite de oliva

2 cucharaditas de mostaza French
1 cucharada de aceitunas verdes drenadas, finamente picadas
1 cucharada de perejil finamente picado y pepinillos picados
½ cucharadita de estragón fresco picado

Mezcla bien y vierte sobre el pollo.

Pescado frito y cerveza

Usa el pescado blanco, bacalao o macarela con omega-3 (huachinango, mero y mahi-mahi, no contienen omega-3). Córtalo en piezas. Fríelo en una sartén de Teflón con aceite de oliva y aceite de oliva en spray (mitad y mitad), a fuego medio, pero no con llama alta.

Prepara la salsa:
4 cucharadas de aceite de oliva, bien mezcladas con:
2-3 cucharaditas, bien sea de mayonesa o de salsa tártara

Resérvala.

Cuando el pescado esté listo, sírvelo en el plato. A medida que comes, moja el pescado en la salsa. ¡Oh, sí... la cerveza! ¡Olvida la cerveza! Sírvelo con vino tinto.

Ensalada Niçoise

2 jitomates cortados en cubos
1 pepino en cubos
1 taza de lechuga Bibb
6 filetes de anchoas
12 aceitunas negras
1 taza de lechuga romana

Mezcla bien. Agrega aderezo francés (ve la página 261) al servir.

Aderezo de anchoas

Mezcla ½ taza de aderezo francés (ve la página 261) con:
2 cucharadas de aceite de oliva
1 cucharada de pasta de anchoas

Aderezo Acapulco (para carne, pollo o pescado)

Mezcla ½ taza de aderezo francés (ve la página 261) con:
2 cucharadas de aceite de oliva
3 cucharadas de salsa de chile
1 cucharadita de salsa Tabasco

Sushi y Sashimi

Sushi y Sashimi son dos de mis alimentos favoritos.

Mezcla el wasabi, salsa de soya y jengibre con 2 cucharadas de aceite de oliva.
  Mezcla bien. Moja cada pieza de sushi y sashimi en esta mezcla y come todo lo que quieras.

Pollo, pavo y pescado a la mediterránea

Espolvorea el pollo, pavo o pescado con sal y ajo en polvo. Ásalo u hornéalo. Una vez que esté en el plato, agrega la salsa siguiente:

En un tazón mezcla:
3 cucharadas de aceite de oliva
1 pizca de sal
½ cucharadita de jugo de limón
1-3 cucharaditas de:

- cualquiera de tus salsas favoritas o aderezos: Worcestershire (inglesa), mostaza, catsup, mayonesa, salsa de rábano, salsa picante, salsa roja, salsa china o tailandesa, salsa de arándanos, salsa de queso, o tu combinación favorita de hierbas frescas o secas, picadas.

Mezcla bien y déjala reposar. Luego viértela en tu plato. Sumerge cada pieza en esta mezcla mientras comes. Termina toda la salsa.

Capítulo 12

Plan de pérdida de peso

 Si tienes sobrepeso y sufres de artritis y lesiones, perder algunos kilos aliviará tus síntomas y ayudará a que tu cuerpo se repare. El objetivo de este capítulo es proporcionarte una dieta de bajas calorías que puedas usar como una guía o referencia en caso de que necesites perder peso.

Perder peso no es un proceso sencillo; es más bien un proceso metabólico complejo distinto para cada individuo. Las personas reaccionan de manera particular a distintas dietas para bajar de peso, y la misma dieta provoca distintas reacciones metabólicas en cada individuo.

La dieta de 1 200 calorías que te proporcionamos aquí no es la panacea, sino más bien una guía que puedes utilizar mientras tienes la supervisión de tu médico de atención primaria. Tu sobrepeso puede estar provocado por comer en demasía o por falta de ejercicio, pero también puede tener otras causas. Así pues, no inicies un programa significativo de pérdida de peso sin primero tener una revisión médica con tu doctor que incluya un electrocardiograma y pruebas de sangre.

Del mismo modo, discute este plan dietético con tu médico antes de comenzar. Podrías tener un problema metabólico como diabetes, enfermedad tiroidea, un desequilibrio hormonal o un desorden endocrino que necesite ser investigado. Pide a tu doctor que revise tus medicamentos, ya que es sabido que algunos de ellos provocan aumento de peso.

Ten en cuenta que se trata de una dieta de 1 200 calorías. Dependiendo de tu constitución, puedes necesitar una dieta de 900 calorías al día o una de 1 500 calorías para comenzar. En estos casos, la dieta que te proporcionamos aquí puede necesitar algunos ajustes. Puede realizarse un protocolo nutricional similar para 800 calorías al día, 1 000 calorías, 1 500 calorías y 1 800 calorías, dependiendo del metabolismo de la persona y de la cantidad de pérdida de peso necesaria.

Esta no es una dieta regular baja en calorías. Ha sido "mediterranizada". Este plan está diseñado para darte calorías restringidas y para disminuir los omega-6 al tiempo que incrementa los omega-3, los omega-9 y los antioxidantes. En consecuencia, esta dieta te llevará a un "estado favorable de eicosanoides", el cual yo llamo el estado omega-3/antioxidante. Algunas personas pueden perder peso por el simple hecho de encontrarse en este estado: ¡eso esperamos! Ya sea que pierdas peso o no, esta es una dieta saludable, antinflamatoria, que ayudará a tus ligamentos, tendones y articulaciones.

Ten en cuenta que cada persona es distinta; algunas necesitarán una dieta alta en proteínas y baja en carbohidratos, mientras que a otras les va mejor con menos proteína. Otras más pueden necesitar más verduras o un programa diferente de comidas. Adicionalmente, esta dieta puede necesitar modificaciones si la persona sufre una condición crónica como diabetes o colitis. No obstante, esta es una dieta bien balanceada de 1 200 calorías que representa un buen punto de partida: equilibra las proteínas, las grasas y los carbohidratos al tiempo que proporciona una cantidad adecuada de vitaminas y minerales. Los gramos calculados de proteína deben satisfacer las necesidades de una persona promedio. La cantidad de grasa esencial también se ha calculado, pues este plan proporciona una cantidad apropiada de ácidos grasos esenciales en la forma de omega-3 y omega-9. Se consultaron muchos libros de dietas para desarrollar esta, y hay muchos consejos muy valiosos. Este programa dietético también es educativo; por ejemplo, te enseña que jamás debes tener colaciones compuestas únicamente por carbohidratos.

Estarás siguiendo este programa por varios meses, si no es que de forma indefinida, pues necesitas aprender a desarraigarte de las causas que te llevaron al sobrepeso (hábitos, medio ambiente, abuso de carbohidratos, refrigerios, comer por razones emocionales, restaurantes, alimentos procesados, tensiones sociales, etc.). Ten claro lo siguiente: si interrumpes el programa y regresas a tus prácticas anteriores, lo harás con venganza y probablemente recuperarás todo el peso que perdiste, y más.

En esta primera fase, resulta fundamental que te apegues estrictamente al plan, y comas únicamente lo que indica el plan y en las horas que el plan designa. Ya que tu trabajo y tus actividades pueden exponerte a otro tipo de alimentos, refrigerios y antojos, debes controlarte y apegarte a nuestro programa. Practica y adquirirás el reflejo automático de ver otras comidas y decir para ti mismo "eso no es para mí".

Si el hambre, la falta de saciedad o los antojos son un problema, ¡no hagas trampa! Simplemente llama a tu doctor para que te aconseje. Debes planear con anticipación tus comidas y tus actividades diarias de modo que tengas todos los ingredientes que necesitas para tus alimentos. Haz ejercicio según lo planeado; es una parte esencial del programa. El ejercicio resulta especialmente útil cuando sientes que estás a punto de perder el control. Sal y haz una caminata dinámica con respiraciones profundas, eso puede reequilibrar la química de tu cuerpo y contener tu apetito.

Lo ideal es que lleves a cabo este plan durante un periodo de 6 a 8 meses. Durante este lapso es mejor que acudas a la clínica o consultorio de tu médico una o dos veces al mes para tener un monitoreo médico y para que recibas asesoría.

Las dietas pueden resultar aburridas después de un tiempo, así que, sin importar lo buena que sea esta dieta, tómate un tiempo para investigar otras dietas y discutirlas con tu doctor. Del mismo modo, platica con tu doctor por anticipado sobre qué hacer si caes en la rutina. Por encima de todo, ¡asegúrate de no dejar de comer de esta manera! Si lo haces, puedes recuperar lo que ya habías perdido. Si no sabes qué hacer, o si necesitas algún tipo de guía, ponte en contacto con nuestra oficina (por correo, fax, correo electrónico, etc.) y te ayudaremos con algunas sugerencias.

Recuerda: cuando tienes un problema de sobrepeso el problema no desaparece porque pierdes peso. Los desórdenes de la alimentación tienen causas emocionales, mentales y espirituales subyacentes que nece-

270 Lo que sí puedes comer

sitan ser atacadas simultáneamente para un manejo exitoso del peso a largo plazo. Si has abusado de la comida en el pasado, tienes una predisposición a hacerlo a lo largo de toda tu vida. La obesidad, en particular, es una condición médica que puede requerir supervisión y tratamiento médico de por vida.

Lo que sí puedes comer

Mientras planeas o preparas tu comida, ten en mente estos importantes principios de la Dieta Omega del Instituto Júpiter (y de la Dieta Mediterránea, en la cual se basa): el bajo nivel de ácidos grasos omega-6 en contraste con el contenido importante de omega-3 y omega-9, así como los altos niveles de antioxidantes.

Encontrarás ácidos grasos omega-3 y omega-9 principalmente en los grupos de alimentos 2, 3, 4 y 7B, y antioxidantes en los grupos 6, 7A, 7B, 8 y 9.

1. **Proteína (la blanca es la mejor)**
   - Pescado, cualquiera
   - Huevos blancos, *Egg Beaters*
   - Pollo y pavo, magros
   - Tofu
   - Queso cottage sin grasa
   - Huevo entero adicionado con omega-3/de granja

2. **Pescado**
   - Pescados grasos, por ejemplo, salmón, sardinas, atún, arenque, macarela, anchoas, bacalao, trucha, pez azul, halibut y, ocasionalmente, pez espada
   - Pescado enlatado

El pescado fresco es mejor que el pescado enlatado; el pescado crudo es mejor que el cocinado, y el pescado silvestre es mejor que el pescado de granja.

Contaminación del pescado

Como tal vez sepas, el pescado puede estar contaminado con mercurio y con otras sustancias tóxicas. No tengo una respuesta clara en cuanto a cómo prevenir y evitar la contaminación por mercurio. Como pescado, pero tengo cuidado. Leo las etiquetas y hago preguntas. Investiga de dónde viene el pescado que comes y sigue investigando para que estés informado sobre los últimos descubrimientos. Si deseas más información, consulta el recuadro en la p. 148.

3. **Aceite de oliva y aceitunas**
   - Aceite de oliva extra virgen; prensado en frío es mejor. Los aceites de oliva de más alta calidad tienen un residuo o sedimento oscuro, por lo regular en la parte de abajo del frasco de vidrio. No se permite ningún otro tipo de aceite (excepto el aceite de semilla de linaza, o el aceite de pescado como suplemento).

4. **Nueces y aceite de semilla de linaza**
   - Las nueces de castilla son mejores, aunque las macadamias, las semillas de calabaza, las almendras y las avellanas son aceptables
   - NADA de cacahuates, anacardos, nuez de Brasil, pacanas o alimentos hechos con ellos
   - el aceite de nuez también es aceptable de vez en cuando

5. **Granos, legumbres y frijoles**
   - Arroz
   - Arroz integral
   - Lentejas
   - Frijoles (en lata está bien)
   - Judías verdes/ejotes
   - chícharos y garbanzos, solo un poco, de vez en cuando
   - NADA de maíz

6. **Vino**

   - Solo vino tinto, 2-4 onzas, únicamente con la cena. El vino tinto es el único vino en esta dieta, y se consume solo en la cena. Comienza una vez a la semana, en casa, y luego platica con tu doctor. No manejes y ten conciencia de los efectos secundarios. No se recomienda para personas con historia de alcoholismo o intolerancia al alcohol.

7A. **Verduras**

   - Las verduras frescas (variedad de clasificaciones y colores) son mejores, de preferencia, crudas
   - Las verduras congeladas son aceptables, igual que las verduras al vapor y cocinadas
   - Los vegetales de hojas verdes con omega-3 (véase el siguiente grupo) son aún mejores

7B. **Vegetales con omega-3**

   - Espinaca
   - Arúgula
   - Lechugas
   - Col rizada
   - Col silvestre
   - Germinado de alfalfa
   - Brócoli
   - Berros
   - Brotes de mostaza
   - Coliflor
   - Germinado de frijol

8. **Fruta**

   - Come diversas frutas, de preferencia solo las de la estación y que cuando se cosechen ya estén maduras.

9. **Hierbas**
   - Frescas: Puedes conseguirlas en bolsas en el mercado, o en macetas en tiendas de jardinería, o en tu jardín.
   - Secas: hojas de albahaca, cilantro, comino molido, eneldo, ajo, orégano, romero, estragón, tomillo, etcétera.

10. **Alimentos prohibidos de las categorías de arriba**
    NO, maíz, papas, harina, alimentos fritos o carne. Los productos lácteos también deben evitarse, pero un poco de vez en cuando es aceptable.

Si deseas una descripción más detallada de la Dieta Omega del Instituto Júpiter, consulta la página 128 o visita nuestro sitio web (www.jupiterinstitute.com).

Qué no comer

Cada uno de los siguientes cuatro "enemigos" necesitaría todo un capítulo de explicación. Como la pérdida de peso no es el propósito principal de este libro, mi presentación está resumida, pero te aconsejamos que leas y vuelvas a leer las siguientes secciones: estos cinco "chicos malos" necesitan ser identificados y recordados.

1. **Alimentos con energía densa o calorías densas**
   Este grupo está compuesto por "alimentos" manufacturados que concentran una gran cantidad de calorías en artículos de volumen pequeño: barras de chocolate, pasteles, malteadas, postres, *pizza*, comida rápida, bebidas artificiales, chocolate, galletas, refrigerios empaquetados y más. Todos estos fueron creados para tener una apariencia atractiva y un sabor delicioso. No son saludables porque son muy altos en calorías concentradas. Se producen mezclando ingredientes con calorías elevadas (azúcar, grasa, mantequilla, jarabe, chocolate, cacahuates, etc.) para hacer que un producto pequeño sea muy denso en calorías, y, por lo tanto, engorda. Imagina

esto: una barra de Snickers tiene casi 300 calorías, casi una cuarta parte de tu ingesta calórica diaria. Ahora bien, piensa la rapidez con la que puedes comerte una barra de esas. Esas calorías se acumulan, y el cuerpo las convierte en grasa y las almacena en nuestras células.

Algunos alimentos naturales también son densos en calorías; por ejemplo, los aceites y las carnes grasas como el tocino.

2. Comidas y refrigerios con alto contenido calórico

Cada vez que ingerimos una comida con una cantidad excesiva de calorías, si la cantidad de calorías ingeridas es mayor que las calorías que necesitamos para nuestra actividad física, las calorías excedentes se convierten en grasa. Así pues, las porciones ridículamente grandes que se sirven en los restaurantes, las comidas preparadas con aditivos elevados en calorías como el aceite, la azúcar morena, el tocino, la manteca, la melaza y la mantequilla, y los refrigerios innecesarios o la comida emocional son hábitos que crean grasas. Adicionalmente, no importa si el exceso de calorías se encuentra en la forma de proteínas, grasas o carbohidratos. ¿Recuerdas la barra de Snickers? Si nos la comemos después de haber comido la cantidad de calorías diarias que necesitamos, todas las calorías de esa barra se irán directamente a nuestros almacenes de grasa.

Algunos buenos ejemplos de comidas elevadas en calorías son pasta con salsa de tomate comercial y albóndigas, que combina cantidades excesivas de carbohidratos procesados (la pasta) con grandes cantidades de grasa y aceite; o una hamburguesa doble con queso, que tiene fuertes concentraciones de grasas, manteca, aceites y carbohidratos; o un festín de costillas y papas fritas. Otros ejemplos de comidas altas en calorías incluyen grandes porciones de pollo frito en casa; carne con papas; maíz, puré de papa y un trozo de carne con salsa espesa; pavo con relleno, pastel de carne, salsa espesa y guarniciones; y un desayuno de cereal con leche acompañado por un *bagel* con queso crema, jugo y huevos.

3. **Carbohidratos procesados y alimentos sin grasa**

   Los carbohidratos procesados son carbohidratos alterados por el proceso de fabricación: "predigeridos", simplificados y fáciles de comer. El procesamiento destruye la estructura natural de los alimentos y una gran parte de su valor nutricional original. Aunque los alimentos procesados pueden ser fáciles de digerir y absorber, también contienen químicos y aditivos que afectan el metabolismo humano y provocan que la persona suba de peso. Estos alimentos se absorben rápidamente, y también rápidamente se convierten en grasas. Algunos ejemplos son:

   - Del maíz: panecillos, totopos, tortillas, tacos, cereal
   - De las papas: puré de papas, papas fritas, papas a la francesa
   - Del trigo: pan, galletas saladas, pasteles, pasta, cereal
   - De las frutas: jugos de todo tipo

Los alimentos que afirman no tener grasa también nos engañan. Por lo general, estos alimentos están atiborrados de azúcares, y tienen tendencia a hacer que deseemos más de ese producto.

4. **Alimentos procesados (es decir, comida fabricada)**

   La mayoría de los alimentos procesados se fabrican con colores atractivos y sabores intensificados. Combinan carbohidratos procesados, grasas procesadas, aceites fabricados (los peores de los aceites comestibles, también conocidos como grasas trans o como ácidos grasos trans), químicos, colorantes e intensificadores de sabor. Son muy vistosos y saben muy bien, pero no te dejes engañar. Han sido molidos, cocinados, fritos y horneados, y la estructura natural del alimento ha quedado destruida en el proceso. También tienen una variedad de aditivos que hacen que desees comer más. Como el procesamiento los ha "predigerido", tu sistema los digiere tan rápidamente que la corriente sanguínea queda inundada con grandes cantidades de glucosa, provocando una reacción de insulina y aumento de peso.

Estos cuatro grupos de alimentos (1, 2, 3 y 4) son peligrosos porque promueve el aumento de peso, pero son especialmente peligrosos porque o todos contienen ácidos grasos omega-6, o son activadores de omega-6 o estimulan a los eicosanoides dañinos. Dicho de manera sencilla, provocan inflamación. Entre más los comas, más te llevarán a un estado de enfermedad.

Nuestro medio ambiente nutricional tóxico

Nuestra cultura prevaleciente nos anima a ingerir energía excesiva e innecesaria en la forma de calorías a partir de:

- alimentos fácilmente disponibles y abundantes, llenos de energía densa, altos en grasas y procesados
- comidas altas en calorías y porciones enormes, tanto en casa como en los restaurantes
- publicidad inteligente y mercadotecnia engañosa
- atractivas etiquetas y envases seductores
- el hábito de comer botanas

Estos factores, junto con nuestro estilo de vida sedentario, han producido un medio ambiente tóxico, una condición nutricional "proinflamatoria" que promueve la enfermedad y los padecimientos.

Más sobre los carbohidratos procesados

Como he dicho, los carbohidratos procesados intensifican el apetito, son sabrosos y te brindan satisfacción temporal, pero el efecto que tienen sobre la glucosa en sangre y la insulina provocan un repunte en el hambre. Dependiendo de la cantidad y el tipo de carbohidratos y de la clase de procesamiento por el que han pasado, este repunte en el hambre puede sentirse apenas en un lapso de media hora o hasta en dos horas. Sin embargo, cuando llegue de golpe querrás comer más.

Entre más grande sea la cantidad de carbohidratos y entre más procesados estén, mayor será la respuesta de azúcar en la sangre y más fuerte será el hambre de rebote. Entre más fuerte sea el hambre, menos control tienes, comes más y más subes de peso. Por eso es que los carbohidratos simples son peligrosos.

Los carbohidratos excesivos y procesados en general son peligrosos por otras razones también. Estimulan la secuencia de omega-6, empujándote a un estado omega-6/radicales libres, dificultando la pérdida de peso y, una vez perdido, se vuelve fácil recuperarlo.

Los carbohidratos también son destructivos porque disparan una secreción excesiva de insulina, lo cual lleva a que los carbohidratos se conviertan casi de manera inmediata en grasa. Sí, así de sencillo: los carbohidratos excesivos producen exceso de grasa.

Todos estos son conceptos extremadamente importantes para un manejo efectivo del peso, así que entiéndelos muy bien. Vivimos en una sociedad peligrosamente alta en carbohidratos; estamos rodeados por carbohidratos dañinos por todas partes. Por todas estas razones, no se permiten los carbohidratos procesados durante la fase de pérdida de peso donde nos enfocamos en eliminar la inflamación a través de la elección de los alimentos. A continuación te enumero algunos ejemplos de carbohidratos prohibidos:

- A partir de granos y legumbres: productos hechos a base de arroz (tortas de arroz, galletas de arroz), productos de frijol (*dips*, frijoles refritos), guisantes verdes y productos a base de maíz (totopos, sopas, pan de maíz, panecillos, cualquier cosa hecha con harina de maíz o maicena), trigo y productos hechos a base de trigo (harinas, pan, pasta, pasteles, panecillos, galletas, *bagels* y donas). Sin embargo, puedes disfrutar el arroz no procesado, las lentejas y los frijoles en ciertas comidas específicas que se toman durante esta fase.
- Avena y cereal, incluyendo TODOS los cereales comerciales.
- Tubérculos: papa, puré de papa, puré de camote y camote dulce.
- Cualquier jugo de frutas o mermelada; refrescos en lata.
- Dulces: postres, barras de chocolate, botanas, helado, sorbetes.

- Barras de dieta y alimentos vendidos como alimentos de "dieta".
- Alcohol: cerveza, licor y cualquier bebida alcohólica, excepto el vino tinto.
- Comida rápida y "comida chatarra", comida congelada; todas ellas están cargadas con carbohidratos excesivos.

> **Los carbohidratos procesados son precursores de la obesidad, la enfermedad y la inflamación**

En resumen, los carbohidratos procesados son peligrosos por tres razones principales:

1. Provocan hambre de rebote, que acabamos de describir, así que vas a terminar comiendo otra vez en una o dos horas. Esas calorías extra te llevan a la obesidad.
2. Los carbohidratos excesivos disparan una reacción de insulina que rápidamente convierte una gran porción de carbohidratos en grasas. Esto produce aumento de peso, aumenta las grasas en el torrente sanguíneo (provocando hiperlipidemia y aterosclerosis), y es la actividad que promueve la diabetes Tipo 2.
3. Los carbohidratos procesados estimulan la secuencia omega-6/eicosanoides malos, la cual promueve la inflamación, interfiere con la pérdida de peso y, de hecho, puede provocar aumento de peso.

Estas son las tres causas principales de la obesidad en este país. Piensa en ello: la sobreabundancia de carbohidratos en este país es abrumadora. Ya sea que estemos en casa, en el trabajo, en el supermercado o en el cine, siempre estamos rodeados de carbohidratos. No puedo hacer suficiente énfasis en lo fundamental que resulta comprender estos conceptos, especialmente si sufres de obesidad, diabetes o alguna enfermedad cardiovascular.

Reglas

Cuando prepares tus alimentos, sigue estas reglas:

1. **No frías nada.** Sofríe utilizando un sartén de teflón, y utiliza una cucharada de caldo para ayudarte a sofreír. Aunque pueden utilizarse los aceites en spray de alta calidad —mismos que puedes encontrar en tu tienda de alimentos naturales local— no se recomiendan. Los aceites cocinados son carcinógenos. Además, inhiben la capacidad del cuerpo de absorber nutrientes.

2. **Jamás uses aceite para cocinar.** Utiliza aceite de oliva extra virgen solo para salsas y aderezos sin cocinar.

3. **Debes comer grasas esenciales.** Son nutrientes muy importantes (también conocidos como ácidos grasos esenciales y cómo ácidos grasos omega) que se encuentran en algunas nueces (principalmente, en las nueces de castilla), el aceite de oliva, el aceite de semilla de linaza, el pescado, el aceite de pescado, el aceite de salmón y en los vegetales de hojas verdes. Para conocer cuáles son los mejores tipos de pescado y vegetales, consulta las listas que se encuentran en las páginas 141 y 146. Una deficiencia de ácidos grasos omega puede provocar deficiencias nutricionales, enfermedades y un metabolismo inadecuado; también puede evitar la pérdida de peso, hacer que la persona suba de peso y poner en peligro tu salud. Las dietas libres de grasas y las dietas muy bajas en grasa no se recomiendan en absoluto porque carecen de estos importantes nutrientes.

4. **Haz que tus comidas sean sabrosas.** Evita el aburrimiento. El aburrimiento y la monotonía ponen en riesgo los esfuerzos dietéticos.

5. **No te saltes comidas:** saltarse comidas es una de las causas de la obesidad. Es un mito que evitar el desayuno o la comida te ayude a perder peso. Por el contrario, te hace ganar peso. Las personas con sobrepeso tienen un metabolismo más lento. Saltarse comidas hace aún más lento el metabolismo. La comida y el ejercicio son aceleradores naturales del metabolismo. Jamás te saltes el desayuno. Jamás te saltes la comida.

6. **Sé disciplinado**: planea tus comidas con anticipación, rodéate de la comida que tienes permitido comer, y haz el hábito de comer solo cuando se sugiere y no picotear entre comidas.

7. **No comas "carbohidratos prohibidos"**, y recuerda los cuatro enemigos.

8. **Planea tus comidas**. No esperes hasta tener hambre para decidir lo que vas a comer, o tu hambre decidirá por ti.

9. **Recuerda FaEn** (la comida de **fá**brica es comida que **en**gorda). Aprende a distinguir entre comidas fabricadas y comidas naturales.

10. **Consumir proteínas** es obligatorio para prevenir la "autocanibalización", la cual ocurre cuando el cuerpo devora sus propios músculos. Debes comer la cantidad indicada e incluso suplementarla en los días que hagas ejercicio.

11. **Aceite de oliva para el desayuno**. Sí. Esto es muy importante. Forma parte del programa. Puedes mejorar el sabor con un poco de mantequilla marca "I cannot believe it's not butter", mostaza, mayonesa sin grasa, catsup, hierbas o condimentos. Si estás comiendo algo sabroso, agrega un toque de aceite de oliva para beneficio de tu salud.

12. **Los aceites esenciales** (semilla de linaza, oliva, pescado/salmón), ya sean líquidos o en forma de suplemento en cápsula de gel, no deben faltar.

13. **Las barras de dieta** son peligrosas para esta y para cualquier dieta. Aléjate de ellas. (Recuerda: la comida de fábrica es comida que engorda.)

14. **La sal de mar** contiene mejores minerales que la sal regular yodada. Usa únicamente sal de mar, y en cantidades mínimas.

15. **Los días que hagas ejercicio intenso** necesitas más proteínas. Añade ya sean dos huevos o ½ taza de queso cottage, o una taza de Egg Beaters o 3 onzas (85 gramos) de atún a tu comida, ya sea en la comida o en el siguiente desayuno.

16. **No puedes sustituir a la naturaleza**. Los vegetales, las frutas y las hierbas frescas proporcionan nutrientes esenciales que las pastillas no pueden reemplazar. Consúmelos según se indica.

17. **Las vitaminas, el calcio, y otros suplementos, minerales y pastillas sin prescripción** no se permiten a menos que sean aprobadas por el doctor que está monitoreando tu dieta.

18. **No planees el entretenimiento de fin de semana con base en la comida**, ¡a menos que sepas que vas a poder apegarte a las reglas!

¿No te sientes bien? ¿Estás cansado? ¿Adolorido? ¿Mareado? ¿Malhumorado? ¿Acalambrado? Tomate una taza de consomé, descansa un poco, y llama a tu doctor si aún no te sientes bien.

Si tienes preguntas y preocupaciones de tipo médico, llama a tu doctor de atención primaria.

Estrecha tu entorno

Imagínate frente a un bufet donde solo hay vegetales y luego transpórtate a un bufet con pasta y mariscos. O visualízate en una casa donde solo hay frijoles, verduras, pollo y frutas, y luego en otra casa llena de una gran variedad de botanas y postres. El último ejemplo te expone a una cantidad más grande de alimentos más sabrosos. Estos te dan más opciones, hacen tu vida más fácil, te brindan más satisfacción, te hacen comer más ¡y subir de peso! Así pues, ¿realmente son más fáciles y más satisfactorios?

Entre más frecuentemente estés expuesto a un ambiente lleno de alimentos atractivos, más difícil te será perder peso y mantenerte así. Los almuerzos elaborados o los cruceros de toda una semana amplían tu entorno de comida y son peligrosos para cualquier persona que se encuentre en un plan de dieta.

Limitar la variedad y cantidad de alimentos disponibles es crucial para los programas de pérdida de peso y mantenimiento.

Las personas que están en fase de control de peso pueden controlar la cantidad y el tipo de comida que consumen si el estímulo alimenticio al que están expuestos está controlado o limitado. Llamaremos a este concepto "estrechar tu entorno de comida". Recuerda seguir este concepto a lo largo de tu programa.

Si tienes problemas de sobrepeso, estrecha tu entorno de comida. Los menús sugeridos que se encuentran en la siguiente sección te ayudarán a lograrlo.

Opciones de menú dietético para la pérdida de peso
Opciones para el desayuno (Aproximadamente 220 calorías)

Escoge uno de los siguientes:

- ½ taza de *Egg Beaters* (con aceite de oliva en spray en una sartén con teflón cuando lo sofrías).
- ½ taza de bayas frescas o fruta, mezclada con una taza de seis onzas de yogurt natural sin grasa (se permite ocasionalmente el yogurt de soya) o ½ taza de queso cottage sin grasa.
- 1 huevo revuelto en sartén con teflón, con aceite de oliva en spray, 1 taza de verduras crudas picadas (ya sean salteadas junto con el huevo o por separado). Las verduras deben estar crujientes cada vez que las saltees. Los huevos adicionados con omega-3 y de granja son mejores, y 1 taza de bayas o frutas frescas.
- ⅔ taza de *Egg Beaters* sofritos en aceite de oliva en spray en una sartén con teflón ya sea con 1 taza de verduras picadas o espinaca cruda (2 bolsas de 20 calorías, o 1 bolsa de 40 calorías). Los vegetales deben estar crujientes cada vez que los saltees: se permite 1 taza de fruta.
- Queso cottage (1 porción pequeña de 4 onzas, o ⅓ sin grasa o al 2%) mezclado con dos cucharadas de crema ácida sin grasa y 1 taza de verduras picadas, o ½ taza de fruta.
- Queso cottage (¾ taza sin grasa o al 2%) con una cucharada de crema ácida sin grasa, mezclada con una taza de verduras picadas.
- Queso cottage (⅔ taza sin grasa o al 2%) mezclado con 1 taza de fruta o bayas picadas. Opcional: 1 cucharada ya sea de crema ácida sin grasa o yogurt natural sin grasa.

- 1 huevo hervido, ½ taza de queso cottage sin grasa; son preferibles los huevos adicionados con omega-3 y de granja.
- 6 claras de huevo, revueltas con 1 taza de verduras picadas o 1 bolsa (40 calorías) de espinaca, y ½ taza de fruta.
- 1 malteada Optifast™.
- 7 claras de huevo, o 1 taza completa de Egg Beaters, revueltos con aceite de oliva en spray en un sartén con teflón con 1 ½ taza de verduras picadas.
- 1 huevo o ⅔ taza de *Egg Beaters* sofritos con 1 lata de champiñones, judías verdes o espárragos y ½ taza de fruta.
- 2 huevos hervidos, con 1 cucharadita de mostaza o catsup y ½ taza de fruta.

Notas:

- ◆ Agregar ya sea ½ cucharadita de nuez de castilla molida/picadas, o 1 cucharadita de aceite de oliva para tu desayuno, o utilizar algunas de las opciones de salsa que se mencionan en el capítulo 11.
- ◆ Cuando sofrías, siempre utiliza un sartén con teflón y únicamente aceite de oliva en spray.
- ◆ Para otras opciones de comidas: lee la lista de sustitutos que se encuentra en este capítulo.
- ◆ Consulta la lista de vegetales que se encuentra en la siguiente página: solo se permiten los vegetales mencionados.
- ◆ Siéntete con la libertad de utilizar sal de mar (a menos que esté contraindicado), condimentos y hierbas para asegurar un buen sabor en tus comidas. La nuez de castilla y el aceite de oliva se recomiendan altamente.
- ◆ Prohibido desayunar en el auto, igual que saltarse el desayuno.
- ◆ Suplementos: 2 cápsulas de gel de aceite de salmón.

BEBIDAS EN EL DESAYUNO
- Café descafeinado con un poco de leche sin grasa, o
- Té herbal, o

- Café instantáneo (hecho con ½ cucharadita de café instantáneo y un poco de leche sin grasa)

Colación del mediodía (aproximadamente 80 calorías)

La hora para esta colación depende de tu horario. Mediodía significa media mañana para algunos, y media tarde para otros. Las opciones son:

- 1 huevo duro, con una salsa de la lista que se encuentra en el capítulo 11.
- ¾ taza de yogur natural sin grasa o salsa (véanse las salsas más adelante en este capítulo), queso cottage sin grasa, con stevia (endulzante herbal) y ½ cucharadita de aceite de nuez o de oliva.
- 1 taza de fruta fresca y 2 cucharadas de queso cottage, sin grasa o al 2 %.
- 2 rollos. Cada rollo se hace con 4 hojas de lechuga, 1 rebanada de embutido de pollo o pavo.
- 1⅓ taza de verduras picadas con dos cucharadas de crema ácida sin grasa o yogurt o queso cottage, y una bebida sin calorías.

Si prefieres otras opciones, discútelas con tu doctor.

Esta colación forma parte del programa. Acomoda tu horario de modo que puedas tener tiempo para hacerla. Una vez que establezcas la hora para esta colación, apégate a ella. Come siempre a la misma hora.

Siempre planea tus comidas con anticipación y rodéate de alimentos que tengas permitido comer. Evita exponerte a alimentos que no están permitidos dentro del plan. Evita saltarte comidas: tendrás hambre más tarde y puedes perder control de tu plan.

Verduras y vegetales matutinos

Germinado de alfalfa*

Arúgula*

Espárragos

Germinado de frijol*
Brócoli*
Col
Coliflor*
Apio
Cebollino
Col silvestre*
Pepino
Ajo
Col rizada*
Lechuga
Champiñones
Brotes de mostaza*
Cebollas
Pimientos
Lechuga romana
Cebolleta
Arvejas chinas
Espinaca
Acelgas*
Jitomate
Berros*
Calabacín

Los que están marcados con* proporcionan omega-3 y son los mejores para ti.

También se permiten los trozos de brotes de bambú y los champiñones o espárragos enlatados.

Como puedes ver, las papas y el camote están prohibidos.

La zanahoria cruda, los chícharos y las judías verdes son altos en calorías, así es que solo puedes utilizar un poco, como aditivo.

Los vegetales congelados solo se permiten en pequeñas cantidades para acompañar tus ensaladas.

Libre uso

- Las hierbas frescas se recomiendan grandemente: albahaca, cebollino, cilantro, eneldo, ajo, jengibre, perejil, romero, tomillo. Cómpralos en bolsas o en maceta. Siémbralos en tu jardín. Añádelos a tu ensalada cuando te sea posible.
- Hierbas secas y condimentos: todo lo que quieras de los estantes del supermercado.
- Saborizantes: limón y jugo de limón, sal, sal de mar, vinagre, vinagre balsámico, pimienta negra, ajo en polvo.

Comida (aproximadamente 530 calorías)
Elige una proteína

**mejor   *segunda opción

- *Pechuga de pollo, sin piel, sin grasa, 1 ½ del tamaño de la palma de tu mano, horneada, asada o rostizada. De preferencia, de granja.
- Pollo, ya sean 2 pechugas o 4 piernas, sin piel, sin jugo.
- Camarones, 14 grandes o 25 medianos (ni extra grandes ni pequeños, tipo ensalada), asados o hervidos.
- Bistec de res, magro o asado, 1 ½ del tamaño de la palma de tu mano.
- *Pescado, carne blanca, 1 ½ del tamaño de toda tu mano, (bacalao, mero, mojarra, huauchinango, tilapia, mahi-mahi, bagre, solla roja, etc.), horneado o asado.
- Embutidos, ¾ libras de pavo o pollo, o 9 rebanadas del tamaño de tu mano de pastrami, o carne asada, corte mediano.
- *Pavo, magro, carne blanca, 2 porciones del tamaño de la palma de la mano.
- *Huevos, 4, revueltos, cocinados con aceite de oliva en spray en una sartén de teflón. De preferencia, adicionados con omega-3, de granja.
- *Egg Beaters, 2 ½ tazas, con aceite de oliva en spray en una sartén de teflón.
- **Atún fresco, salmón o macarela, 1 ½ porción del tamaño de la palma de tu mano, asado o cocido. De vez en cuando, pez espada (1 ½ del

tamaño de la palma de tu mano) o *halibut* (1 ¾ del tamaño de la palma de tu mano).

- **Atún en lata o salmón en agua, una lata de 6 onzas y una lata de 3 onzas.
- *Queso cottage, sin grasa o al 2%, 1 ¾ tazas. Agrega 1-2 cucharadas de la salsa de tu elección.

Escoge una ensalada

- Ensalada mixta
- Ensalada de arúgula y lechuga, un tazón mediano
- Cualquier combinación de la lista de vegetales, 6 tazas
- Mezcla de vegetales verdes, un tazón pequeño lleno
- Una coliflor o un brócoli entero, al vapor o cocido

Adereza tu ensalada con un aderezo hecho con 2 cucharaditas de aceite, o 1 cucharadita de aceite y 1 cucharadita de nueces (picadas, molidas, fileteadas).

Opciones de bebidas
Puedes tomar una bebida sin calorías de tu elección.

Sustitutos

Una o dos veces por semana (pero no en los días que hagas ejercicio) puedes reemplazar la mitad de tu porción de proteína añadiendo uno de los siguientes a tu ensalada:

- 2 cucharadas generosas de nueces de castilla
- 4 cucharaditas adicionales de aceite
- 1 cucharada de nueces de castilla y 2 cucharaditas de aceite

También puedes reemplazar la mitad de tu ensalada con una pieza de fruta o 1 taza de frutas picadas, bayas o uvas.

Las nueces de castilla y el aceite de olivo proporcionan nutrimentos importantes, así que te animamos a que hagas estas sustituciones.

Opciones de comidas que puedes comer una vez a la semana

- Una lata entera de frijoles, 4 tazas de consomé y 1 cucharadita de aceite de oliva. (No ensalada)
- Lentejas, 3 tazas, y vegetales picados, 3 tazas, y aderezo hecho con 2 cucharaditas de aceite de oliva.

Puedes reemplazar tu ensalada con dos latas de champiñones, judías verdes o espárragos: cuélalos y caliéntalos con unas cuantas cucharadas de consomé y añade 1 cucharadita de aceite.

Una comida es una comida. No hagas todas las sustituciones de arriba en la misma semana. Mantén cierta variedad.

Debes consumir todos los aderezos, el aceite y las nueces cuandoquiera que se mencionen, ya que proporcionan nutrientes grasos esenciales.

Opciones adicionales de comidas

- Opción de tofu: 1 cuadro entero de tofu, 4 tazas de verduras picadas y aderezo hecho con 2 cucharaditas de aceite de oliva. O también ½ cuadro de tofu, 8 tazas de verduras picadas, y aderezo hecho con 3 cucharaditas de aceite.
- Opción de sushi: Ya sean 10 piezas de sushi maki (rollos – nota: no rollos hechos a mano) u 8 piezas de sashimi (solo el pescado sin el arroz). (Ningún otro alimento con esta comida.)

Comer fuera

No se recomienda comer fuera, ¡y es inseguro para esta dieta! Si debes comer fuera, no lo hagas más de una vez por semana. Los restaurantes de comida rápida, los bufetes, la comida para llevar y los restaurantes de "todo lo que puedas comer" están prohibidos. Las comidas deben ser, primordialmente, vegetarianas. Recuerda, ningún restaurante es confiable. Opciones:

- 1 papa horneada, ensalada del chef o ensalada César sin crutones, queso o aderezo
- Platillos vegetarianos thai sin agregar aceite y sin freír; 1 taza de arroz
- Bistec pequeño, solo, sin salsa; 2 guarniciones de ensalada con sal y limón
- Comida china sin aceite y sin verduras al vapor; 1 tazón pequeño de arroz
- Sushi japonés, sashimi
- Pollo o pescado asado sobre ensalada, con solo 2 cucharaditas de vinagreta

Opción de vinos

Únicamente vino tinto. No se permite ningún otro tipo de alcohol. Tres veces a la semana puedes, ya sea:

- sustituir 4 onzas de vino tinto por ½ ensalada, o
- sustituir 4 onzas de vino tinto por ½ proteína, y agregar 2 cucharaditas más de aceite de oliva a tu ensalada (o 2 cucharadas generosas de nueces molidas).

Te animamos a que tomes vino tinto al menos una vez por semana, y solo durante la comida.

Independientemente de cualquier sustitución, debes tomar los suplementos prescritos.

En los días de ejercicio intenso, se necesitan más proteínas. No sustituyas tu proteína de la comida, y necesitas agregar a tu comida 2 huevos (al gusto), o ½ taza de queso cottage, o una lata de 3 onzas de atún o 1 taza de *Egg Beaters*.

Colación nocturna (aproximadamente 45 calorías)

- Queso cottage, sin grasa, ¼ taza; o queso ricotta, sin grasa, ¼ taza; o yogur natural sin grasa, ½ taza, mezclado con sustituto de azúcar y extractos saborizantes.
- Una elección de las siguientes frutas:
  1 taza de melón, uvas, fresas o papaya
  1 naranja
  ½ mango
  ½ taza de plátano o moras azules

Salsas

Para tu desayuno, comida y cena, mezcla cualquiera de los siguientes con una cucharada de aceite de oliva:

- Salsa *barbecue* sin grasa
- Catsup
- Mostaza de Dijon
- Mayonesa sin grasa
- Salsa tártara sin grasa
- Salsa de rábano picante
- Salsa picante (habanero, tabasco, cristal, etc.)
- Mostaza
- Salsa de soya
- Salsa para tacos
- Salsa Worcestershire (Lea & Perrins)

O prueba las siguientes combinaciones con una cucharada de aceite de oliva:

- Salsa parisienne: ¼ cucharadita de mostaza de Dijon, 1 cucharadita de mayonesa sin grasa.
- Salsa europea: ¼ cucharadita de mostaza; mayonesa sin grasa y rábano picante.
- Salsa del Golfo: 1 cucharadita de catsup, 1 cucharadita de mayonesa sin grasa y ¼ cucharadita de mostaza de Dijon.

- Salsa picante: 1 ½ cucharadita de catsup, unas cuantas gotas de salsa picante, ½ cucharadita de salsa de rábano picante

Salsa para el desayuno: pon una cucharadita de aceite de oliva en una taza y mézclala con cualquiera de las de arriba.

Domina el arte de utilizar salsas, hierbas frescas, aderezos y condimentos para añadir mayor emoción culinaria a tu comida. Trata de mezclar tu aceite de oliva con yogur natural sin grasa, crema ácida sin grasa y luego agrégasela a cualquiera de las salsas de arriba.

Aderezos y aderezos para ensalada

Nuestro aderezo básico para ensaladas lleva 4 partes de aceite, 1 parte de jugo de limón o vinagre, y sal y pimienta al gusto. Este aderezo básico se combina después con distintas hierbas y especias para convertirse en una salsa o aderezo delicioso.

Paso 1. Aderezo básico para ensaladas
Vierte en una taza o vaso:
¼ cucharadita de sal
¼ cucharadita de azúcar (o una pizca de sustituto de azúcar: mejor aún si utilizas Stevia, un endulzante herbal disponible en las tiendas de alimentos naturales)
½ -1 cucharadita ya sea de vinagre o de jugo de limón (opcional)
Una pizca de pimienta negra recién molida

Mezcla muy bien.

NOTA: Si vas a utilizar salsa de soya, prepara el aderezo básico para ensaladas sin sal.

Si estás preparando aderezos orientales (thai, chino, japonés, etcétera) utiliza vinagre de arroz. Usa jugo de limón para los aderezos mexicanos e italianos. Para los aderezos griegos y mediterráneos utiliza vinagre balsámico. Algunas salsas quedarán mejor sin nada de limón o vinagre, y quizás puedas probarlo dos o tres veces antes de que te parezcan bien.

Algunos lo prefieren con 1 ½ cucharadita de jugo de limón y salsa Tabasco, mientras que otros preferirán no utilizarlos. En algunos quizás necesites agregar más sal. Sin embargo, no debes cambiar ni saltarte el aceite de oliva.

Tomé estas recetas de libros de cocina internacional; algunos te gustarán, y otros, quizás no.

Cuando los prepares, recuerda que 1 cucharadita = 5cc = 5ml; 1 cucharada = 3 cucharaditas = 15cc.

Aunque no necesitas utilizar medidas exactas, las cucharas de medir dan mejores resultados. Si utilizas cucharas de tu cubertería, utiliza el mismo estilo de cucharadas y cucharaditas diariamente.

Ahora bien, agrega cuatro partes de aceite de oliva (1, 2 o 3 cucharaditas). Puedes sustituir 6 aceitunas (verdes, negras, enteras o picadas) por cada cucharadita. En ocasiones, puedes reemplazar 1 cucharadita del aceite de oliva por ½ cucharada de nueces molidas (sin sal).

Paso 2. Agrega al aderezo básico para ensalada

Agrega las siguientes combinaciones para preparar el aderezo de tu elección, mézclalo bien y déjalo reposar. (La cantidad de condimentos en cada combinación puede variar según tu gusto.)

PARA HACER	AGREGA
Aderezo de salsa de soya	1 cucharada de salsa de soya y 1 cucharadita de cebolla verde y picada
Aderezo de mostaza	½ -1 cucharadita de mostaza Dijon y 2 cucharaditas de salsa de soya
Salsa de curry	¼ -½ cucharadita de mayonesa sin grasa o yogur natural y polvo de curry para dar sabor
Aderezo curry-thai	Curry en polvo, chile en polvo, salsa picante para dar sabor. (Está bien si agregas coco tostado, cacahuates picados o un poco de cilantro picado)

En los aderezos de curry, Thai y Panang puedes sustituir la zanahoria molida/picada por el azúcar o substituto de azúcar en el Aderezo Básico para Ensaladas.

PARA HACER	AGREGA
Salsa catsup	1 cucharada de catsup
Aderezo chino	½ cucharada de salsa de soya y ½ cucharada de sake o vino Mirin para cocinar.
Salsa taiwanesa de jengibre	½-¾ de cucharadita de salsa de soya y Jengibre picado, al gusto.
Aderezo árabe	1 cucharada de hummus ½ cucharadita de tahini ½ -1 cucharadita de aceitunas picadas 1 pizca de páprika
Aderezo mexicano	1-2 cucharadas de jitomates picados, con un poco de ajo picado, cilantro picado, chile en polvo o chiles picados, comino molido y cebolla en polvo.
Aderezo Jalisco	2 cucharadas de pimiento morrón verde, picado, 1-2 cucharadas de jitomate picado, 1-2 cucharadas de pimiento rojo picado, 1-3 cucharadas de cebolla picada, cilantro fresco picado, comino en polvo y chile en polvo o un poco de chile picado.
Aderezo Busy-María	Chile en polvo, cebolla en polvo y comino en polvo, al gusto.
Aderezo mediterráneo	1 cucharada de perejil picado, con 1 cucharada de cebolla picada, romero picado grueso, y estragón.
Aderezo mediterráneo (2)	Perejil picado, con 1-4 cucharaditas de aceitunas verdes y negras picadas, ¼-½ cucharaditas de jitomate picado, cebollas molidas o finamente picadas .
Aderezo de Nadine	Una cucharada extra de aceite de oliva Una pizca de orégano 1 ½ cucharadas de queso feta desmoronado ½ cucharadita de jugo de limón.

Pesto	1-2 cucharadas de albahaca picada con ½ cucharadita de nuez de castilla picada y un poco de queso parmesano.
Aderezo Teriyaki	½-¾ de cucharada de sake ½ cucharada de vino Mirin para cocinar 1 cucharada de salsa de soya
Aderezo Popo	1 ½ cucharadas de cualquier salsa en una tienda china o japonesa.
Aderezo Sotogary	2 cucharadas de salsa de soya ½ cucharadita de mostaza French ¼ de cucharadita de ajo picado ¼ - ¾ de cucharadita de jengibre picado Un poco de cebolla picada y salsa tamari.
Aderezo Yaya	1 cucharada de vinagre balsámico con extra aceite de oliva y extra sal; siempre mezcla bien los ingredientes y deja reposar el aderezo por 10 minutos, antes de usarlo.
Salsa Kyoto	1-2 cucharadas de salsa de soya ½- 1 cucharada de vino Mirin para cocinar ½ - 1 cucharada de caldo ligero. ¼ de cucharadita de mostaza
Salsa de anchoas	1 cucharada de anchoas finamente picadas 1-2 cucharaditas de vino blanco
Salsa argentina	½ -1 cucharadas de tomillo seco y orégano picado, hojas de albahaca en polvo ½ cucharada de perejil picado 1 cucharadita de ajo picado
Salsa verde	1 cucharada de pimiento morrón verde, picado ½ cucharada de anchoas picadas 1 cucharadita de perejil picado 1 cucharadita de vino blanco, una gota de agua 1-3 cucharaditas de albahaca picada (algunos prefieren más perejil que albahaca y otros prefieren lo contrario. Ten cuidado; el perejil mata el sabor de la albahaca. Algunos gustan de cambiar la albahaca por el cilantro. Puedes probar la receta omitiendo el perejil, mezclando albahaca y cilantro en lugar de él.)

Salsa roja	1-3 cucharadas de jitomates picados 1 cucharada de pimiento rojo picado 1-2 cucharadas de vino tinto 1 pizca de chile en polvo, pizca de páprika, pizca de comino en polvo, pizca de cebolla en polvo
Salsa Northern Greek	1-3 cucharadas de pimiento rojo, picado, con una pizca de orégano seco, pizca de romero picado grueso, 1-3 cucharaditas de pimiento verde picado 1-4 cucharaditas de anchoas finamente picadas, 1-4 aceitunas negras picadas y perejil picado; también puedes agregar un poco de cebolla o ajo picado.
Salsa Southern Greek	Romero con orégano seco, picados grueso aceitunas verdes y negras picadas pequeños trozos de queso feta estragón y un poco de tomillo
Salsa Nueva Orleans	1-2 cucharadas de salsa picante Louisiana Pimentón recién molido 1 cucharadita de azúcar morena 1-2 cucharaditas de ron, y, 1 cucharadita de aquel sazonador que guardas como un recuerdo.
Salsa de hierbas secas	1 pizca de 3 de las siguientes hierbas: orégano, tomillo, estragón, eneldo, romero, pimienta blanca, pimienta negra recién molida hojas de albahaca molidas, mejorana.
Salsa napolitana	1 cucharada de albahaca fresca, picada, pizca de orégano seco 1 cucharada de tomate finamente picado 3 aceitunas verdes picadas 1-2 cucharadas de pimiento verde picado finamente Un poco de cebolla molida o picada finamente y ajo fresco 1 cucharadita de perejil picado
Salsa tailandesa	1 cucharada de hojas de menta picadas 1 cucharada de hojas de cilantro, finamente picadas ½-1 cucharadita de jengibre fresco, picado 1 cucharada de caldo ligero

Salsa tailandesa de jengibre	½-1 cucharadita de jengibre fresco finamente picado o molido 1-2 cucharaditas de salsa de soya 1-2 cucharaditas de caldo ligero 1-3 cucharaditas de hojas de menta picadas 1 pizca de chile en polvo (o ½-1 cucharadita de chile finamente picado), salsa picante y ½ cucharadita de curry en polvo (opcional).
Salsa Panang	¼ de cucharadita de comino en polvo ¼ -½ cucharadita de curry en polvo 1 pizca de chile en polvo (o ¼- ½ cucharadita de chile finamente picado) ½ cucharada de hojas de cilantro picadas 1-3 cucharaditas de cacahuates picados (o 1-2 cucharaditas de mantequilla de cacahuate) Un poco de ajo o cebolla en polvo; la salsa picante es opcional
Salsa suiza	1 cucharada de catsup 1 cucharada de mayonesa sin grasa ½ cucharadita de mostaza
Salsa seca siciliana	2 cucharadas de vino blanco 1 pizca de cada uno: orégano, romero y tomillo (puedes agregar o cambiar por estragón). Siempre puedes sustituir la cebolla, por cebollino picado.
Salsa Roma	Alcaparras, cebollas picadas, pimientos verdes, pimientos rojos, albahaca, perejil y tomates, un poco de queso parmesano, un chorrito de vino blanco.
Salsa Lorenzo	Chile en polvo y salsa picante
Salsa parisiense	1-3 cucharaditas de vino, al gusto.
Salsa rusa	1 cucharadita de rábano 2 cucharaditas de catsup
Salsa Krafty	Agrega 2-3 cucharaditas, a tu gusto, de un aderezo para ensaladas, libre de grasa.
Salsa " Easy-ones"	Agrega ½ cucharadita, a tu gusto, de: salsa Worcestershire, mayonesa sin grasa, catsup, salsa para taco salsa picante

Variaciones. Los cocineros de distintas nacionalidades preparan el mismo aderezo de diferente forma. Algunos añaden más condimentos y hierbas, y otros pueden utilizar la misma cantidad de ingredientes que presentamos en esta lista. Además, tu propio paladar y tus preferencias pueden dictar ciertas variaciones para satisfacer tu gusto personal. Siéntete con la libertad de hacer cambios cuando prepares estos aderezos y salsas. Sin embargo, ¡jamás te saltes el aceite de oliva! Y siempre puedes añadir ¼ -½ cucharadita de aceite de oliva si el aderezo o la salsa es demasiado espesa. Sin embargo, en ocasiones —si te atreves— puedes sustituir el aceite de oliva por aceite de salmón o aceite de pescado. Yo lo he hecho algunas veces, y se lo he añadido al salmón o a las ensaladas, y me ha gustado el resultado. No obstante, mi esposa, Ana, se rehúsa a acercarse siquiera.

Puedes utilizar el aceite de oliva como salsa para tu proteína. En este caso, no utilices aceite de oliva para tu ensalada (prepara solamente tu ensalada con jugo de limón, sal, hierbas o con un poco de mayonesa sin grasa). Luego prepara la salsa (para tu proteína) mezclando los ingredientes que se mencionan en las páginas anteriores y el aceite de oliva, y añadiendo vinagre o jugo de limón a tu gusto.

Si hay otras salsas o aderezos que quisieras sugerir, envíamelos por fax, por correo electrónico o por correo postal. Puedo incluirlos en mi sitio web y compartirlos con mis pacientes.

Apéndices

Recursos para tu salud

La siguiente es una lista de organizaciones y fuentes de información que los lectores pueden contactar.

Dolor

American Academy of Pain Management
Sonora, California
Tel.: (209) 533-9744-Fax: (209) 533-9750
www.aapainmanage.org

American Academy of Pain Medicine
Glenview, IL
www.painmed.org

The American Chronic Pain Association
Rocklin, California
Tel.: (916) 632-0922-Fax: (916) 632-3208
www.theacpa.org

The American Pain Society
Glenview, Illinois
Tel.: (847) 375-4715- Fax: (847) 375-6315
www.ampainsoc.org

International Association for the Study of Pain
Seattle, Washington
Tel.: (206) 547-6409- Fax: (206) 547-1703
www.halcyon.com
www.iasp-pain.org

The American Pain Foundation
Baltimore, Maryland
www.painfoundation.org

The National Foundation for the Treatment of Pain
Monterey, California
Tel.: (831) 655-8812 – Fax: (831) 655-2823
www.paincare.org

National Pain Foundation
Denver, Colorado
www.painconnection.org

The Arthritis Foundation
Atlanta, Georgia
Tel.: 1-800-283-7800
www.arthritis.org

Fibromyalgia Network
Tucson, Arizona
Tel.: (520) 290-5508
www.fmnetnews.com

Neuropathy Association
Nueva York, NY
www.neuropathy.org

MÉDICAS

American Academy of Craniofacial Pain
www.aacfp.org

American College of Rheumatology
Atlanta, Georgia
Tel.: (404) 633-3777 – Fax: (404) 633-1870
www.rheumatology.org

American Fibromyalgia Syndrome Association
Tucson, AZ
www.afsafund.org

American Headache Society
Mount Royal, NJ
www.ahsnet.org

American Physical Therapy Association
Alexandria, VA
www.apta.org

American Society of Clinical Nutrition
Bethesda, MD
www.faseb.org

The Arthritis Society Toronto, Ontario, Canada
www.arthritis.ca

Food and Drug Administration
Rockville, MD
Tel.: 1-800-532-4440
www.fda.gov

FDA Center for Food Safety and Applied Nutrition
www.cfsan.fda.gov

Mayo Clinic Health Information
www.mayoclinic.com

National Center for Complementary and Alternative Medicine
Tel.: 1-888-644-6226
www.nccam.nih.gov

The National Institutes of Health
Bethesda, MD
www.nih.gov

Biblioteca Nacional de Medicina
www.nlm.nih.gov

National Headache Foundation
Chicago, IL
www.headaches.org

World Health Organization
www.who.org

MEDICINA ALTERNATIVA

American Academy of Medical Acupuncture
Los Ángeles, California
Tel.: (213) 937-5514 Tel.: (323) 937-5514
Tel.: 1-800-521-AAMA
www.medicalacupuncture.org

American Chiropractic Association
Arlington, VA

Tel.: (703) 276-8800
www.americhiro.org

American Association of Alternative Medicine
www.aaom.org

American Massage Therapy Association
Evanston, IL
www.amtamassage.org

American Osteopathic Association
Chicago, IL
www.am-osteo-assn.org

Insight Meditation Society Barre, MA
www.dharma.org

International Chiropractors Association
Arlington, VA
Tel. 1-800-423-4690
www.chiropractic.org

Mind-Body Medical Institute
Boston, MA
Tel.: (617) 632-9530
www.mindbody.harvard.edu

National Acupuncture and Oriental Medicine Alliance
Olalla, WA
Tel.: (253)851-6896
www.acuall.org

The National Center of Homeopathy
www.homeopathic.org

National Certification Commission for Acupuncture and Oriental
Medicine Alexandria, VA
www.nccoam.org

The Qigong Institute
www.healthy.net

Transcendental Meditation
www.tm.org

Más información sobre acupuntura:
www.acupuncture.com
www.acsh.org
www.healthy.net

Medicina herbolaria
American Botanical Council Austin, Texas
www.herbalgram.org
www.herbs.org
www.ahpa.org
www.ars-grin.gov/duke
www.amfoundation.org
www.nutraceuticalinstitute.com
www.medherb.com

Naturopatía
American Association of Naturopathic Physicians
Seattle, WA
Tel.: (206) 298-0126
www.naturopathic.org

American Association of Oriental Medicine
Catasaugua, PA
Tel.: 1-888-500-7999 Tel.: (610) 266-1433
www.aaom.org

American Chiropractic Association
Arlington, VA
Tel.: (703) 276-8800 Tel.: 1-800-986-4636
www.americhiro.org

ESCUELAS DE NATUROPATÍA
Bastyr University
Kenmore, WA
Tel.: (425) 823-1300
www.bastyr.edu

National College of Naturopathic Medicine
Portland, Oregon Tel.: (503) 499-4343
www.ncnm.edu

Southwest College of Naturopathic Medicine
Tempe, Arizona
Tel.: (602) 858-9100
www.scnm.edu

Referencias

Adebowale, A. O., y Cox. D. S. "Analysis of glucosamine and chondroitin Sulfate content in marketed products." *Journal of the American Nutraceuticals Association*, 3(1), 2000, p.37-44.

Aker, P. D., y McDermaid, C. "Searching chiropractic literature: a comparison of three computerized databases" *Journal of Manipulative and Physiological Therapeutics*, Oct. 1996; 19(8):518-24.

Albert, C. M. "Fish consumption and risk of sudden cardiac death." *Journal of the American Medical Association*, 1998, 279:23-28.

Arnold, W., y Berman, B. *Arthritis Foundation Guide to Alternative Therapies*. Arthritis Foundation Publications, 2001.

Assendelft, W. J. "The efficacy of chiropractic manipulation for back pain." *Journal of Manipulative and Physiological Therapeutics*, 1992, October, 15 (8):487-494.

Audette, J. F., y Ryan A. H. "The role of acupuncture in pain management." *Physical Medicine and Rehabilitation Clinics of North America*, 2004, 15(4):749-72.

Backonja, M. M. "Neuropathic Pain Syndromes", *Neurologic Clinics*, 1998, 16(4):775-988.

Balch, J. F., y Balch, A. B. *Prescription for Nutritional Healing*. Avery Publishing Group, 1996.

Balch, J. F., y Stengler, M. *Prescription for Natural Cures*. John Wiley and Sons, 1999.

Barnard, Neal D. *Foods That Fight Pain*. Three Rivers Press, 1999.

Barney, P. *Doctor's Guide to Natural Medicine*. Woodland Publishing.

Berman, B. M., y Lao, L. "Effectiveness of acupuncture as adjunctive therapy in osteoarthritis of the knee." *Annals of Internal Medicine*, 2004, Dec, 141(12):901- 10.

Bove, G., y Nilsson, N. "Spinal manipulation in the treatment of episodic tension–type headache." *Journal of the American Medical Association*, 1998, Nov, 280(18):1576-79.

Brandt, K. D., y Doherty, M. *Osteoarthritis*. Oxford University Press, 1998.

Bresler, David E. *Free Yourself From Pain*. Awareness Press. 1979. Carey, T. S., y Evans, A. T. "Acute severe low back pain." Spine, 1996, Feb. 1; 21(3):339-44.

Cassidy, C. "Chinese Medicine Users in the United States." *Journal of Alternative and Complementary Medicine*, 4(1):17-27, 1998.

Caudill, M. A., *Managing Pain Before It Manages You*. The Guilford Press, 2001.

Challem, Jack. *The Inflammation Syndrome*, Wiley Publishers, 2003.

Cloutier, M. y Adamson, E. *The Mediterranean Diet*. Avon Books, 2003.

Cochran, Robert T. *Understanding Chronic Pain*. Hillsboro Press, 2007.

Coggon, D., y Reading, I. "Knee Osteoarthritis and Obesity." *International Journal of Obesity and Related Metabolic Disorders*, 2001, 25(5):622- 629.

Credit, L. P., y Hartunian, S. G. *Relieving Sciatica*. Avery Publishing Group, 1999.

Cummings, A. "Glucosamine in Osteoarthritis." *Lancet*, 354 (1999): 1640-1641.

Curtis, B., y O'Keeffe, J. "Understanding the Mediterranean Diet." *Postgraduate Medicine Online*, Vol. 112, agosto 2002.

Dabbs, V., y Lauretti, W. J. "A risk assessment of cervical manipulation vs. NSAIDs for the treatment of neck pain." *Journal of Manipulative and Physiological Therapeutics*, 1995, 18(8):530-536.

Dalen, J. E. "Conventional and unconventional medicine." *Archives of Internal Medicine*, 1998, 158:2179-81.

Darlington, L. G. "Dietary therapy for arthritis." *Rheumatic Disease Clinics of North America*, 1991, 17:273-97.

Diehl, D. L., y Kaplan, G. "Use of Acupuncture by American Physicians." *Journal of Alternative and Complementary Medicine*, 3(2):119-126, 1997.

Dillard, J. *The Chronic Pain Solution*. Bantam Books, 2001.

Donati, Stella. *The Great Book of Mediterranean Cuisine*. Chartwell Books, Inc. 2001.

Drum, David. *The Chronic Pain Management Source Book*. Publishing Group, Inc. 1999.

Eaton, S. B. y Konner, M., "Paleolithic nutrition: A consideration of its nature and current implications." *New England Journal of Medicine*, 312:283-89, enero. 31,1983.

Eisenberg, D. "Integrating Complementary Therapies into Clinical Practice." Harvard Medical School Department of Continuing Education, marzo 2003.

Felson, D. T., y Anderson, J. J. "Obesity and Knee Osteoarthritis: The Framingham Study." *Annals of Internal Medicine*, 1988, 109(1):18-24.

Ferro- Luzzi, A., y Branca, F., "Mediterranean Diet, Italian Style." *The American Journal of Clinical Nutrition*, 61:1338S-1345S, 1995.

Fisher, Helen, y Thompson, Cynthia. *The Mediterranean Diet.* Perseus Publishing. 2001.

Fleming, R. M. *Stop Inflammation Now.* Avery-Penguin Group, 2004.

Fontanarosa, P. B., y Lundberg, G. D. "Alternative medicine meets science." *Journal of the American Medical Association*, 1998, 280:1618-19.

Ford, Norman D. *Painstoppers: The Magic of All Natural Pain Relief,* Parker Publishing, 1994.

Fugh-Berman, A. *Alternative Medicine: What Works.* William & Wilkins, 1997.

Fuhrman, B., y Lavy, A. "Consumption of red wine with meals reduces the susceptibility of human plasma and LDL to lipid oxidation." *The American Journal of Clinical Nutrition*, 1995, 61:549-554.

Garcia-Closas, R., y Serra-Majem, L. "Fish Consumption, Omega-3 Fatty Acids and the Mediterranean Diet." *European Journal of Clinical Nutrition*, 1993,47:S85-S90.

Germain, B. F. *Osteoarthritis and Musculoskeletal Pain Syndromes.* Appleton & Lange, 1983.

Gordon , G. *The Omega -3 Miracle.* Freedom Press, 2000.

Gordon, Neil F. *Arthritis: Your Complete Exercise Guide.* Human Kinetics. 1993.

Gore, M. *The Arthritis Book.* Allan and Unwin, 1997.

Green S. Buchbinder, R. "Acupuncture for Shoulder Pain", *Cochrane Database of Systematic Reviews*, 2005. April; (2): CD005319.

Greenberg, D. *Clinical Neurology.* Appleton and Lange, 1993.

Griffin, M. "Practical Management of Osteoarthritis." Archives of Family Medicine, 1995, Dec, 4:1049-1055.

Heine, H. "Structure of Acupuncture Points." *Journal of Traditional Chinese Medicine*, 1988, 8(3):207-212.

Hiesiger, Emile. *Your Pain is Real.* Regan Books. 2001.

Hochschuler, S., y Reznik, B. "Treat Your Back Without Surgery." Hunter House Publishers, 1998.

Hollon, M. F. "Direct-to-consumer marketing of prescriptions drugs." *Journal of the American Medical Association*, 281 (1999):382-384.

Holman, R. T. "Significance of Essential Fatty Acids in Human Nutrition." *Lipids* 1:215, 1976.

Holt, Stephen. "Combat Syndrome X, Y and Z". *Wellness Publishing*, 2002.

Hooper, L., y Ness, A. R. "Antioxidant strategy." *Lancet*, 2001, 357:1705.

Hunder, Gene G. *Mayo Clinic on Arthritis*. Mason Crest Publishers. 2002.

Ianucci, L., y Horowitz, M. *The Unofficial Guide to Overcoming Arthritis*. Macmillan, 1999.

Iso, H. "Intake of fish and omega-3 fatty acids and risk of stroke in women." *Journal of the American Medical Association*, 2001, 285:304-312.

Jarvis K. B., Phillips, R. B. et al. "Cost per case comparison of back injury claims of chiropractic versus medical management for conditions with identical diagnosis codes." *Journal of Occupational Health*, 33(8);347-852, 1991.

Jenkins, Nancy H. *The Mediterranean Diet Cookbook*. Bantam, 1994.

Jenkins, Nancy H. The Essential Mediterranean. Harper & Collins, 2003.

Jonas, W. B., y Levin, J.S. *Essentials of Complementary and Alternative Medicine*. Lippincott William & Wilkins, 1999.

Kahn, H. S. "Wine and mortality." *Annals of Internal Medicine*, Jul. 3, 2001;135(1):66.

Kalauokalani. D., y Cherkin, D. C. "A Comparison of Physician and Nonphysician Acupuncture Treatment for Chronic Low Back Pain." *The Clinical Journal of Pain*, Sep 2005; 21(5):406-11.

Kaptchuk, T. "Acupuncture: Theory, Efficacy and Practice." *Annals of Internal Medicine*. 2002:136:374-383.

Katzenstein, Larry. *Taking Charge of Arthritis*. Reader's Digest Association, 1998.

Kessler, R. C. y Davis, R. B. "Long-term trends in the use of complementary and alternative medical therapies in the United States." *Annals of Internal Medicine*, 2001, 135:262-68.

Keys, A. "Mediterranean Diet and public health." *The American Journal of Clinical Nutrition*, 1995, 61:1321S-1323S.

Keys, A. B. *How to Eat Well and Stay Well the Mediterranean Way*. Doubleday, 1975.

Killion, K. H., y Kastrup, E. K., editors. *Drugs Facts and Comparisons*, 2003. Wolters Kluwer, 2003.

Klatsky, A. L., y Friedman, G. D. "Wine, liquor, beer and mortality." *American Journal of Epidemiology*, Sep 2003, 58(6): 585-595.

Koes, B. W. "Spinal manipulation for low back pain." *Spine*, 1996, 21(24):2860-2871.

Koopman, William J. "Arthritis and Allied Conditions" en *Textbook of Rheumatology*, William & Wilkins, 1997.

Kriegler, J. S., y Ashenberg, Z. S. "Management of chronic low back pain: a comprehensive approach." *Seminars in Neurology*, 1987. Diciembre, 7(4): 303-312.

Kris-Etherton, P. M., y Harris, W. S. "Fish Consumption, Fish Oil, omega-3, Fatty Acids and Cardiovascular Disease." *Circulation*, 2002; 106:2747.

Lane, N. E., y Wallace, D. J. *All About Osteoarthritis*, Oxford University Press, 2002.

Lautenschlager, J. "Acupuncture in treatment of inflammatory rheumatic Disease" *Rheumatology*, 1997;56: 8-20.

Leskowitz E., *Complementary and Alternative Medicine in Rehabilitation*. Churchill Livingstone. 2003.

Lesser, M. *Nutrition and Vitamin Therapy*. Grove Press, Inc., 1980.

Levy, A. M., y Fuerst, M. L. *Sports Injury Handbook*. John Wiley and Sons, Inc. 1993.

Liu, Simin. "Mediterranean Diets." *American Journal of Clinical Nutrition*. Vol. 73, No. 4, 847, April 2001.

Lorgeril, M. D., y Salem, "Mediterranean Diet, traditional risks factors and the rate of cardiovascular complications." *Circulation*, 1999, 779-85.

Mallon, W. *Orthopaedics for the House Officer*. Williams & Wilkins Company, 1990.

McAlindon, T. E., y LaValley, M. P. "Glucosamine and chondroitin for the treatment of osteoarthritis." *Journal of the American Medical Association*, 2000, 283: 1469-75.

McAlindon, T. E., y Biggee, B. A. "Nutritional Factors and Osteoarthritis." *Current Opinion in Rheumatology*, 2005, Sept.: 17(5):647-52.

Meeker, W. C., y Haldeman, S. "Chiropractic: A Profession at the Crossroads of Mainstream and Alternative Medicine." *Annals of Internal Medicine*, 2002, 136:216-227.

Mercier, L. Practical Orthopedics. Mosby, 1991.

Meydani, M., y Natiello, F. "Effect of long-term fish oil supplementation on vitamin E status and lipid peroxidation in women." *The American Journal of Clinical Nutrition*, 1991,121:484-491.

Moller, I. "Efficacy of Glucosamine Sulfate in Knee Osteoarthritis." *Arthritis and Rheumatism*, 2005, August 15: 3(4):628-29.

Murray, M., y Pizzorno, J. *Encyclopedia of Natural Medicine*. Prima Publishing, 1998.

Namey, T. C. "Exercise and Arthritis." *Rheumatic Disease Clinics of North America*, 1990, 16(4):791-1023.

Napier, K. *Power Nutrition for Your Chronic Illness*. Macmillan, 2001.

Ness, A. R., "Is olive oil a key ingredient in the Mediterranean Diet?" *International Journal of Epidemiology*, 2002, 31: 481-482.

Nestle M., "Mediterranean Diets: Historical and Research Overview." *The American Journal of Clinical Nutrition*, 1995, 1313S-1320S, Vol. 61.

Novey, D. W. *Clinician's Complete Reference to Complementary/ Alternative Medicine*. Mosby, 2001.

Osborne, Christine. *Middle Eastern Cooking*, Prion Books, Ltd. 1997.

Panush, R. S. "Nutrition and Rheumatic Disease." Rheumatic Disease Clinics of North America, 1991, 17(2): 197-456.

Peirce, A. *A Practical Guide to Natural Medicine*. Stonesong Press. 1999.

Pittler, E. E. "Expert opinions on complementary and alternative therapies for low back pain." *Journal of Manipulative and Physiological Therapeutics*, 1999, 22(2): 87-90.

Pizzorno, J., y Murray, M. *Textbook of Natural Medicine.* Churchill Livingstone, 1999.

Pommeranz, B. "Scientific Research into Acupuncture for the Relief of Pain." *Journal of Alternative and Complementary Medicine,* 2(1):53-60, 1996.

Powles, J. "Commentary: Mediterranean Paradoxes." *International Journal of Epidemiology,* 2001;30:1076-1077, 2001.

Pressman, Alan H., y Shelley, Donna. *Integrative Medicine.* St. Martin Press. 2000.

Raj. Prithvi P. *Pain Medicine: A Comprehensive Review.* Mosby. 1995.

Rakel, R. E. y Bope, E. T. *Conn's Current Therapy.* Saunders, 2003.

Rakel, D. *Integrative Medicine.* Saunders. 2007.

Rao, J. K., y Mihaliak, K. "Use of complementary therapies for arthritis among patients of rheumatologists." *Annals of Internal Medicine,* 1999, 131: 409-16.

Reginster, J. Y., y Deroisy, R. "Long term effects of glucosamine sulphate on osteoarthritis progression." *Lancet,* 357,2001, 247-48.

Rosenfeld, Arthur. *The Truth About Chronic Pain.* Perseus Books. 2003.

Rudin, D., y Felix, C. *Omega-3 Oils.* Avery Publishing Group, 2000.

Russell, A. S., y Aghazadeh , A. H. "Active ingredient consistency of commercially available glucosamine sulfate." *Journal of Rheumatology,* 29, 2002, 2407-09.

Sandmark, H., y Hogstedt, C. "Osteoarthrosis of the knee in men and women in association with overweight." *Annals of the Rheumatic Diseases*, 1999, 58(3):151-155.

Sarzi-Puttini, P., y Cimmino, M. A. "Osteoarthritis: an Overview of the Disease and its Treatment Strategies." *Seminars in Arthritis and Rheumatism*, 2005 agosto": 35(1):1-10.

Sears, Barry. *The Zone*. Regan Books, 1995.

Shekelle, P. G. "Spinal manipulation for low back pain." *Annals of Internal Medicine*, 117 (1992): 590-598.

Shils, M. *Modern Nutrition in Health and Disease*. Lea & Febiger, 1994.

Simopolous , A. *The Omega Plan.* Harper Collins, 1998.

Simopolous, A. P., y Robinson, J. *The Omega Diet*. Harper Perennial, 1999.

Simopoulos, A. P. "Omega-3 fatty acids in health and disease and in growth and development." The American Journal of Clinical Nutrition, 54:438-463, 1991.

Simopoulos, A. P., y Herbert, V. *The Eat Well, Be Well Cookbook*. Simon and Schuster, 1986.

Stamatos, John M. *Painbuster*. Henry Holt and Company. 2001.

Stenson, W. F. "Dietary supplementation with fish oil in ulcerative colitis." *Annals of Internal Medicine*, 116:609-614, 1992.

Stoddard, D. *Pain Free for Life*. TorchLight Publishing, 1998.

Stoll, Andrew L. *The Omega-3 Connection*. Simon & Schuster. 2001.

The Medical Letter. *The Medical Letter on Drugs and Therapeutics*. The Medical Letter, Inc.

Theodosakis, J. *The Arthritis Cure*. St. Martin Griffin, 2002.

Trichopoulou, A., y Costacou, T. "Adherence to a Mediterranean Diet." *The New England Journal of Medicine*, 348:2599-2608, junio 26, 2003.

Vernon L. F. "Spinal Manipulation as a Valid Treatment for Low Back Pain" *Delaware Medical Journal*, March 1996, 68(3):175-78.

Wall P. D., y Melzack, R. *Textbook of Pain*. Churchill Livingstone, 1999.

Weiger, W. y Smith, M. "Advising patients who seek Complementary and Alternative Medical Therapies." *Annals of Internal Medicine*, 2002:137:889-903.

Weil, A. "Integrated Medicine." *British Medical Journal*, 2001, 322:119-120.

Weil, Andrew. *Eating Well for Optimum Health*. Alfred Knopf Publishers, 2000.

Weil Andrew. *Health and Healing: Understanding Conventional and Alternative Medicine*. Houghton Mifflin, 1998.

Weinbrenner, T., y Fito, M. "Olive Oils High Phenolic Compounds Modulate Oxidative/ Antioxidative Status in Men." *The American Journal of Clinical Nutrition*, 134-2314-2321, septiembre 2004.

Weiner, R. S. *Pain Management: a Practical Guide for Clinicians*. St. Lucie Press. 1998.

Wiancek, D. A. *The Natural Healing Companion*. Rodale Publishers, 1999.

Willet, W. C. y Sacks, F. "Mediterranean Diet Pyramid: a cultural Model for Healthy Eating." The American Journal of clinical Nutrition, 61: 14025-14065, 1995.

Willet, E. *Arthritis*. Enslow Publishers, 1998.

Willet, W. *Eat, Drink and Be Healthy*. Simon & Schuster, 2001.

Wilson, J. D., y Braunwald , E. *Harrison's Principles of Internal Medicine*. McGraw-Hill, 2000.

Witt, C., y Brinkhaus, B. "Acupuncture in Patients with Osteoarthritis of the Knee." *Lancet*, 2005, julio 19, 366(9480):136-43.

Woodward S. *Classic Mediterranean Cookbook*. Dorling Kindersley, 1995.